U0237362

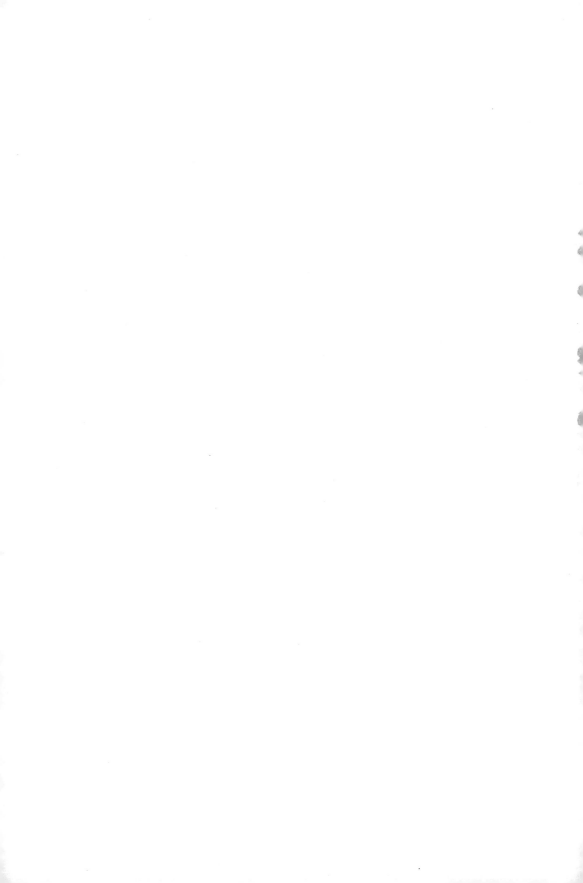

ICS 11.202

SCM

世界中医药学会联合会
World Federation of Chinese Medicine Societies

Standard of WFCMS   SCM 0013-2014

中医基本名词术语
中俄对照国际标准

Китайско-русский международный стандарт основных терминов
традиционной китайской медицины

顾　问	佘　靖	
Секретарь	Шэ Цзин	
主　编	李振吉	桑滨生
Главный составитель	Ли Чжэньцзи	Сан Биньшэн
执行主编	李桂林	
Главный редактор	Ли Гуйлинь	

人民卫生出版社
·北 京·

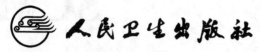

PMPH PEOPLE′S MEDICAL PUBLISHING HOUSE

Сайт: http://www.pmph.com/en

Название книги: Китайско-русский международный стандарт основных терминов
традиционной китайской медицины
中医基本名词术语中俄对照国际标准

Контактный адрес: КНР, г.Пекин, р-н Чаоян, Пань Цзя Юань Нань Ли, 19.
Тел/факс: 8610 5978 7413, E-mail: pmph@pmph.com

По вопросу продаж и копирования обращаться по электронной почте pmph@pmph.com

Впервые опубликовано: 2020 г.
ISBN: 978-7-117-31693-4

Каталогизация публичных данных:
Запись каталога для этой книги доступна на
CIP-базе данных КНР.

ISBN 978-7-117-31693-4

Напечатано в Китайской Народной Республике

编 委 会

Редакционная коллегия

专家指导委员会

Экспертный комитет

孙忠人　Сунь Чжунжэнь（黑龙江中医药大学 Хэйлунцзянский Университет ТКМ ）

唐　强　Тан Цян（黑龙江中医药大学附属第二医院 Вторая больница при Хэйлунцзянском Университете ТКМ ）

王学军　Ван Сюэцзюнь（黑龙江省中医药学会 Научное сообщество традиционной китайской медицины провинции Хэйлунцзян ）

王　顺　Ван Шунь（黑龙江省中医药科学院 Хэйлунцзянская Академия китайских медицинских наук ）

王　宇　Ван Юй（黑龙江中医药大学 Хэйлунцзянский Университет ТКМ ）

倪　诚　Ни Чэн（北京中医药大学 Пекинский Университет ТКМ ）

鲁佳宁　К.Лузянин（俄罗斯, 李维斯特集团公司 Корпорация «Ли Вест», Россия ）

纳奇道依　В.Начатой（俄罗斯, 李维斯特集团公司 Корпорация «Ли Вест», Россия ）

比利耶夫　А.Беляев（俄罗斯, 远东国立医科大学 Дальневосточный государственный медицинский Университет, Россия ）

切尔马申采夫　С.Чермошенцев（俄罗斯, 李维斯特集团公司 Корпорация «Ли Вест», Россия ）

5

序

中医药凝聚着中华民族传承几千年的哲学思想和养生智慧,是世界传统医学的优秀代表,是中华民族奉献给世界人民的瑰宝。当前,随着世界经济的发展,人类疾病谱的变化,医学模式和人们的健康观念正逐渐转变。同时,各国的卫生体系也面临着前所未有的挑战。中医药,正以她显著的临床疗效和深厚的人文内涵获得人们越来越多的青睐。

2009 年第 62 届世界卫生大会通过了《传统医学决议》,敦促各成员国推动将传统医学纳入国家卫生服务体系中予以发展。《世界卫生组织传统医学战略2014—2023》指出"质量可靠、安全有效的传统医学有助于实现确保人人获得卫生保健的目标",世界卫生组织(WHO)将支持会员国积极主动制定政策,加强传统医学在维护人民健康方面发挥作用。2010 年,中医针灸被联合国科教文组织正式列入人类非物质文化遗产名录,这标志着针灸成为全人类的共同财富。2015 年诺贝尔生理学或医学奖颁给了中国的屠呦呦教授,中医药这座宝库蕴含的巨大价值更是引得世人瞩目。

标准化是维护贸易秩序、促进科技进步的重要手段。随着中医药信息、医疗、教育、科研等方面的国际交流日益频繁和贸易日益增长,对国际标准的需求也愈加强烈。2009 年,国际标准化组织(ISO)成立了中医药技术委员会(ISO/TC249),迄今已发布 69 项中医药国际标准。世界中医药学会联合会(简称:世界中联)自 2003 年成立以来,一直将中医药国际标准化建设作为推动中医药国际化发展的重要抓手。世界中联已经研究、制定、推广了 61 部国际组织标准。其中,已出版的中医基本名词术语多语种翻译系列标准,包括中文、英文、法文、西班牙文、葡萄牙文、意大利文等语种。这些标准的制定发布,为中医药国际交流提供了统一、准确的语言。

中医药在俄罗斯的发展源远流长。20 世纪 80 年代以来,一批来自中国的中医师先后来到俄罗斯行医。近年来,中医药得到俄罗斯民众的喜爱和政府的支持。俄罗斯李维斯特集团公司自 1995 年起积极推动中医药贸易、中医师教育、科研合作、中医药知识科普宣传。2012 年俄罗斯中医师公会成立,李维斯特集团公司主动参与俄联邦传统医学立法工作,进一步推进中医合法化。中医药从业者在俄罗斯政府和社会各界人士的支持下,弘扬中医药文化,开展中医教育,促进中西医学交流,造福当地人民,他们多年的不懈努力使中医药在俄罗斯开花结果。

为了促进使用俄语的从业者和民众更准确、更方便地认识、学习和使用中医药,2012 年 7 月,世界中联与俄罗斯李维斯特集团公司签署了制定《中医基本名词术语中俄对照国际标准》的合作协议。俄罗斯李维斯特集团公司成立了 22 位专家组成的研究团队开始标准的起草工作,广泛征求了俄语区专家的意见,最终提交世界中医药学会联合会第三届第七次理事会(中国扬州)审议通过。这是世界中联标准化建设的又一重要成果。在此谨向项目牵头人李桂林教授、鲁佳宁先生,俄罗斯李维斯特集团公司标准起草团队,参与该标准审定的各位专家致以诚挚的谢意。对你们严谨认真的学术态度、精诚团结的合作意识、辛勤工作的奉献精神深表敬佩。

《中医基本名词术语中俄对照国际标准》在 2008 年世界中联发布的《中医基本名词术语中英对照国际标准》的基础上,保持了统一的体例和结构。全书共 21 章,收载 6 526 个词条。每个词条均有汉字、汉语拼音、俄文,许多词条使用了俄语的习惯用语。

相信《中医基本名词术语中俄对照国际标准》的出版和推广应用,将对中医药常用名词术语的俄语翻译起到规范作用。准确而统一的名词术语,将为中医药在使用俄语的国家和地区的学术传播、临床实践、科学研究和商品贸易等活动提供基础支撑,对促进中医药国际化发展具有重要意义。

值此《中医基本名词术语中俄对照国际标准》付梓之际,应李桂林教授及其专家团队之约,是为序。

弗拉基米尔·科兹洛夫　医学博士、教授
俄罗斯联邦科学院院士,俄罗斯医学科学院临床免疫基础研究院学术主任

Предисловие

Традиционная китайская медицина, в которой нашли отражение накопленный тысячелетиями опыт врачевания и мудрость управления здоровьем, особенности философии и мировоззрения китайского народа, является великолепным образцом мировых традиционных медицинских систем. Эта «жемчужина» китайской нации—величайшее достояние человеческой цивилизации.

В настоящее время с развитием технологий и мировой экономики значительно изменилась картина заболеваемости, появились новые угрозы для здоровья людей в современном мире. Откликаясь на эти вызовы, происходят переориентация фокусов исследований в медицинской науке, в системах здравоохранения разных стран меняются модели оказания медицинской помощи. Не менее важно, что и сами люди гораздо более сознательно начинают относиться к своему здоровью как к важной ценности.

В этой связи большую симпатию миллионов людей вызывает традиционная китайская медицина, которая с каждым днем получает новые свидетельства высокой клинической эффективности.

Интерес к ТКМ становится все более массовым явлением. Вот наиболее значимые мировые события. В 2009 году на 62-й сессии Всемирной организации здравоохранения была принята резолюция, которая рекомендовала использовать народную медицину, интегрировать эти знания в существующие системы здравоохранения различных стран. Цель подобной стратегии—увеличить доступность медицинской помощи для местного населения, улучшить ее эффективность.

«Стратегия ВОЗ в области народной медицины (2014–2023)» гласит: «Качество, надежность, эффективность и безопасность народной медицины гарантируют возможность обеспечения всеобщего доступа к медицинской помощи». ВОЗ открыто поддерживает те страны, политика которых направлена на активное продвижение и использование народной медицины с целью улучшения защиты здоровья населения.

В 2010 году ЮНЕСКО—специализированное учреждение Организации Объединенных Наций по вопросам образования, науки и культуры, включает акупунктуру—лечебный метод традиционной китайской медицины—в список нематериального культурного наследия человечества.

В 2015 году Нобелевской премией в области медицины и физиологии награждается профессор Пекинского университета традиционной китайской медицины (КНР) Юю Ту за разработку натуропатического препарата авермектин для лечения паразитарных инфекций. Высшее признание мировой науки свидетельствует о том, что на основе природных продуктов—почвенных бактерий и трав—можно создавать лекарства, которые могут спасти миллионы людей и животных. Благодаря этому крупному научному событию статус и значимость традиционной китайской медицины получают более высокую оценку.

Стандартизация является важным стимулом прогресса, а также инструментом для укрепления порядка и мер защиты в сфере оборота средств и методов традиционной китайской медицины. Будь то клиническая практика, научная, образовательная или коммерческая деятельности.

Необходимость разработки и введения единого международного терминологического стандарта обусловлена увеличением информационных потоков, практическим интересом российских специалистов к различным техникам лечения ТКМ, расширением области научных исследований в сфере традиционной китайской медицины, а также постоянным коммерческим ростом оборота продукции китайской медицины.

Всемирная Федерация Обществ ТКМ, созданная в 2003 году, с первых дней своей деятельности ратует за создание международного стандарта ТКМ в качестве важного инструмента интернационализации китайской медицины. В 2009 году Международная организация по стандартизации одобрила предложение КНР о создании Комитета по нормативно-техническому обеспечению и стандартизации понятий традиционной китайской медицины и фармацевтики (ISO/TC249). К настоящему моменту уже опубликовано 69 стандартов терминов традиционной китайской медицины.

Сегодня разработано и опубликовано 61 международных стандартов, среди которых международные стандарты основных терминов ТКМ на китайском, английском, французском, испанском, португальском, итальянском и русском языках. Аналогичные стандарты на немецком и арабском языках находятся на стадии разработки. Указанные стандарты являются едиными, наиболее точными и востребованными в области международного обмена в сфере традиционной китайской медицины.

Развитие китайской медицины в России имеет долгую историю. В последние годы средства и методы ТКМ становятся все более популярными и востребованными среди населения РФ. Немалую роль в этом сыграла российская корпорация «Ли Вест», которая начиная с 1995 года, занимается продвижением продукции ТКМ на территории России, образовательной, научно-исследовательской и просветительской работой.

В 2014 году, по инициативе корпорации «Ли Вест», было создано Всероссийское общество врачей ТКМ. Участники профессиональной ассоциации ведут совместную работу с представителями законодательной власти по упорядочению процессов оказания помощи в сфере народной медицины в России.

Подобная деятельность способствует созданию режима легитимного оборота продукции, услуг и применения методов ТКМ на территории Российской Федерации. Содействует процессам более качественной интеграции китайской и европейской медицинских систем. В результате многолетних усилий китайская медицина заняла значительную нишу на российском рынке медицинских услуг.

В июле 2012 года Всемирная Федерация обществ ТКМ и российская корпорация «Ли Вест» подписали соглашение о сотрудничестве по вопросу создания «Китайско-русского международного стандарта основных терминов традиционной китайской медицины». Цель этой совместной работы—создание универсального и более удобного языка для общения и обучения, а также быстрого и эффективного распространения традиционной китайской медицины в России.

Работа над стандартом объединила целую группу из 22 специалистов, которые распределили между собой главы стандарта для перевода. В процессе работы над стандартом были проведены четыре конференции в Новосибирске, Владивостоке и Харбине с участием экспертов, врачей ТКМ и профессиональных переводчиков.

Итоговый вариант стандарта рассматривал и одобрил Седьмой Совет на Третьем съезде Всемирной Федерации обществ китайской медицины в Янчжоу (КНР). Совет выразил искреннюю благодарность за этот труд профессору ТКМ Ли Гуйлиню, президенту корпорации «Ли Вест» Константину Лузянину и всем экспертам, работавшим над составлением и переводом стандарта.

Китайско-русский международный стандарт основных терминов традиционной китайской медицины создан на основе выпущенного в 2008 году «Китайско-английского международного стандарта основных терминов традиционной китайской медицины». При этом сохранен тот же принцип, единые форма и структура документа. Стандарт содержит 21 главу, 6 526 словарных статей, для каждого термина указаны китайские выражения, соответствие им на пиньине, русский и английский варианты перевода. Для большого количества терминов подобраны принятые в русском языке аналоги.

Создание китайско-русского международного стандарта основных терминов традиционной китайской медицины, безусловно, является важной вехой на пути развития ТКМ в России. Нет сомнений, что терминологический стандарт в качестве необходимого образца будет очень востребован в образовательной сфере, научно-исследовательской работе, клинической практике, переводческой деятельности, торговых отношениях между нашими странами.

Уверен, применение нового стандарта в качестве коммуникативного и научного инструмента будет способствовать более эффективному продвижению и развитию традиционной китайской медицины в России и тех странах, где население говорит и думает на русском языке.

Владимир Козлов, доктор медицинских наук, профессор
академик РАН, научный руководитель Научно-исследовательского
института фундаментальной и клинической иммунологии

翻译原则和方法

一、"中医基本名词术语俄译"的原则

中医基本名词术语俄译力求"信、达、雅",为此,遵守以下基本原则:

1. 对应性。俄译词义尽量与其中文学术内涵相对应,这是最重要的原则。

2. 简洁性。在不影响清晰度的前提下,译名越简单越好,避免辞典式释义。

3. 同一性。同一概念的名词只用同一词对译。

4. 约定俗成。目前已通行的译名,与前述原则虽然不完全符合,仍可考虑采用。

二、"中医基本名词术语俄译"的方法

1. 中医基础、中医诊断、治则治法的名词术语,应尽量采用直译,用普通俄语作对应词,避免与现代医学概念混淆。

例如:"肾主水"译为"почки управляет жидкостями",而不译为"почка, управляющая водным метаболизмом";"活血"译为"стимулирует кровообращение",而不译为"активизирующее кровообращение"。

2. 多数中医形体关窍名词有与之完全对应的俄译词(西医解剖名词),俄译时应选用这些对应词,而不另造新词,以免使读者将其误解为中医特有的解剖结构。

例如:"面王"俄文对应词为"кончик носа",而不必另造新词译为"король лица"。

3. 中药名称采用三译法。每一个中药词条后,均按顺序列出汉语拼音名、俄文名称及拉丁名。

例如:"当归"Danggui;дан гуй, корень дудника китайского;Radix Angelicae Sinensis。

4. 方剂名称采用双译法。

✧ 每一个方剂词条后,均按顺序列出汉语拼音名及俄译名。

例如:"参苓白术散"Shen Ling Baizhu San;шэнь лин бай чжу сань, порошок на основе женьшеня, гриба фулин и корневища атрактилодеса крупноголового。

◇ 汉语拼音名基本参照《中华人民共和国药典》(2020 年版) 汉语拼音方案;但采取了以中药名为单位,划分音节。

◇ 有些中文单音,在俄语语境中属于不敬之词,如 hui,因此在方剂中采用其他表达方式。

例如:"当归龙荟丸"在药典拼音名为 Danggui Longhui Wan;本标准名为 Danggui Long Hui Wan,与其俄译名"пилюли Дангуй лунхуэй"有更好的对应性。

5. 中医疾病名称的俄译。

◇ 如某中医病名与唯一的西医病名相对应,直译中医病名,并将对应的俄文西医病名放在括号内,置于中医病名之后。

例如:"风火眼"的俄文对应词为"ветер-огонь глаза (острый конъюнктивит)"。

◇ 如果一个中医病名与两个或两个以上西医病名相对应,不能只选其中的一个西医病名作对应词。

例如:中医的消渴与西医的糖尿病、尿崩症 (несахарное мочеизнурение) 及神经性烦渴 (психогенная полидипсия) 均有对应关系。因此消渴可直译为"похудение и жажда"等,而不能将"сахарный диабет"定为消渴俄语对应词。

6. 穴位的名称采用三译法。即每一个穴位词条后,均按顺序列出汉语拼音名、代码及俄译名(俄译名用俄语字母直译)如:大椎:Dazhui ; GV14;да чжуй。

Принципы и техники перевода

I Принципы русского перевода терминов китайской медицины

Перевод должен быть ясным, точным и элегантным. Поэтому мы руководствовались следующими принципами:

1. Эквивалентность: русский перевод соответствует оригинальному значению китайских терминов. Это самый важный принцип.

2. Перевод должен быть коротким и ясным.

3. Идентичность: два и более китайских термина могут быть абсолютно эквивалентны, перевод должен быть един.

4. Общепринятые термины: устоявшиеся кальки могут быть использованы даже если они не соответствуют вышеописанным принципам.

II Способы перевода терминов традиционной китайской медицины на английский язык

1. Русский перевод терминов основных теорий, диагностики, методов и принципов лечения китайской медицины основывается на буквальном переводе, используя общие русские эквиваленты, чтобы избежать путаницы с концепцией современной медицины.

Например, « 肾主水 » имеет русский эквивалент «почки управляет жидкостями», не «почка, управляющая водным метаболизмом». « 活血 » имеет русский эквивалент «стимулирует кровообращению», не «активизирующее кровообращение».

2. Анатомические термины западной медицины могут быть использованы в качестве русского эквивалента большинства терминов тела и отверстий китайской медицины.

Например, « 面王 » должен быть переведен как «кончик носа», а не «король лица», чтобы избежать неправильного понимания того, что есть особенный орган на лице в китайской медицине.

3. Название китайских лекарственных веществ состоит из трех элементов, а

именно, китайское фонетическое название на Pinyin (Pinyin-это система транслитерации китайских иероглифов), латинское фармацевтическое название и русское название.

Например, « 当归 » Danggui ; дан гуй, корень дудника китайского ; Radix Angelicae Sinensis.

4. Название рецептуры состоит из двух элементов, а именно, китайское фонетическое название на Pinyin (Pinyin-это система транслитерации китайских иероглифов) и русское название.

Например, « 参苓白术散 » Shen Ling Baizhu San; шэнь лин бай чжу сань, порошок на основе женьшеня, гриба фулин и корневища атрактилодеса крупноголового.

Название на Pinyin (системы транслитерации китайских иероглифов) в основном соответствует Фармакопеи Китайской Народной Республики, английская версия 2020 года, но силлабическое деление в Pinyin основано на названии трав.

Например, « 当归龙荟丸 » в Pinyin это Danggui Long Hui Wan в фармакопее, и Danggui Long Hui Wan в номенклатуре, в которой русскими эквивалентами являются пилюли Дангуй лунхуэй.

5. Русский перевод названий болезней в китайской медицине.

В случае названия болезни в китайской медицине, у которой есть единственный эквивалент в западной медицине, должен быть сделан буквальный перевод названия болезни в китайской медицине, который сопровождается эквивалентом из западной медицины в скобках. Например, « 风火眼 » имеет русский эквивалент «ветер-огонь глаз» (острый конъюнктивит). В случае названия болезни в китайской медицине, у которой есть два или больше эквивалента в западной медицине, необходимо выбрать наиболее подходящий эквивалент русского перевода.

Например, « 消渴 » имеет три эквивалента в западной медицине, это «сахарный диабет», «несахарное мочеизнурение» и «психогенная полидипсия». Поэтому, « 消渴 » может быть буквально переведен как «чахоточная жажда», в то время как «сахарный диабет» не может быть определен как эквивалентный « 消渴 ».

6. Название акупунктурных точек имеет три эквивалентных перевода После каждой словарной статьи следует название на китайском пиньинь, французская маркировка и название на русском языке (при переводе на русский используется калька на русский алфавит), например, 大椎 Dazhui GV14 да-чжуй.

Оглавление

01 中医基础

Основы традиционной китайской медицины

编码 номер	中文 китайский язык	拼音 пиньинь	俄文 русский язык
01-001	中医学	[zhōng yī xué]	традиционная китайская медицина (ТКМ)
01-002	中医基础理论	[zhōng yī jī chǔ lǐ lùn]	базовая теория традиционной китайской медицины
01-003	中医诊断学	[zhōng yī zhěn duàn xué]	диагностика ТКМ
01-004	中医内科学	[zhōng yī nèi kē xué]	внутренние болезни ТКМ
01-005	中医外科学	[zhōng yī wài kē xué]	внешние болезни ТКМ
01-006	中医妇科学	[zhōng yī fù kē xué]	гинекология ТКМ
01-007	中医儿科学	[zhōng yī ér kē xué]	педиатрия ТКМ
01-008	中医骨伤科学	[zhōng yī gǔ shāng kē xué]	ортопедия и травматология ТКМ
01-009	正骨	[zhèng gǔ]	мануальная терапия ТКМ
01-010	中医眼科学	[zhōng yī yǎn kē xué]	офтальмология ТКМ
01-011	中医耳鼻喉科学	[zhōng yī ěr bí hóu kē xué]	отоларингология ТКМ
01-012	中医皮肤病学	[zhōng yī pí fū bìng xué]	дерматология ТКМ
01-013	中医肛肠病学	[zhōng yī gāng cháng bìng xué]	проктология ТКМ
01-014	中医急诊学	[zhōng yī jí zhěn xué]	реаниматология и неотложная помощь ТКМ
01-015	针灸学	[zhēn jiǔ xué]	учение об акупунктуре и прижигании

编码 номер	中文 китайский язык	拼音 пиньинь	俄文 русский язык
01-016	经络学	[jīng luò xué]	учение о меридианах и коллатералях
01-017	腧穴学	[shù xué xué]	учение об акупунктурных точках
01-018	刺法灸法学	[cì fǎ jiǔ fǎ xué]	учение о способах иглоукалывания и прижигания
01-019	针灸治疗学	[zhēn jiǔ zhì liáo xué]	учение о терапии иглоукалывания и прижигания
01-020	实验针灸学	[shí yàn zhēn jiǔ xué]	учение об экспериментальной иглотерапии и прижигании
01-021	推拿学	[tuī ná xué]	традиционный китайский массаж туй-на
01-022	推拿手法学	[tuī ná shǒu fǎ xué]	учение о техниках традиционного китайского массажа туй-на
01-023	针刀医学	[zhēn dāo yī xué]	учение о технике игла-нож
01-024	中医养生学	[zhōng yī yǎng shēng xué]	учение Яншэн: взращивание жизни
01-025	中医康复学	[zhōng yī kāng fù xué]	реабилитация ТКМ
01-026	中医食疗学	[zhōng yī shí liáo xué]	диетотерапия ТКМ
01-027	中医药膳学	[zhōng yī yào shàn xué]	Яошань: учение о лечебном питании с использованием лекарств ТКМ
01-028	中医护理学	[zhōng yī hù lǐ xué]	уход за больными в ТКМ
01-029	十三科	[shí sān kē]	тринадцать медицинских специальностей, принятых в династиях Юань и Мин
01-030	中药学	[zhōng yào xué]	фармакология ТКМ
01-031	本草	[běn cǎo]	лекарственные компоненты ТКМ
01-032	本草学	[běn cǎo xué]	учение о лекарственных растениях ТКМ
01-033	方剂学	[fāng jì xué]	учение о рецептурах ТКМ

编码 номер	中文 китайский язык	拼音 пиньинь	俄文 русский язык
01-034	中草药	[zhōng cǎo yào]	лекарственные растения ТКМ
01-035	中成药学	[zhōng chéng yào xué]	учение о готовых формах препаратов ТКМ
01-036	药用植物学	[yào yòng zhí wù xué]	учение о лекарственных растениях ТКМ
01-037	中药化学	[zhōng yào huà xué]	химия лекарственных средств ТКМ
01-038	中药药理学	[zhōng yào yào lǐ xué]	фармакология ТКМ
01-039	中药鉴定学	[zhōng yào jiàn dìng xué]	дифференциация лекарственных средств ТКМ
01-040	中药炮制学	[zhōng yào páo zhì xué]	учение об обработке лекарственного сырья ТКМ
01-041	中药药剂学	[zhōng yào yào jì xué]	фармацевтика лекарственных средств ТКМ
01-042	中药制剂分析	[zhōng yào zhì jì fēn xī]	клинический анализ лекарственных форм ТКМ
01-043	中医医史学	[zhōng yī yī shǐ xué]	медицинская история ТКМ
01-044	中医文献学	[zhōng yī wén xiàn xué]	литература ТКМ
01-045	中医各家学说	[zhōng yī gè jiā xué shuō]	теория школ ТКМ
01-046	医古文	[yī gǔ wén]	классические произведения ТКМ
01-047	中医医案	[zhōng yī yī àn]	клинический разбор случая ТКМ
01-048	黄帝内经	[huáng dì nèi jīng]	«Хуанди нэйцзин»: «Трактат Желтого императора о внутреннем» (первое классическое медицинское произведение в Китае)
01-049	素问	[sù wèn]	«Су Вэнь»: «Простые вопросы»
01-050	灵枢	[líng shū]	«Лин Шу»: «Канон таинственной сути»

编码 номер	中文 китайский язык	拼音 пиньинь	俄文 русский язык
01-051	内经	[nèi jīng]	«Нэй цзин»: «Канон о внутреннем»
01-052	金匮要略	[jīn guì yào lüè]	«Цзинь Гуй Яо Люэ»: «Синопсис рецептов золотого ларца»
01-053	伤寒论	[shāng hán lùn]	«Шан Хань Лунь» : «Рассуждение о заболеваниях, вызванных повреждением холодом»
01-054	温病学	[wēn bìng xué]	«Вэнь Бин»: «Рассуждение об эпидемических лихорадочных болезнях»
01-055	中西医结合	[zhōng xī yī jié hé]	традиционная китайская и западная интегративная медицина
01-056	中医	[zhōng yī]	традиционная китайская медицина (ТКМ)
01-057	中医师	[zhōng yī shī]	врач ТКМ
01-058	中药师	[zhōng yào shī]	фармацевт традиционной китайской медицины
01-059	针灸师	[zhēn jiǔ shī]	иглотерапевт
01-060	推拿按摩师	[tuī ná àn mó shī]	массажист туй-на
01-061	中西医结合医师	[zhōng xī yī jié hé yī shī]	врач интегративной медицины
01-062	中医护士	[zhōng yī hù shì]	медицинская сестра ТКМ
01-063	草药医生	[cǎo yào yī shēng]	травник
01-064	疡医	[yáng yī]	«Ян И»: древнее название врача, занимающегося лечением наружных заболеваний

02　阴阳五行

Теория Инь Ян, теория У Син

编码 номер	中文 китайский язык	拼音 пиньинь	俄文 русский язык
02-001	阴	[yīn]	Инь
02-002	阳	[yáng]	Ян
02-003	阴阳	[yīn yáng]	Инь Ян
02-004	阴阳学说	[yīn yáng xué shuō]	учение об Инь и Ян (понятия двух противоположных начал в китайской натурфилософии)
02-005	阳气	[yáng qì]	Ян Ци: энергия Ян
02-006	阴气	[yīn qì]	Инь Ци: энергия Инь
02-007	阴中之阴	[yīn zhōng zhī yīn]	Инь внутри Инь
02-008	阴中之阳	[yīn zhōng zhī yáng]	Ян внутри Инь
02-009	阳中之阴	[yáng zhōng zhī yīn]	Инь внутри Ян
02-010	阳中之阳	[yáng zhōng zhī yáng]	Ян внутри Ян
02-011	阴阳交感	[yīn yáng jiāo gǎn]	взаимное воздействие Инь и Ян
02-012	阴阳对立	[yīn yáng duì lì]	противоположность Инь и Ян
02-013	阴阳互根	[yīn yáng hù gēn]	взаимозависимость Инь и Ян
02-014	阳生于阴	[yáng shēng yú yīn]	Инь порождает Ян
02-015	阴生于阳	[yīn shēng yú yáng]	Ян порождает Инь
02-016	孤阳不生,独阴不长	[gū yáng bù shēng, dú yīn bù zhǎng]	изолированный Ян не рождает, изолированный Инь не растет
02-017	阴阳消长	[yīn yáng xiāo zhǎng]	взаимный рост за счет расходования одного из начала
02-018	阳生阴长	[yáng shēng yīn zhǎng]	Ян порождает, Инь растёт
02-019	阳杀阴藏	[yáng shā yīn cáng]	Ян падает, Инь сохраняется

编码 номер	中文 китайский язык	拼音 пиньинь	俄文 русский язык
02-020	阴阳转化	[yīn yáng zhuǎn huà]	взаимная трансформация Инь и Ян
02-021	阴阳平衡	[yīn yáng píng héng]	равновесие между Инь и Ян
02-022	阴阳调和	[yīn yáng tiáo hé]	гармония между Инь и Ян
02-023	阴阳自和	[yīn yáng zì hé]	самопроизвольное восстановление равновесия Инь и Ян
02-024	重阴必阳,重阳必阴	[chóng yīn bì yáng, chóng yáng bì yīn]	максимальный Инь порождает Ян, максимальный Ян порождает Инь
02-025	阴静阳躁	[yīn jìng yáng zào]	спокойствие Инь и беспокойство Ян
02-026	阳道实,阴道虚	[yáng dào shí, yīn dào xū]	природа Ян в полноте, природа Инь в пустоте
02-027	生之本,本于阴阳	[shēng zhī běn, běn yú yīn yáng]	корень жизни, Инь и Ян являются корнем жизни
02-028	阳化气,阴成形	[yáng huà qì, yīn chéng xíng]	Ян трансформирует Ци, Инь создает телесную форму
02-029	阴阳之要,阳密乃固	[yīn yáng zhī yào, yáng mì nǎi gù]	ключ отношений Инь и Ян: если Ян хранится снаружи, то Инь хранится внутри
02-030	阴平阳秘,精神乃治	[yīn píng yáng mì, jīng shén nǎi zhì]	гармония между Инь и Ян является основой Цзин Шэнь
02-031	阳胜则阴病	[yáng shèng zé yīn bìng]	избыток Ян повреждает Инь
02-032	阴胜则阳病	[yīn shèng zé yáng bìng]	избыток Инь повреждает Ян
02-033	阴阳离决,精气乃绝	[yīn yáng lí jué, jīng qì nǎi jué]	разделение Инь и Ян приводит к исчезновению эссенции Цзин и энергии Ци
02-034	阳气者若天与日	[yáng qì zhě ruò tiān yǔ rì]	Ян Ци сравнивают с небом и солнцем
02-035	太阳	[tài yáng]	Тай Ян

编码 номер	中文 КИТАЙСКИЙ ЯЗЫК	拼音 ПИНЬИНЬ	俄文 РУССКИЙ ЯЗЫК
02-036	阳为气, 阴为味	[yáng wéi qì, yīn wéi wèi]	Ян отвечает за характер Ци и Инь за характер вкуса
02-037	辛甘发散为阳	[xīn gān fā sàn wéi yáng]	острый и сладкий вкус провоцируют потоотделение и принадлежат Ян
02-038	酸苦涌泄为阴	[suān kǔ yǒng xiè wéi yīn]	кислый и горький вкус имеют рвотное и послабляющее действие и принадлежат Инь
02-039	淡味渗泄为阳	[dàn wèi shèn xiè wéi yáng]	пресный вкус провоцирует мочевыделение и принадлежит Ян
02-040	五行	[wǔ xíng]	«У Син»: пять стихий основных элементов природы: металл, дерево, вода, огонь, земля
02-041	木	[mù]	дерево
02-042	火	[huǒ]	огонь
02-043	土	[tǔ]	земля
02-044	金	[jīn]	металл
02-045	水	[shuǐ]	вода
02-046	五行学说	[wǔ xíng xué shuō]	учение о пяти элементах У Син
02-047	别异比类	[bié yì bǐ lèi]	выявление различий и их сравнений
02-048	五行相生	[wǔ xíng xiāng shēng]	взаимопорождение пяти стихий
02-049	木生火	[mù shēng huǒ]	дерево рождает огонь
02-050	火生土	[huǒ shēng tǔ]	огонь рождает землю
02-051	土生金	[tǔ shēng jīn]	земля рождает металл
02-052	金生水	[jīn shēng shuǐ]	металл рождает воду
02-053	水生木	[shuǐ shēng mù]	вода рождает дерево
02-054	生化	[shēng huà]	рождение и трансформация
02-055	五行相克	[wǔ xíng xiāng kè]	взаимоугнетение пяти стихий
02-056	木克土	[mù kè tǔ]	дерево угнетает землю

编码 номер	中文 китайский язык	拼音 пиньинь	俄文 русский язык
02-057	火克金	[huǒ kè jīn]	огонь угнетает металл
02-058	土克水	[tǔ kè shuǐ]	земля угнетает воду
02-059	金克木	[jīn kè mù]	металл угнетает дерево
02-060	水克火	[shuǐ kè huǒ]	вода угнетает огонь
02-061	五行相乘	[wǔ xíng xiāng chéng]	взаимное подчинение между пятью элементами
02-062	制化	[zhì huà]	угнетение и порождение
02-063	五行相侮	[wǔ xíng xiāng wǔ]	угнетение по противотоку
02-064	木侮金	[mù wǔ jīn]	дерево угнетает металл по противотоку
02-065	火侮水	[huǒ wǔ shuǐ]	огонь угнетает воду по противотоку
02-066	土侮木	[tǔ wǔ mù]	земля угнетает дерево по противотоку
02-067	金侮火	[jīn wǔ huǒ]	металл угнетает огонь по противотоку
02-068	水侮土	[shuǐ wǔ tǔ]	вода угнетает землю по противотоку
02-069	亢害承制	[kàng hài chéng zhì]	избыток причиняет вред
02-070	所胜	[suǒ shèng]	угнетаемый (сдерживаемый)
02-071	所不胜	[suǒ bù shèng]	угнетающий
02-072	木为金之所胜	[mù wéi jīn zhī suǒ shèng]	дерево угнетается металлом
02-073	火为水之所胜	[huǒ wéi shuǐ zhī suǒ shèng]	огонь угнетается водой
02-074	土为木之所胜	[tǔ wéi mù zhī suǒ shèng]	земля угнетается деревом
02-075	金为火之所胜	[jīn wéi huǒ zhī suǒ shèng]	металл угнетается огнем

编码 номер	中文 китайский язык	拼音 пиньинь	俄文 русский язык
02-076	水为土之所胜	[shuǐ wéi tǔ zhī suǒ shèng]	вода угнетается землей
02-077	木为土之所不胜	[mù wéi tǔ zhī suǒ bù shèng]	дерево угнетает землю
02-078	火为金之所不胜	[huǒ wéi jīn zhī suǒ bù shèng]	огонь угнетает металл
02-079	土为水之所不胜	[tǔ wéi shuǐ zhī suǒ bù shèng]	земля угнетает воду
02-080	金为木之所不胜	[jīn wéi mù zhī suǒ bù shèng]	металл угнетает дерево
02-081	水为火之所不胜	[shuǐ wéi huǒ zhī suǒ bù shèng]	вода угнетает огонь
02-082	悲胜怒	[bēi shèng nù]	печаль преобладает над гневом
02-083	木曰曲直	[mù yuē qū zhí]	дерево имеет характеристики сгибания и разгибания
02-084	木喜条达	[mù xǐ tiáo dá]	дерево склонно к активному и свободному росту
02-085	火	[huǒ]	огонь
02-086	火曰炎上	[huǒ yuē yán shàng]	огонь характеризуется вспыхиванием вверх
02-087	土爱稼穑	[tǔ yuán jià sè]	земля характеризуется посевом и жатвой
02-088	土生万物	[tǔ shēng wàn wù]	земля рождает десять тысяч вещей (всё сущее)
02-089	金曰从革	[jīn yuē cóng gé]	металл характеризуется очищением и изменением
02-090	金气肃杀	[jīn qì sù shā]	Ци легких поражается за счет вдыхаемого холодного осеннего воздуха
02-091	水曰润下	[shuǐ yuē rùn xià]	вода характеризуется течением вниз

编码 номер	中文 китайский язык	拼音 пиньинь	俄文 русский язык
02-092	母气	[mǔ qì]	Ци матери
02-093	子气	[zǐ qì]	Ци сына
02-094	五时	[wǔ shí]	пять этапов перехода от движения к покою, от возбужденного сознания к спокойствию, пять сезонов
02-095	五志	[wǔ zhì]	пять эмоций
02-096	五声	[wǔ shēng]	пять звуков
02-097	五味	[wǔ wèi]	пять вкусов
02-098	五音	[wǔ yīn]	пять тонов
02-099	五宫	[wǔ gōng]	пять дворцов
02-100	整体观念	[zhěng tǐ guān niàn]	концепция единого целого
02-101	人与天地相参	[rén yǔ tiān dì xiāng cān]	человек соответствует небу и земле, соответствие человека и Вселенной
02-102	天人相应	[tiān rén xiāng yìng]	соответствие между небом и человеком
02-103	辨证论治	[biàn zhèng lùn zhì]	назначение лечения на основе дифференции синдрома

03 脏 象

Внешние проявления цзан органов

编码 номер	中文 китайский язык	拼音 пиньинь	俄文 русский язык
03-001	脏腑	[zàng fǔ]	внутренние органы (цзан фу органы)
03-002	脏	[zàng]	цзан органы, плотные органы
03-003	腑	[fǔ]	фу органы, полые органы
03-004	脏象	[zàng xiàng]	внешние проявления цзан органов
03-005	脏真	[zàng zhēn]	истинная Ци цзан органов
03-006	五脏	[wǔ zàng]	пять цзан органов
03-007	五脏应四时	[wǔ zàng yìng sì shí]	пять цзан органов соответствуют четырем сезонам года
03-008	四时五脏阴阳	[sì shí wǔ zàng yīn yáng]	четыре сезона года, пять цзан органов Инь и Ян
03-009	五脏所恶	[wǔ zàng suǒ wù]	неблагоприятные факторы для пяти цзан органов
03-010	五华	[wǔ huá]	пять частей, отражающих функциональное состояние пяти цзан органов
03-011	五脏化液	[wǔ zàng huà yè]	пять жидкостей, полученных из пяти цзан органов (висцеральные жидкости)
03-012	五脏所藏	[wǔ zàng suǒ cáng]	то, что хранится в пяти цзан органах
03-013	心	[xīn]	сердце
03-014	心包络	[xin bāo luò]	канал перикарда
03-015	心孔	[xīn kǒng]	отвертие сердца

编码 номер	中文 китайский язык	拼音 пиньинь	俄文 русский язык
03-016	心气	[xīn qì]	Ци сердца
03-017	心血	[xīn xuè]	кровь сердца
03-018	心阳	[xīn yáng]	Ян сердца
03-019	心阴	[xīn yīn]	Инь сердца
03-020	心主身之血脉	[xīn zhǔ shēn zhī xuè mài]	сердце управляет кровью и сосудами
03-021	心主血脉	[xīn zhǔ xuè mài]	сердце управляет сосудами
03-022	心藏神	[xīn cáng shén]	сердце хранит жизненный дух Шэнь
03-023	神明	[shén míng]	интеллектуальная деятельность, жизненный дух Шэнь
03-024	心主言	[xīn zhǔ yán]	сердце управляет речью
03-025	心者生之本	[xīn zhě shēng zhī běn]	сердце—корень жизни
03-026	心常有余	[xīn cháng yǒu yú]	Ци сердца склонна к избыточности: огонь сердца склонен к гиперактивности
03-027	心恶热	[xīn wù rè]	сердце не переносит жар
03-028	心为阳中之太阳	[xīn wéi yáng zhōng zhī tài yáng]	сердце относится к Тай Ян
03-029	肺	[fèi]	легкие
03-030	五脏之长	[wǔ zàng zhī zhǎng]	старший из пяти цзан органов
03-031	呼吸之门	[hū xī zhī mén]	ворота дыхания
03-032	肺藏于右	[fèi cáng yú yòu]	функциональная деятельность легких в основном появляется в правой стороне тела, легочная Ци хранится справа
03-033	肺气	[fèi qì]	Ци легких
03-034	肺阴	[fèi yīn]	Инь легких
03-035	肺阳	[fèi yáng]	Ян легких

编码 номер	中文 китайский язык	拼音 пиньинь	俄文 русский язык
03-036	肺主宣发	[fèi zhǔ xuān fā]	легкие управляют распространением Ци и жидкости по организму
03-037	肺主肃降	[fèi zhǔ sù jiàng]	легкие отвечают за опускание (снижение)
03-038	肺主气	[fèi zhǔ qì]	легкие управляют энергией Ци
03-039	肺司呼吸	[fèi sī hū xī]	легкие управляют дыханием
03-040	肺为气之主	[fèi wéi qì zhī zhǔ]	легкие управляют энергией Ци
03-041	肺者气之本	[fèi zhě qì zhī běn]	легкие—корень Ци
03-042	肺藏气	[fèi cáng qì]	легкие хранят энергию Ци
03-043	天气通于肺	[tiān qì tōng yú fèi]	небесная Ци проходит через легкие
03-044	通调水道	[tōng tiáo shuǐ dào]	легкие регулируют движение в водных путях
03-045	肺朝百脉	[fèi cháo bǎi mài]	все сосуды сходятся в легких
03-046	百脉一宗	[bǎi mài yī zōng]	все сосуды берут начало из одного корня
03-047	肺主治节	[fèi zhǔ zhì jié]	легкие управляют регулирующей деятельностью
03-048	肺主通调水道	[fèi zhǔ tōng tiáo shuǐ dào]	легкие управляют водным обменом
03-049	肺主行水	[fèi zhǔ xíng shuǐ]	легкие управляют движением жидкостей в организме
03-050	肺为水之上源	[fèi wéi shuǐ zhī shàng yuán]	легкие являются верхним источником жидкостей в организме
03-051	肺主身之皮毛	[fèi zhǔ shēn zhī pí máo]	легкие открываются в пушковых волосах на теле
03-052	肺合皮毛	[fèi hé pí máo]	легкие связаны с пушковыми волосами на теле

编码 номер	中文 китайский язык	拼音 пиньинь	俄文 русский язык
03-053	肺主皮毛	[fèi zhǔ pí máo]	легкие управляют пушковыми волосами на теле
03-054	肺生皮毛	[fèi shēng pí máo]	легкие порождают пушковые волосы на теле
03-055	肺为娇脏	[fèi wéi jiāo zàng]	легкие относятся к нежным органам
03-056	肺恶寒	[fèi wù hán]	легкие не переносят холода
03-057	肺常不足	[fèi cháng bù zú]	легкие часто находятся в состоянии недостаточности
03-058	肺为阳中之太阴	[fèi wéi yáng zhōng zhī tài yīn]	легкие—это Тай Инь в Ян
03-059	脾	[pí]	селезенка
03-060	仓禀之本	[cāng lǐn zhī běn]	орган-корень (о селезенке)
03-061	脾为至阴	[pí wéi zhì yīn]	селезенка относится к максимальному Инь
03-062	脾气	[pí qì]	Ци селезенки
03-063	脾阴	[pí yīn]	Инь селезенки
03-064	脾阳	[pí yáng]	Ян селезенки
03-065	脾主运化	[pí zhǔ yùn huà]	селезенка управляет транспортировкой и трансформацией
03-066	脾为后天之本	[pí wéi hòu tiān zhī běn]	селезенка—приобретённый корень
03-067	脾主后天	[pí zhǔ hòu tiān]	селезенка управляет постнатальным развитием
03-068	脾胃为气血生化之源	[pí wèi wéi qì xuè shēng huà zhī yuán]	селезенка и желудок—источник рождения и трансформации крови и Ци
03-069	脾为胃行其津液	[pí wéi wèi xíng qí jīn yè]	селезенка способствует транспортировке питательных веществ от желудка к остальным органам

编码 номер	中文 китайский язык	拼音 пиньинь	俄文 русский язык
03-070	脾主升清	[pí zhǔ shēng qīng]	селезенка поднимает чистую субстанцию вверх
03-071	脾统血	[pí tǒng xuè]	селезенка регулирует кровь
03-072	脾主四肢	[pí zhǔ sì zhī]	селезенка контролирует деятельность четырех конечностей
03-073	脾藏肉	[pí cáng ròu]	селезенка хранит мышцы
03-074	脾主肌肉	[pí zhǔ jī ròu]	селезенка управляет мышцами
03-075	脾主身之肌肉	[pí zhǔ shēn zhī jī ròu]	селезенка контролирует мышцы всего тела
03-076	脾藏营,营舍意	[pí cáng yíng, yíng shè yì]	селезенка хранит питательную Ци, питательная Ци управляет мыслями
03-077	脾旺不受邪	[pí wàng bù shòu xié]	крепкая селезенка противостоит вторжению патогенных факторов
03-078	脾不主时	[pí bù zhǔ shí]	селезенка не контролируется каким-то определенным сезоном
03-079	脾恶湿	[pí wù shī]	селезенка не переносит влагу
03-080	脾常不足	[pí cháng bù zú]	селезенка склонна к недостаточности
03-081	胃气	[wèi qì]	Ци желудка
03-082	肝	[gān]	печень
03-083	风木之脏	[fēng mù zhī zàng]	орган, относящийся к ветру и дереву
03-084	肝生于左	[gān shēng yú zuǒ]	Ци печени рождается слева
03-085	肝气	[gān qì]	Ци печени
03-086	肝血	[gān xuè]	кровь печени
03-087	肝阴	[gān yīn]	Инь печени
03-088	肝阳	[gān yáng]	Ян печени
03-089	肝主疏泄	[gān zhǔ shū xiè]	печень открывает путь воде
03-090	肝主升发	[gān zhǔ shēng fā]	печень управляет поднятием вверх

编码 номер	中文 китайский язык	拼音 пиньинь	俄文 русский язык
03-091	肝藏血	[gān cáng xuè]	печень хранит кровь
03-092	肝主血海	[gān zhǔ xuè hǎi]	печень управляет морем крови
03-093	女子以肝为先天	[nǚ zǐ yǐ gān wéi xiān tiān]	печень—врожденный корень для женщин
03-094	肝主身之筋膜	[gān zhǔ shēn zhī jīn mó]	печень управляет сухожилиями и фасцией
03-095	肝主谋虑	[gān zhǔ móu lǜ]	печень управляет размышлениями
03-096	肝体阴而用阳	[gān tǐ yīn ér yòng yáng]	печень относится к Инь, но использует Ян
03-097	肝为刚脏	[gān wéi gāng zàng]	печень относится к плотным цзан органам
03-098	肝常有余	[gān cháng yǒu yú]	печень склонна к избыточности
03-099	肝者罢极之本	[gān zhě pí jí zhī běn]	печень отвечает за напряжение и расслабление мышц
03-100	肝恶风	[gān wù fēng]	печень не переносит ветер
03-101	肝为阳中之少阳	[gān wéi yáng zhōng zhī shào yáng]	печень—Шао Ян в Ян
03-102	肾	[shèn]	почка
03-103	命门	[mìng mén]	Минмэнь, врата жизни
03-104	精室	[jīng shì]	хранилище для эссенции Цзин, врата жизни Минмэнь
03-105	水火之脏	[shuǐ huǒ zhī zàng]	орган-жилище воды и огня (о почках)
03-106	肾精	[shèn jīng]	эссенция почек Цзин
03-107	肾气	[shèn qì]	Ци почек
03-108	肾阴	[shèn yīn]	Инь почек
03-109	肾阳	[shèn yáng]	Ян почек
03-110	命门之火	[mìng mén zhī huǒ]	огонь ворот жизни Минмэнь
03-111	肾间动气	[shèn jiān dòng qì]	источник жизненной энергии или нижняя «дань»

编码 номер	中文 китайский язык	拼音 пиньинь	俄文 русский язык
03-112	肾藏精	[shèn cáng jīng]	почки хранят эссенцию Цзин
03-113	天癸	[tiān guǐ]	1. менструации; 2. вещество, стимулирующие репродуктивную функцию
03-114	肾主生殖	[shèn zhǔ shēng zhí]	почки управляют репродуктивной функцией организма
03-115	肾为先天之本	[shèn wéi xiān tiān zhī běn]	почки—врожденный корень
03-116	肾主先天	[shèn zhǔ xiān tiān]	почки контролируют наследственное
03-117	肾者封藏之本	[shèn zhě fēng cáng zhī běn]	почки выполняют функцию хранения
03-118	变蒸	[biàn zhēng]	испарение
03-119	妊娠	[rèn shēn]	беременность
03-120	胎孕	[tāi yùn]	беременная
03-121	产育	[chǎn yù]	рождение
03-122	分娩	[fēn miǎn]	роды
03-123	肾主水液	[shèn zhǔ shuǐ yè]	почки управляет жидкостями
03-124	肾者主水	[shèn zhě zhǔ shuǐ]	почки—хранилище воды
03-125	肾者水脏主津液	[shèn zhě shuǐ zàng zhǔ jīn yè]	почки хранят воду и жидкости организма
03-126	肾主纳气	[shèn zhǔ nà qì]	почки контролируют опускание Ци
03-127	肾为气之根	[shèn wéi qì zhī gēn]	почки—корень Ци
03-128	肾藏志	[shèn cáng zhì]	почки управляют памятью
03-129	肾主身之骨髓	[shèn zhǔ shēn zhī gǔ suǐ]	почки управляют костным мозгом
03-130	肾恶燥	[shèn wù zào]	почки не переносят сухость
03-131	肾为阴中之少阴	[shèn wéi yīn zhōng zhī shào yīn]	почки—Шао Инь в Инь

编码 номер	中文 китайский язык	拼音 пиньинь	俄文 русский язык
03-132	六腑	[liù fǔ]	шесть фу органов, шесть полых органов
03-133	六腑以通为用	[liù fǔ yǐ tōng wéi yòng]	шесть полых органов нужно сохранять проходимыми
03-134	胆	[dǎn]	желчный пузырь
03-135	胆气	[dǎn qì]	Ци желчного пузыря
03-136	胃	[wèi]	желудок
03-137	胃气	[wèi qì]	Ци желудка
03-138	胃阳	[wèi yáng]	Ян желудка
03-139	胃阴	[wèi yīn]	Инь желудка
03-140	胃津	[wèi jīn]	жидкость желудка
03-141	胃主受纳	[wèi zhǔ shòu nà]	желудок управляет принятием
03-142	胃主腐熟	[wèi zhǔ fǔ shú]	функция желудка—измельчение и переваривание пищи
03-143	阳明者五脏六腑之海	[yáng míng zhě wǔ zàng liù fǔ zhī hǎi]	Ян Мин—море пяти цзан и шести фу органов
03-144	胃者水谷之海	[wèi zhě shuǐ gǔ zhī hǎi]	желудок—море пищи и воды
03-145	胃主降浊	[wèi zhǔ jiàng zhuó]	желудок отвечает за опускание мутных жидкостей
03-146	胃气主降	[wèi qì zhǔ jiàng]	Ци желудка контролирует опускание
03-147	小肠	[xiǎo cháng]	тонкий кишечник
03-148	回肠	[huí cháng]	подвздошная кишка
03-149	泌别清浊	[mì bié qīng zhuó]	отделение чистого от мутного
03-150	大肠	[dà cháng]	толстый кишечник
03-151	传道之官	[chuán dào zhī guān]	толстый кишечник контролирует перенос
03-152	传化之府	[chuán huà zhī fǔ]	функция полых органов—пищеварение и выведение

编码 номер	中文 китайский язык	拼音 пиньинь	俄文 русский язык
03-153	膀胱	[páng guāng]	мочевой пузырь
03-154	膀胱气化	[páng guāng qì huà]	трансформация Ци мочевого пузыря
03-155	三焦	[sān jiāo]	тройной обогреватель
03-156	上焦	[shàng jiāo]	верхний обогреватель, верхний цзяо
03-157	中焦	[zhōng jiāo]	средний обогреватель, средний цзяо
03-158	下焦	[xià jiāo]	нижний обогреватель, нижний цзяо
03-159	上焦主纳	[shàng jiāo zhǔ nà]	верхний обогреватель управляет получением
03-160	中焦主化	[zhōng jiāo zhǔ huà]	средний обогреватель управляет трансформацией
03-161	下焦主出	[xià jiāo zhǔ chū]	нижний обогреватель управляет выделением
03-162	上焦如雾	[shàng jiāo rú wù]	верхний обогреватель подобен туману
03-163	中焦如沤	[zhōng jiāo rù òu]	средний обогреватель подобен пузырям в воде
03-164	下焦如渎	[xià jiāo rú dú]	нижний обогреватель подобен сточной канаве
03-165	奇恒之腑	[qí héng zhī fǔ]	чрезвычайные фу органы
03-166	脑	[nǎo]	мозг
03-167	泥丸	[ní wán]	пилюля бессмертия
03-168	脑髓	[nǎo suǐ]	мозг
03-169	脑户	[nǎo hù]	нао ху (DU 17) акупунктурная точка
03-170	囟	[xìn]	родничок
03-171	囟门	[xìn mén]	родничок

编码 номер	中文 китайский язык	拼音 пиньинь	俄文 русский язык
03-172	发际	[fà jì]	линия роста волос
03-173	头者精明之府	[tóu zhě jīng míng zhī fǔ]	голова—храм ума
03-174	元神之府	[yuán shén zhī fǔ]	храм изначального духа Шэнь
03-175	骨	[gǔ]	кость
03-176	脉	[mài]	сосуд
03-177	脉者血之府	[mài zhě xuè zhī fǔ]	сосуды—храм крови
03-178	胆	[dǎn]	желчный пузырь
03-179	女子胞	[nǚ zǐ bāo]	матка
03-180	胞	[bāo]	матка
03-181	胞宫	[bāo gōng]	матка
03-182	子宫	[zǐ gōng]	матка
03-183	子脏	[zǐ zàng]	матка
03-184	子处	[zǐ chù]	матка
03-185	子门	[zǐ mén]	отверстие матки
03-186	胞门	[bāo mén]	отверстие матки
03-187	阴道	[yīn dào]	влагалище
03-188	产门	[chǎn mén]	вульва
03-189	月经	[yuè jīng]	менструация
03-190	月信	[yuè xìn]	менструация
03-191	月事	[yuè shì]	менструация
03-192	月水	[yuè shuǐ]	менструальная кровь
03-193	暗经	[àn jīng]	скрытая менструация
03-194	胎衣	[tāi yī]	плацента
03-195	胞衣	[bāo yī]	плацента
03-196	人胞	[rén bāo]	плацента
03-197	临产	[lín chǎn]	перед родами; предродовой
03-198	临盆	[lín pén]	разрешаться от плода, рожать

编码 номер	中文 китайский язык	拼音 пиньинь	俄文 русский язык
03-199	脏腑相合	[zàng fǔ xiāng hé]	взаимная связь цзан фу органов
03-200	心合小肠	[xīn hé xiǎo cháng]	сердце согласовано с тонкой кишкой
03-201	肺合大肠	[fèi hé dà cháng]	легкие согласованы с толстой кишкой
03-202	脾合胃	[pí hé wèi]	селезенка согласована с желудком
03-203	肝合胆	[gān hé dǎn]	печень согласована с желчным пузырем
03-204	肝与胆相表里	[gān yǔ dǎn xiāng biǎo lǐ]	печень связана с желчным пузырем наружно-внутренне
03-205	肾合膀胱	[shèn hé páng guāng]	почки согласованы с мочевым пузырем
03-206	腑输精于脏	[fǔ shū jīng yú zàng]	фу органы распределяют эссенцию Цзин к цзан органам
03-207	脏行气于腑	[zàng xíng qì yú fǔ]	цзан органы двигают Ци к фу органам
03-208	腑气行于脏	[fǔ qì xíng yú zàng]	фу органы двигают Ци к цзан органам
03-209	心肾相交	[xīn shèn xiāng jiāo]	координация между сердцем и почками
03-210	水火既济	[shuǐ huǒ jì jì]	вода и огонь поддерживают друг друга
03-211	肝肾同源	[gān shèn tóng yuán]	печень и почка имеют единый источник
03-212	乙癸同源	[yǐ guǐ tóng yuán]	знаки «и» и «гуй» (ассоциируемые соответственно со стихиями дерева и воды или печенью и почками) имеют единый источник (лечение одного органа требует одновременно внимания к другому)

编码 номер	中文 китайский язык	拼音 пиньинь	俄文 русский язык
03-213	肺肾同源	[fèi shèn tóng yuán]	легкие и почки имеют единый источник
03-214	肺肾相生	[fèi shèn xiāng shēng]	взаимное рождение легких и почек
03-215	五脏相关	[wǔ zàng xiāng guān]	взаимосвязь пяти цзан органов

04 形体官窍

Органы и отверстия организма

编码 номер	中文 китайский язык	拼音 пиньинь	俄文 русский язык
04-001	五体	[wǔ tǐ]	пять тканей
04-002	形	[xíng]	телесная форма
04-003	皮毛	[pí máo]	пушковые волосы на теле
04-004	腠理	[còu lǐ]	1. рисунок кожного покрова, внешняя структура кожи; 2. фибры и поры (кожи)
04-005	玄府	[xuán fǔ]	потовая пора
04-006	气门	[qì mén]	поры, выходы потовых желёз
04-007	肌	[jī]	мышца
04-008	䐃	[shēn]	мышца спины вдоль позвоночника
04-009	筋	[jīn]	сухожилия
04-010	宗筋	[zōng jīn]	лобковые мышцы мужчины
04-011	骨	[gǔ]	кость
04-012	骨度	[gǔ dù]	измерение длины тела индивидуальной пропорциональной единицы кости
04-013	骸	[hái]	кости, скелет
04-014	百骸	[bǎi hái]	скелет
04-015	百节	[bǎi jié]	суставы
04-016	骨者髓之府	[gǔ zhě suǐ zhī fǔ]	кость—храм костного мозга
04-017	楗	[jiàn]	бедренная кость
04-018	完骨	[wán gǔ]	1. сосцевидный отросток височной кости; 2. акупунктурная точка вань-гу
04-019	枕骨	[zhěn gǔ]	затылочная кость

编码 номер	中文 китайский язык	拼音 пиньинь	俄文 русский язык
04-020	头颅骨	[tóu lú gǔ]	череп
04-021	眉棱骨	[méi léng gǔ]	надбровные дуги
04-022	板	[bǎn]	пластина
04-023	辅骨	[fǔ gǔ]	1. толоберцовая кость; 2. лучевая кость
04-024	高骨	[gāo gǔ]	1. кость запястья; 2. точка вань-гу
04-025	楗骨	[jiàn gǔ]	седалищная кость
04-026	交骨	[jiāo gǔ]	1. крестцово-копчиковый сустав; 2. седалищная кость у женщин; 3. лонное сочленение
04-027	颈骨	[jǐng gǔ]	шейные позвонки
04-028	髁骨	[kē gǔ]	мыщелковая кость
04-029	髋	[kuān]	тазовая кость
04-030	上横骨	[shàng héng gǔ]	рукоятка грудины
04-031	尾闾	[wěi lǚ]	копчик
04-032	腰骨	[yāo gǔ]	поясничные кости
04-033	手骨	[shǒu gǔ]	кости руки
04-034	合骨	[hé gǔ]	медиальная лодыжка
04-035	脉	[mài]	сосуды
04-036	脉膜	[mài mó]	мембрана сосудов, оболочка сосудов
04-037	膜原	[mó yuán]	1. плевродиафрагмальный промежуток; 2. пространство между поверхностью и внутренностью, где находятся патогены некоторых эпидемических фебрильных заболеваний
04-038	膜	[mó]	мембрана, оболочка
04-039	背者胸中之府	[bèi zhě xiōng zhōng zhī fǔ]	спина—храм грудной клетки, легких и сердца

编码 номер	中文 китайский язык	拼音 пиньинь	俄文 русский язык
04-040	腰者肾之府	[yāo zhě shèn zhī fǔ]	поясница—это храм почек
04-041	膝者筋之府	[xī zhě jīn zhī fǔ]	колени—это храм сухожилий
04-042	膏肓	[gāo huāng]	околосердечная область—область под сердцем и над диафрагмой (считается недоступной действию лекарства)
04-043	膈	[gé]	диафрагма
04-044	脊	[jǐ]	позвонки
04-045	腹	[fù]	живот
04-046	四极	[sì jí]	1. руки и ноги, конечности; 2. пальцы рук и ног
04-047	四关	[sì guān]	общее название для локтевых и коленных суставов
04-048	跖	[zhí]	плюсна
04-049	清窍	[qīng qiào]	отверстия чистой Ян—уши, глаза, ноздри, рот
04-050	七冲门	[qī chōng mén]	семь «врат» пищеварительного тракта
04-051	苗窍	[miáo qiào]	предвещающие окна, т.е. нос является окном легких, глаза–печени, рот–селезенки, язык–сердца, уши–почек
04-052	五官	[wǔ guān]	пять органов чувств
04-053	五阅	[wǔ yuè]	пять видов осмотра при диагностике, пять типов наблюдений
04-054	口形六态	[kǒu xíng liù tài]	шесть патологических изменений формы рта
04-055	七窍	[qī qiào]	семь отверстий головы—рот, глаза, ноздри, уши
04-056	九窍	[jiǔ qiào]	девять отверстий—семь отверстий с уретрой и анусом

编码 номер	中文 китайский язык	拼音 пиньинь	俄文 русский язык
04-057	目	[mù]	глаза
04-058	精明	[jīng míng]	цзин-мин (UB-1)–акупунктурпная точка
04-059	目系	[mù xì]	соединяющая система глаза
04-060	眼系	[yǎn xì]	соединяющая система глаза
04-061	目本	[mù běn]	корень глаза, нервы и сосуды, соединенные с глазным яблоком
04-062	五轮	[wǔ lún]	пять колес
04-063	肉轮	[ròu lún]	мышечное колесо (веки)
04-064	血轮	[xuè lún]	кровяное колесо (углы глазной щели)
04-065	气轮	[qì lún]	колесо Ци (белая часть глазного яблока)
04-066	风轮	[fēng lún]	ветровое колесо (чёрная часть глазного яблока)
04-067	水轮	[shuǐ lún]	водное колесо (зрачки)
04-068	五轮八廓	[wǔ lún bā kuò]	пять колес и восемь областей (восемь областей наружного глаза)
04-069	眦	[zì]	углы глазной щели
04-070	四眦	[sì zì]	четыре угла глазной щели
04-071	目内眦	[mù nèi zì]	внутренний угол глазной щели
04-072	大眦	[dà zì]	внутренний угол глазной щели
04-073	目外眦	[mù wài zì]	наружный угол глазной щели
04-074	小眦	[xiǎo zì]	наружный угол глазной щели
04-075	锐眦	[ruì zì]	наружный угол глазной щели
04-076	目锐眦	[mù ruì zì]	наружный угол глазной щели
04-077	目窠	[mù kē]	глазница, глазная впадина
04-078	眼睑	[yǎn jiǎn]	веки
04-079	目胞	[mù bāo]	веки

编码 номер	中文 китайский язык	拼音 пиньинь	俄文 русский язык
04-080	胞睑	[bāo jiǎn]	веки
04-081	目裹	[mù guǒ]	веки
04-082	目缝	[mù fèng]	глазная щель
04-083	眼弦	[yǎn xián]	пальпебральный край, край глазного века
04-084	睑弦	[jiǎn xián]	пальпебральный край, край глазного века
04-085	睫毛	[jié máo]	ресницы
04-086	泪泉	[lèi quán]	слезный родник
04-087	泪窍	[lèi qiào]	слезное отверстие
04-088	泪堂	[lèi táng]	слезная точка
04-089	泪点	[lèi diǎn]	слезная точка
04-090	泪	[lèi]	слезы
04-091	白睛	[bái jīng]	склера
04-092	白眼	[bái yǎn]	склера
04-093	白仁	[bái rén]	склера
04-094	白珠外膜	[bái zhū wài mó]	конъюнктива глазного яблока
04-095	白睛外膜	[bái jīng wài mó]	конъюнктива глазного яблока
04-096	黑睛	[hēi jīng]	черная часть глаза, охватывающая роговицу и ирис
04-097	黑眼	[hēi yǎn]	черная часть глаза, охватывающая роговицу и ирис
04-098	乌珠	[wū zhū]	черная часть глаза, охватывающая роговицу и ирис
04-099	青睛	[qīng jīng]	черная часть глаза, охватывающая роговицу и ирис
04-100	瞳神	[tóng shén]	зрачок
04-101	瞳子	[tóng zǐ]	зрачок
04-102	瞳人	[tóng rén]	зрачок

编码 номер	中文 китайский язык	拼音 пиньинь	俄文 русский язык
04-103	瞳仁	[tóng rén]	зрачок
04-104	黄仁	[huáng rén]	радужка
04-105	眼帘	[yǎn lián]	радужка
04-106	虹彩	[hóng cǎi]	радужка
04-107	神水	[shén shuǐ]	слюна
04-108	黄精	[huáng jīng]	хрусталик глаза
04-109	晶珠	[jīng zhū]	хрусталик
04-110	精珠	[jīng zhū]	хрусталик
04-111	神膏	[shén gāo]	стекловидное тело глаза
04-112	护精水	[hù jīng shuǐ]	слеза
04-113	视衣	[shì yī]	сетчатка
04-114	目珠	[mù zhū]	глазное яблоко
04-115	睛珠	[jīng zhū]	глазное яблоко
04-116	眼带	[yǎn dài]	мышца глазного яблока
04-117	睛带	[jīng dài]	мышца глазного яблока
04-118	目眶	[mù kuàng]	глазница
04-119	目眶骨	[mù kuàng gǔ]	кость глазницы
04-120	目上网	[mù shàng wǎng]	верхнее веко
04-121	目纲	[mù gāng]	края век
04-122	目上纲	[mù shàng gāng]	край верхнего века
04-123	目下网	[mù xià wǎng]	нижнее веко
04-124	目下纲	[mù xià gāng]	край нижнего века
04-125	眼屎	[yǎn shǐ]	слизистые глазные выделения
04-126	眼粪	[yǎn fèn]	слизистые глазные выделения
04-127	眵	[chī]	слизистые глазные выделения
04-128	舌	[shé]	язык
04-129	口	[kǒu]	рот
04-130	喉嗌	[hóu yì]	гортань и глотка

编码 номер	中文 китайский язык	拼音 пиньинь	俄文 русский язык
04-131	咽嗌	[yān yì]	глотка
04-132	唇	[chún]	губы
04-133	唇口	[chún kǒu]	губа и рот
04-134	正门	[zhèng mén]	губы
04-135	齿	[chǐ]	зубы
04-136	龈	[yín]	десны
04-137	真牙	[zhēn yá]	зуб мудрости
04-138	曲牙	[qū yá]	1. угол нижней челюсти; 2. другое название точки цзя-че
04-139	智齿	[zhì chǐ]	зуб мудрости
04-140	龆龀	[tiáo chèn]	смена зубов (у детей в 7-8лет)
04-141	喉核	[hóu hé]	фарингеальный миндалик, кадык, адамово яблоко
04-142	喉关	[hóu guān]	застава гортани
04-143	颃颡	[háng sǎng]	носоглотка
04-144	喉底	[hóu dǐ]	задняя стенка гортани
04-145	蒂丁	[dì dīng]	язычок
04-146	喉主天气,咽主地气	[hóu zhǔ tiān qì, yān zhǔ dì qì]	гортань управляет Ци неба, глотка управляет Ци земли
04-147	面王	[miàn wáng]	кончик носа
04-148	明堂	[míng táng]	нос
04-149	鼻准	[bí zhǔn]	кончик носа
04-150	准头	[zhǔn tóu]	кончик носа
04-151	山根	[shān gēn]	кончик носа
04-152	王宫	[wáng gōng]	корень носа
04-153	下极	[xià jí]	корень носа
04-154	頞	[è]	корень носа
04-155	畜门	[chù mén]	ноздри
04-156	耳	[ěr]	ухо

编码 номер	中文 китайский язык	拼音 пиньинь	俄文 русский язык
04-157	耳廓	[ěr kuò]	ушная раковина
04-158	前阴	[qián yīn]	наружные половые органы
04-159	阳事	[yáng shì]	мужская сексуальность, мужской половой орган
04-160	精窍	[jīng qiào]	отверстие для выделения семенной жидкости
04-161	睾	[gǎo]	яичко
04-162	阴户	[yīn hù]	отверстие влагалища
04-163	阴门	[yīn mén]	отверстие влагалища
04-164	玉门	[yù mén]	отверстие влагалища
04-165	龙门	[lóng mén]	отверстие влагалища
04-166	后阴	[hòu yīn]	задний проход, анус

05   气血津液精神

Ци, кровь, жидкости Цзин и Е, эссенция Цзин, дух Шэнь

编码 номер	中文 китайский язык	拼音 пиньинь	俄文 русский язык
05-001	三宝	[sān bǎo]	три сокровища (эссенция Цзин, Ци, жизненный дух Шэнь)
05-002	精气学说	[jīng qì xué shuō]	учение о Цзин Ци
05-003	气	[qì]	жизненная энергия Ци
05-004	气化	[qì huà]	трансформация Ци
05-005	气机	[qì jī]	пружина Ци
05-006	升降出入	[shēng jiàng chū rù]	подъем, опускание, выходить наружу, входить во внутрь—о направлении движения Ци
05-007	升降出入无器不有	[shēng jiàng chū rù wú qì bù yǒu]	движение вверх, вниз, кнаружи, вонутрь не существует вне органа
05-008	正气	[zhèng qì]	истинная Ци—общая функциональная активность организма, включая такие свойства как сопротивляемость и способность к восстановлению после болезни
05-009	气分	[qì fèn]	барьер Ци—функциональная активность и патологические изменения, связанные с Ци
05-010	原气	[yuán qì]	изначальная Ци
05-011	元气	[yuán qì]	изначальная Ци
05-012	宗气	[zōng qì]	грудная Ци, образуется при соединении пищи и воды и вдыхаемого воздуха

编码 номер	中文 китайский язык	拼音 пиньинь	俄文 русский язык
05-013	中气	[zhōng qì]	Ци среднего цзяо, Ци селезенки и желудка
05-014	卫气	[wèi qì]	защитная энергия
05-015	卫分	[wèi fèn]	защитный барьер, барьер защитной энергии
05-016	营气	[yíng qì]	питательная Ци
05-017	营卫	[yíng wèi]	питательная Ци и защитная Ци
05-018	清者为营，浊者为卫	[qīng zhě wéi yíng, zhuó zhě wéi wèi]	питательная Ци образуется из чистого, защитная Ци образуется из мутного
05-019	营在脉中，卫在脉外	[yíng zài mài zhōng, wèi zài mài wài]	питательная Ци существует внутри сосуда, защитная Ци существует снаружи сосуда (на поверхности)
05-020	合阴	[hé yīn]	соединение Инь
05-021	卫出于下焦	[wèi chū yú xià jiāo]	защитная Ци выходит из нижнего цзяо
05-022	营出于中焦	[yíng chū yú zhōng jiāo]	питательная Ци выходит из среднего цзяо
05-023	经络之气	[jīng luò zhī qì]	Ци каналов и коллатералей
05-024	脏腑之气	[zàng fǔ zhī qì]	Ци плотных и полых органов
05-025	气主煦之	[qì zhǔ xù zhī]	Ци управляет теплом (прогреванием)
05-026	表实	[biǎo shí]	наружный избыток, один из видов наружного синдрома
05-027	血	[xuè]	кровь
05-028	营血	[yíng xuè]	питательная Ци и кровь
05-029	血分	[xuè fèn]	барьер крови
05-030	营分	[yíng fèn]	барьер питательной энергии
05-031	血主濡之	[xuè zhǔ rú zhī]	кровь управляет увлажнением
05-032	津液	[jīn yè]	жидкости тела
05-033	带下	[dài xià]	бели

编码 номер	中文 китайский язык	拼音 пиньинь	俄文 русский язык
05-034	津	[jīn]	жидкости Цзинь—прозрачная, циркулирует совместно с защитной Ци
05-035	津气	[jīn qì]	жидкость Цзинь Ци—отражает взаимосвязь Ци и жидкости Цзинь
05-036	五液	[wǔ yè]	пять жидкостей—пот, слезы, выделения из носа, слюна, мокрота
05-037	液	[yè]	жидкость Е, составная часть жидкостей—мутная, густая
05-038	精	[jīng]	эссенция Цзин
05-039	精气	[jīng qì]	эссенция Цзин Ци
05-040	精者身之本	[jīng zhě shēn zhī běn]	Цзин является корнем тела
05-041	先天之精	[xiān tiān zhī jīng]	врождённая эссенция Цзин
05-042	后天之精	[hòu tiān zhī jīng]	приобретенная эссенция Цзин
05-043	神	[shén]	жизненный дух Шэнь
05-044	五神	[wǔ shén]	«пять душ»
05-045	神机气立	[shén jī qì lì]	движение жизненного духа Шэнь поддерживается Ци
05-046	随神往来者谓之魂	[suí shén wǎng lái zhě wèi zhī hún]	следуя за жизненным духом Шэнь идем к небесной душе Хунь
05-047	并精而出入者谓之魄	[bìng jīng ér chū rù zhě wèi zhī pò]	движение эссенции Цзин кнаружи и вовнутрь связано с душой По
05-048	心有所忆谓之意	[xīn yǒu suǒ yì wèi zhī yì]	сердце имеет место для памяти, которая совпадает с мыслью И
05-049	意之所存谓之志	[yì zhī suǒ cún wèi zhī zhì]	мысль И совпадает с волей Чжи
05-050	因志而存变谓之思	[yīn zhì ér cún biàn wèi zhī sī]	воля Чжи трансформируется в мышление
05-051	因思而远慕谓之虑	[yīn sī ér yuǎn mù wèi zhī lǜ]	длительные размышления со временем становятся тревогой

编码 номер	中文 китайский язык	拼音 пиньинь	俄文 русский язык
05-052	因虑而处物谓之智	[yīn lǜ ér chǔ wù wèi zhī zhì]	благодаря размышлению возникает мудрость
05-053	气为血帅	[qì wéi xuè shuài]	Ци управляет кровью
05-054	血为气母	[xuè wéi qì mǔ]	кровь—мать Ци
05-055	毛脉合精	[máo mài hé jīng]	волосы и сосуды связаны с эссенцией Цзин
05-056	气行则水行	[qì xíng zé shuǐ xíng]	поток Ци стимулирует движение жидкости
05-057	津血同源	[jīn xuè tóng yuán]	жидкость Цзинь и кровь происходят из одного источника
05-058	精血同源	[jīng xuè tóng yuán]	эссенция Цзин и кровь происходят из одного источника

06 经 络

Меридианы и коллатеральные сосуды
(цзин-ло)

编码 номер	中文 китайский язык	拼音 пиньинь	俄文 русский язык
06-001	经络	[jīng luò]	меридианы и коллатеральные сосуды (цзин-ло)
06-002	经络学说	[jīng luò xué shuō]	учение о меридианах и коллатеральных сосудах
06-003	经络现象	[jīng luò xiàn xiàng]	феномен меридианов и коллатеральных сосудов
06-004	经脉	[jīng mài]	меридианы, цзин-май
06-005	六合	[liù hé]	шесть парных слияний меридианов
06-006	经气	[jīng qì]	Ци меридианов
06-007	经络证治	[jīng luò zhèng zhì]	синдром и лечение меридианов и коллатеральных сосудов
06-008	十四经	[shí sì jīng]	четырнадцать меридианов
06-009	循经感传	[xún jīng gǎn chuán]	передача ощущений по меридианам и коллатералям
06-010	循经性感觉异常	[xún jīng xìng gǎn jué yì cháng]	патология передачи ощущений по меридианам
06-011	穴	[xué]	точка иглоукалывания и прижигания
06-012	穴位	[xué wèi]	акупунктурная точка
06-013	腧穴	[shù xué]	акупунктурная точка
06-014	五输穴	[wǔ shū xué]	пять шу акупунктурных точек
06-015	井穴	[jǐng xué]	акупунктурная точка Цзин (колодец), находятся на кончиках пальцев рук и ног, являются точками выхода канальной Ци

编码 номер	中文 китайский язык	拼音 пиньинь	俄文 русский язык
06-016	荥穴	[yíng xué]	акупунктурная точка Син (мелководный ручей), находятся между суставами пальцев рук и ног, начинается течение канальной Ци
06-017	输穴	[shū xué]	акупунктурная точка Шу, находятся между суставами стоп и ладоней, движение канальной Ци более интенсивное
06-018	经穴	[jīng xué]	акупунктурная точка Цзин, находятся на запястьях, щиколотках, голени и предплечьях, движение канальной Ци интенсивное
06-019	合穴	[hé xué]	акупунктурная точка Хэ, находятся около локтевых и коленных суставов, поток Ци бурлящий, сливается с Ци цзан фу органов
06-020	十六郄穴	[shí liù xì xué]	шестнадцать Си-сюэ (трещин-точек); шестнадцать точек в трещинах меридианов, где собираются Ци и кровь
06-021	郄穴	[xì xué]	шестнадцать трещин-точек; шестнадцать точек в трещинах меридианов, где собираются Ци и кровь
06-022	六腑下合穴	[liù fǔ xià hé xué]	нижние акупунктурные точки Хэ шести фу органов
06-023	十五络穴	[shí wǔ luò xué]	пятнадцать коллатеральных точек
06-024	十三鬼穴	[shí sān guǐ xué]	тринадцать точек «дьявола» для лечения психических заболеваний
06-025	十四经穴	[shí sì jīng xué]	точки четырнадцати меридианов

编码 номер	中文 китайский язык	拼音 пиньинь	俄文 русский язык
06-026	背俞穴	[bèi shù xué]	акупунктурные точки Шу, находящиеся на спине и тесно связанные с цзан фу органами
06-027	俞穴	[shù xué]	акупунктурные точки Шу, находящиеся на спине и тесно связанные с цзан фу органами
06-028	十二原	[shí èr yuán]	двенадцать точек источников
06-029	八脉交会穴	[bā mài jiāo huì xué]	восемь точек пересечения меридианов
06-030	下合穴	[xià hé xué]	нижние перекрестные точки
06-031	络穴	[luò xué]	коллатеральные точки
06-032	原穴	[yuán xué]	точка-источник
06-033	特定穴	[tè dìng xué]	специфическая точка
06-034	募穴	[mù xué]	Му-точки, двенадцать иглоточек, находящихся на груди и животе и тесно связанные с цзан фу органами
06-035	腹募穴	[fù mù xué]	Му-точки, двенадцать иглоточек, находящихся на груди и животе и тесно связанные с цзан фу органами
06-036	八会穴	[bā huì xué]	восемь перекрёстных точек, тесно связаны с цзан фу органами, Ци, кровью, костями, костным мозгом, сухожилиями и кровеносными сосудами
06-037	交会穴	[jiāo huì xué]	перекрестная точка
06-038	阿是穴	[ā shì xué]	внеканальные точки А-Ши
06-039	以痛为输	[yǐ tòng wéi shū]	точка представляет собой болевую точку
06-040	经外奇穴	[jīng wài qí xué]	экстрамеридиальные точки
06-041	奇穴	[qí xué]	экстрамеридиальные точки

编码 номер	中文 китайский язык	拼音 пиньинь	俄文 русский язык
06-042	不定穴	[bù dìng xué]	внеканальная точка
06-043	天应穴	[tiān yìng xué]	внеканальная точка
06-044	耳穴	[ěr xué]	аурикулярная точка
06-045	根结	[gēn jié]	корень-узел, исток и возвращение канальной Ци
06-046	气街	[qì jiē]	1. паховая область, где пульсируется бедренная артерия; 2. дорожка Ци-путь, по которому проходит Ци в меридианах
06-047	四海	[sì hǎi]	четыре моря: море мозга, море Ци, море крови, море пищи
06-048	十二经脉	[shí èr jīng mài]	двенадцать каналов
06-049	正经	[zhèng jīng]	двенадцать основных меридианов
06-050	手三阳经	[shǒu sān yáng jīng]	три ручных янских меридиана
06-051	手三阴经	[shǒu sān yīn jīng]	три ручных иньских меридиана
06-052	足三阳经	[zú sān yáng jīng]	три ножных янских меридиана
06-053	足三阴经	[zú sān yīn jīng]	три ножных иньских меридиана
06-054	手太阴经	[shǒu tài yīn jīng]	ручной Тай-Инь меридиан легких
06-055	手阳明经	[shǒu yáng míng jīng]	ручной Ян-Мин меридиан толстого кишечника
06-056	足阳明经	[zú yáng míng jīng]	ножной Ян-Мин меридиан желудка
06-057	足太阴经	[zú tài yīn jīng]	ножной Тай-Инь меридиан селезенки
06-058	手少阴经	[shǒu shào yīn jīng]	ручной Шао-Инь меридиан сердца
06-059	手太阳经	[shǒu tài yáng jīng]	ручной Тай-Ян меридиан тонкого кишечника
06-060	足太阳经	[zú tài yáng jīng]	ножной Тай-Ян меридиан мочевого пузыря
06-061	足少阴经	[zú shào yīn jīng]	ножной Шао-Инь меридиан почек
06-062	手厥阴经	[shǒu jué yīn jīng]	ручной Цзюэ-Инь меридиан перикарда

编码 номер	中文 китайский язык	拼音 пиньинь	俄文 русский язык
06-063	手少阳经	[shǒu shào yáng jīng]	ручной Шао-Ян меридиан тройного обогревателя
06-064	足少阳经	[zú shào yáng jīng]	ножной Щао-Ян меридиан желчного пузыря
06-065	足厥阴经	[zú jué yīn jīng]	ножной Цзюэ-Инь меридиан печени
06-066	奇经八脉	[qí jīng bā mài]	восемь чудесных меридианов
06-067	奇经	[qí jīng]	чудесные меридианы
06-068	督脉	[dū mài]	заднесрединный канал Думай
06-069	任脉	[rén mài]	переднесрединный канал Жэньмай
06-070	冲脉	[chōng mài]	канал «наводняющий сосуд» Чунмай
06-071	血室	[xuè shì]	хранилище крови
06-072	冲脉者经脉之海	[chōng mài zhě jīng mài zhī hǎi]	меридиан Чунмай—это море двенадцать меридианов
06-073	带脉	[dài mài]	опоясывающий меридиан Даймай
06-074	阴跷脉	[yīn qiāo mài]	чудесный меридиан Иньцяо
06-075	阳跷脉	[yáng qiāo mài]	чудесный меридиан Янцяо
06-076	阴维脉	[yīn wéi mài]	чудесный меридиан Иньвэй
06-077	阳维脉	[yáng wéi mài]	чудесный меридиан Янвэй
06-078	十二经别	[shí èr jīng bié]	ответвления двенадцати каналов
06-079	经别	[jīng bié]	ответвление канала
06-080	十二经筋	[shí èr jīng jīn]	двенадцать канальных сухожилий
06-081	经筋	[jīng jīn]	канальные сухожилия
06-082	十二皮部	[shí èr pí bù]	двенадцать кожных областей
06-083	皮部	[pí bù]	кожные области
06-084	十五络脉	[shí wǔ luò mài]	пятнадцать каналов коллатералей
06-085	孙络	[sūn luò]	мельчайшие поверхностные коллатерали
06-086	络脉	[luò mài]	коллатералный сосуд
06-087	浮络	[fú luò]	мелкие поверхностные коллатерали

07 病 因

Причина болезни, этиология

编码 номер	中文 китайский язык	拼音 пиньинь	俄文 русский язык
07-001	体质	[tǐ zhì]	конституция
07-002	阳人	[yáng rén]	человек типа Ян
07-003	阴人	[yīn rén]	человек типа Инь
07-004	胎禀	[tāi bǐng]	врожденные качества плода
07-005	稚阴稚阳	[zhì yīn zhì yáng]	молодой Инь и молодой Ян (состояние маленьких детей)
07-006	湿家	[shī jiā]	больной, пораженный болезнью сырости
07-007	盛人	[shèng rén]	человек с избыточным весом
07-008	失精家	[shī jīng jiā]	больной сперматореей
07-009	黄家	[huáng jiā]	больной, страдающий частыми рецидивами желтухи
07-010	酒客	[jiǔ kè]	пьяница, алкоголик
07-011	酒癖	[jiǔ pǐ]	алкоголизм
07-012	五态	[wǔ tài]	пять типов конституций
07-013	辨证求因	[biàn zhèng qiú yīn]	диагностическая дифференциация для определения причины болезни: опрос, сбор жалоб на основе дифференциации симптомов и признаков
07-014	病因	[bìng yīn]	причина болезни, этиология
07-015	邪气	[xié qì]	патогенный фактор, патогенный Ци
07-016	病因学说	[bìng yīn xué shuō]	учение об этиологии болезни
07-017	三因学说	[sān yīn xué shuō]	учение о трех видах этиологических факторах

编码 номер	中文 китайский язык	拼音 пиньинь	俄文 русский язык
07-018	不内外因	[bù nèi wài yīn]	не внутренние и не внешние этиологические факторы
07-019	正邪	[zhèng xié]	1. истиная Ци и патогенная Ци; 2. положительный и отрицательный
07-020	大邪	[dà xié]	большой (сильный) патогенный фактор
07-021	小邪	[xiǎo xié]	слабый (малый) патогенный фактор
07-022	阳邪	[yáng xié]	патогенный фактор Ян
07-023	阴邪	[yīn xié]	патогенный фактор Инь
07-024	实邪	[shí xié]	патогенный фактор типа избытка
07-025	微邪	[wēi xié]	слабый патогенный фактор
07-026	五邪	[wǔ xié]	пять патогенных факторов
07-027	虚邪	[xū xié]	патогенный фактор типа недостатка
07-028	虚邪贼风	[xū xié zéi fēng]	патогенный ветер, поражающий при снижении сопротивляемости организма
07-029	贼邪	[zéi xié]	вредоносный фактор, поражающий при снижении сопротивляемости организма
07-030	表邪	[biǎo xié]	внешний патогенный фактор
07-031	恶气	[è qì]	патогенная, вредоносная Ци
07-032	三因	[sān yīn]	три вида этиологических факторов
07-033	外感	[wài gǎn]	патогенный экзогенный фактор
07-034	六淫	[liù yín]	шесть патогенных факторов
07-035	合邪	[hé xié]	сочетание патогенных факторов
07-036	客邪	[kè xié]	экзогенный патогенный фактор
07-037	风	[fēng]	ветер
07-038	外风	[wài fēng]	экзогенный ветер
07-039	风气	[fēng qì]	Ци ветра
07-040	客气邪风	[kè qì xié fēng]	экзогенные патогенные факторы

编码 номер	中文 китайский язык	拼音 пиньинь	俄文 русский язык
07-041	寒	[hán]	холод
07-042	外寒	[wài hán]	экзогенный холод
07-043	寒毒	[hán dú]	холод-токсин
07-044	风寒	[fēng hán]	ветер-холод
07-045	暑必兼湿	[shǔ bì jiān shī]	летний зной неизбежно сопровождается сыростью
07-046	暑易入心	[shǔ yì rù xīn]	летний зной имеет тенденцию проникать в сердце
07-047	暑中阴邪	[shǔ zhòng yīn xié]	иньский патоген в летнем зное
07-048	暑中阳邪	[shǔ zhòng yáng xié]	янский патоген в летнем зное
07-049	外湿	[wài shī]	экзогенная сырость
07-050	湿毒	[shī dú]	сырость-токсин
07-051	水毒	[shuǐ dú]	вода-токсин
07-052	湿浊	[shī zhuó]	мутная сырость
07-053	浊邪	[zhuó xié]	мутный патогенный фактор
07-054	湿热	[shī rè]	сырость-жар
07-055	寒湿	[hán shī]	холод-сырость
07-056	风湿	[fēng shī]	ветер-сырость
07-057	外燥	[wài zào]	экзогенная сухость
07-058	燥毒	[zào dú]	сухость-токсин
07-059	风燥	[fēng zào]	ветер-сухость
07-060	火邪	[huǒ xié]	патогенный огонь
07-061	热毒	[rè dú]	жар-токсин
07-062	疫疠	[yì lì]	эпидемия
07-063	疠	[lì]	1. инфекционные факторы; 2. проказа
07-064	疠气	[lì qì]	инфекционные факторы
07-065	疫毒	[yì dú]	инфекция-токсин
07-066	疟邪	[nüè xié]	патогенный фактор малярии

编码 номер	中文 китайский язык	拼音 пиньинь	俄文 русский язык
07-067	伏气	[fú qì]	скрытый патоген
07-068	时毒	[shí dú]	сезонный патоген-яд
07-069	时邪	[shí xié]	сезонный эпидемический патогенный фактор
07-070	时行戾气	[shí xíng lì qì]	сезонный эпидемический патоген
07-071	时行之气	[shí xíng zhī qì]	эпидемические патогены, сезонная эпидемическая болезнь
07-072	伏邪	[fú xié]	скрытый патоген
07-073	秽浊	[huì zhuó]	мутное
07-074	麻毒	[má dú]	корь, яд-токсин кори
07-075	瘴毒	[zhàng dú]	инфекционный токсин, миазматический токсин
07-076	内伤	[nèi shāng]	внутреннее повреждение, повреждение внутренних органов
07-077	五劳	[wǔ láo]	пять видов утомления
07-078	七伤	[qī shāng]	семь повреждающих факторов (семь типов повреждений)
07-079	七情	[qī qíng]	семь эмоций
07-080	五志过极	[wǔ zhì guò jí]	избыточное проявление пяти видов эмоций
07-081	五志化火	[wǔ zhì huà huǒ]	пять эмоций превращаются в огонь, синдромы вследствие чрезмерного эмоционального угнетения или возбуждения
07-082	恐伤肾	[kǒng shāng shèn]	страх повреждает почки
07-083	忧伤肺	[yōu shāng fèi]	тоска повреждает легкие
07-084	思伤脾	[sī shāng pí]	размышления повреждают селезенку
07-085	喜伤心	[xǐ shāng xīn]	радость повреждает сердце
07-086	怒伤肝	[nù shāng gān]	гнев повреждает печень

编码 номер	中文 китайский язык	拼音 пиньинь	俄文 русский язык
07-087	忿怒伤肝	[fèn nù shāng gān]	чрезмерный гнев повреждает печень
07-088	暴怒伤阴，暴喜伤阳	[bào nù shāng yīn, bào xǐ shāng yáng]	чрезмерный страх повреждает Инь, чрезмерная радость повреждает Ян
07-089	喜怒伤气，寒暑伤形	[xǐ nù shāng qì, hán shǔ shāng xíng]	радость и страх повреждают Ци, патогенный холод и летний зной повреждают тело
07-090	喜怒不节则伤脏	[xǐ nù bù jié zé shāng zàng]	неконтролируемые радость и гнев повреждают цзан органы
07-091	思胜恐	[sī shèng kǒng]	размышления подавляют страх
07-092	喜胜忧	[xǐ shèng yōu]	радость подавляет тоску
07-093	怒胜思	[nù shèng sī]	гнев подавляет размышления
07-094	恐胜喜	[kǒng shèng xǐ]	страх подавляет радость
07-095	榖饪	[gǔ rèn]	диета
07-096	五味偏嗜	[wǔ wèi piān shì]	предпочтение одного из пяти вкусов
07-097	阴之五宫伤在五味	[yīn zhī wǔ gōng shāng zài wǔ wèi]	пять плотных органов, в которых хранится эссенция Инь, повреждаются пятью вкусами
07-098	饮食自倍肠胃乃伤	[yǐn shí zì bèi cháng wèi nǎi shāng]	нерациональная диета со временем повреждает кишечник и желудок
07-099	阴胜则阳病	[yīn shèng zé yáng bìng]	избыток Инь приводит к болезням Ян
07-100	阳胜则阴病	[yáng shèng zé yīn bìng]	избыток Ян приводит к болезням Инь
07-101	劳倦	[láo juàn]	переутомление
07-102	直接暴力	[zhí jiē bào lì]	прямое воздействие силы
07-103	间接暴力	[jiàn jiē bào lì]	непрямое воздействие силы
07-104	痰	[tán]	флегма, мокрота

编码 номер	中文 китайский язык	拼音 пиньинь	俄文 русский язык
07-105	风痰	[fēng tán]	ветер-флегма
07-106	饮	[yǐn]	питье, отвар, задержка жидкости
07-107	痰湿	[tán shī]	флегма-сырость
07-108	瘀血	[yū xuè]	застой крови
07-109	胎毒	[tāi dú]	токсины плода

08 病 机

Патогенез

编码 номер	中文 китайский язык	拼音 пиньинь	俄文 русский язык
08-001	病机	[bìng jī]	патогенез
08-002	病势	[bìng shì]	тяжесть болезни
08-003	病位	[bìng wèi]	местоположение болезни
08-004	病性	[bìng xìng]	природа болезни
08-005	病机学说	[bìng jī xué shuō]	учение о патогенезе
08-006	正邪相争	[zhèng xié xiāng zhēng]	борьба между истинной Ци и патогенной Ци
08-007	正邪分争	[zhèng xié fēn zhēng]	борьба между истинной Ци и патогенной Ци, проявляется в перемежающейся лихорадке
08-008	两虚相得，乃客其形	[liǎng xū xiāng dé, nǎi kè qí xíng]	возникновение болезни вследствие вторжения патогенного ветра на фоне недостаточности эндогенной Ци
08-009	邪气盛则实，精气夺则虚	[xié qì shèng zé shí, jīng qì duó zé xū]	избыток патогенной Ци вызывает избыточный синдром, при недостатке Цзин Ци возникает синдром недостаточности
08-010	邪之所凑，其气必虚	[xié zhī suǒ còu, qí qì bì xū]	патогенная Ци собирается там, где есть недостаточность Ци
08-011	邪正消长	[xié zhèng xiāo zhǎng]	падение и рост патогенной Ци и истинной Ци за счет расходования друг друга
08-012	主客交浑	[zhǔ kè jiāo hún]	связь между хозяином и гостем
08-013	主客交	[zhǔ kè jiāo]	связь между хозяином и гостем

编码 номер	中文 китайский язык	拼音 пиньинь	俄文 русский язык
08-014	主客浑受	[zhǔ kè hún shòu]	связь между хозяином и гостем
08-015	天受	[tiān shòu]	вторжение патогенного фактора из окружающей среды через рот или нос
08-016	传染	[chuán rǎn]	заражение, инфекция
08-017	病发于阳	[bìng fā yú yáng]	болезнь, возникшая в меридианах Ян
08-018	病发于阴	[bìng fā yú yīn]	болезнь, возникшая в меридианах Инь
08-019	上受	[shàng shòu]	поражение верхнего обогревателя (верхнего цзяо)
08-020	温邪上受,首先犯肺	[wēn xié shàng shòu, shǒu xiān fàn fèi]	теплый патогенный фактор атакует верхний обогреватель, в первую очередь поражает легкие
08-021	伏热在里	[fú rè zài lǐ]	скрытый жар находится внутри
08-022	冬伤于寒,春必温病	[dōng shāng yú hán, chūn bì wēn bìng]	зимой холод повреждает организм, весной это проявится лихорадочными болезнями
08-023	伏邪自发	[fú xié zì fā]	скрытый патогенный фактор, латентный фактор
08-024	猝发	[cù fā]	вспышка
08-025	晚发	[wǎn fā]	эпидемическая болезнь с латентным течением (замедленным началом)
08-026	徐发	[xú fā]	медленное развитие болезни
08-027	邪害空窍	[xié hài kōng qiào]	патогенный фактор поражает полые отверстия органов чувств (рот, нос, уши и глаза)
08-028	劳复	[láo fù]	рецидив от переутомления
08-029	女劳复	[nǚ láo fù]	рецидив болезни от полового невоздержания после тяжелого заболевания

编码 номер	中文 китайский язык	拼音 пиньинь	俄文 русский язык
08-030	虚	[xū]	пустота, недостаточность
08-031	实	[shí]	полнота, избыточность
08-032	虚实	[xū shí]	пустота и полнота
08-033	胃家实	[wèi jiā shí]	синдром полноты желудка и кишечника
08-034	五虚	[wǔ xū]	пять видов расстройства функций организма, проявляется при синдроме пустоты пяти цзан органов
08-035	虚实夹杂	[xū shí jiā zá]	сочетание пустоты и полноты
08-036	实中夹虚	[shí zhōng jiā xū]	недостаток внутри избытка
08-037	虚实真假	[xū shí zhēn jiǎ]	истинный и ложный, проявляющийся в комбинации избытка и недостатка
08-038	真虚假实	[zhēn xū jiǎ shí]	истинная пустота и ложная полнота (истинная пустота, проявляющаяся полнота)
08-039	真实假虚	[zhēn shí jiǎ xū]	истинная полнота и ложная пустота (истинная полнота, проявляющаяся пустота)
08-040	至虚有盛候	[zhì xū yǒu shèng hòu]	наличие симптомов избыточности при крайней недостаточности
08-041	大实有羸状	[dà shí yǒu léi zhuàng]	наличие симптомов недостаточности при крайней избыточности
08-042	表虚	[biǎo xū]	наружный недостаток—один из типов наружного синдрома
08-043	表气不固	[biǎo qì bù gù]	наружная Ци не удерживается (нестабильность поверхностной Ци)
08-044	表实	[biǎo shí]	наружный избыток
08-045	里虚	[lǐ xū]	внутренняя пустота
08-046	里实	[lǐ shí]	внутренняя полнота

编码 номер	中文 китайский язык	拼音 пиньинь	俄文 русский язык
08-047	表虚里实	[biǎo xū lǐ shí]	наружный недостаток, внутренний избыток
08-048	表实里虚	[biǎo shí lǐ xū]	наружный избыток, внутренний недостаток
08-049	表里俱虚	[biǎo lǐ jù xū]	одновременный наружный и внутренний недостаток
08-050	表里俱实	[biǎo lǐ jù shí]	одновременный наружный и внутренний избыток
08-051	内外俱虚	[nèi wài jù xū]	одновременный наружный и внутренний недостаток
08-052	内外俱实	[nèi wài jù shí]	одновременный наружный и внутренний избыток
08-053	上盛下虚	[shàng shèng xià xū]	избыток вверху, недостаток внизу
08-054	上虚下实	[shàng xū xià shí]	недостаток вверху, избыток внизу
08-055	下厥上冒	[xià jué shàng mào]	аномальный подъем Ци желудка вверх, проявляющейся головокружением, нечеткостью зрения, тошнотой, рвотой
08-056	上厥下竭	[shàng jué xià jié]	обморок, вызванный истощением нижнего цзяо, истощением Инь и Ян почек
08-057	阴陷于下	[yīn xiàn yú xià]	провал Инь
08-058	阳乏于上	[yáng fá yú shàng]	недостаток Ян вверху
08-059	阴阳乖戾	[yīn yáng guāi lì]	дисбаланс Инь и Ян
08-060	阴阳失调	[yīn yáng shī tiáo]	нарушение равновесия Инь и Ян
08-061	阴阳胜复	[yīn yáng shèng fù]	чередование избыточности и недостаточности Инь и Ян
08-062	阴下竭,阳上厥	[yīn xià jié, yáng shàng jué]	истощение Инь внизу, проявляющийся пустотой Ян вверху
08-063	阴阳否隔	[yīn yáng pǐ gé]	обособление Инь и Ян

编码 номер	中文 китайский язык	拼音 пиньинь	俄文 русский язык
08-064	阴阳交	[yīn yáng jiāo]	переплетение Инь и Ян
08-065	阴阳偏盛	[yīn yáng piān shèng]	относительное преобладание Инь или Ян
08-066	阳盛	[yáng shèng]	преобладание Ян
08-067	阳盛则热	[yáng shèng zé rè]	при преобладании Ян возникает жар
08-068	阳常有余，阴常不足	[yáng cháng yǒu yú, yīn cháng bù zú]	Ян часто в избытке, Инь часто в недостатке
08-069	阴盛	[yīn shèng]	преобладание Инь
08-070	实寒	[shí hán]	синдром полного холода, избыточный холод
08-071	阴盛生内寒	[yīn shèng shēng nèi hán]	при преобладании Инь рождается внутренний холод
08-072	阴阳偏衰	[yīn yáng piān shuāi]	ослабление Инь или Ян
08-073	阳虚	[yáng xū]	недостаточность Ян, синдром пустого Ян
08-074	阳虚则寒	[yáng xū zé hán]	недостаточность Ян приводит к синдрому холода
08-075	阴虚	[yīn xū]	недостаточность Инь, синдром пустого Инь
08-076	阴虚则热	[yīn xū zé rè]	недостаточность Инь приводит к синдрому жара
08-077	阴虚阳亢	[yīn xū yáng kàng]	недостаточность Инь и гиперактивность Ян
08-078	阴虚内热	[yīn xū nèi rè]	наличие внутреннего жара вследствие недостаточности Инь
08-079	阴虚火旺	[yīn xū huǒ wàng]	гиперфункция огня от недостаточности Инь
08-080	虚火上炎	[xū huǒ shàng yán]	подъем вверх пустого огня
08-081	阴虚生内热	[yīn xū shēng nèi rè]	пустота Инь рождает внутренний жар

编码 номер	中文 китайский язык	拼音 пиньинь	俄文 русский язык
08-082	孤阳上出	[gū yáng shàng chū]	всплытие Ян вверх вследствие недостаточности
08-083	阴亏于前	[yīn kuī yú qián]	предшествующая недостаточность Инь (изначальная недостаточность Инь)
08-084	阴阳两虚	[yīn yáng liǎng xū]	одновременная недостаточность Инь и Ян
08-085	阴阳俱虚	[yīn yáng jù xū]	одновременная недостаточность Инь и Ян
08-086	阴损及阳	[yīn sǔn jí yáng]	повреждение Инь затрагивает Ян, недостаток Инь со временем образует недостаток Ян
08-087	阳损及阴	[yáng sǔn jí yīn]	повреждение Ян затрагивает Инь, недостаток Ян со временем образует недостаток Инь
08-088	阴盛阳衰	[yīn shèng yáng shuāi]	избыток Инь приводит к недостаточности Ян
08-089	阳虚阴盛	[yáng xū yīn shèng]	избыток Инь вследствие недостаточности Ян
08-090	阳盛阴衰	[yáng shèng yīn shuāi]	избыток Ян приводит к недостаточности Инь
08-091	阳盛伤阴	[yáng shèng shāng yīn]	избыток Ян истощает Инь
08-092	寒热格拒	[hán rè gé jù]	отражение (преграждение) холода и жара
08-093	格阳	[gé yáng]	отторжение Ян; выведение Ян на поверхность вследствие ее слабости и избыточности холода Инь, проявляется в симптомах истинного холода внутри и ложного жара снаружи

编码 номер	中文 китайский язык	拼音 пиньинь	俄文 русский язык
08-094	阴盛格阳	[yīn shèng gé yáng]	отторжение Ян; выведение Ян на поверхность вследствие ее слабости и избыточности холода Инь, проявляется в симптомах истинного холода внутри и ложного жара снаружи
08-095	真热假寒	[zhēn rè jiǎ hán]	истинный жар, ложный холод
08-096	热微厥微	[rè wēi jué wēi]	чем слабее патоген-жар, тем слабее конечности
08-097	热深厥深	[rè shēn jué shēn]	чем глубже патоген-жар, тем холоднее конечности
08-098	戴阳证	[dài yáng zhèng]	синдром шапочного Ян
08-099	阴极似阳	[yīn jí sì yáng]	крайняя степень Инь похожа на проявление Ян
08-100	格阴	[gé yīn]	отторжение Инь; патологическое проявление экстремального жара внутри в виде ложных холодных симптомов снаружи
08-101	阳盛格阴	[yáng shèng gé yīn]	отторжение Инь; патологическое проявление экстремального жара внутри в виде ложных холодных симптомов снаружи
08-102	真寒假热	[zhēn hán jiǎ rè]	истинный холод и ложный жар
08-103	阳证似阴	[yáng zhèng sì yīn]	янский синдром, имеющий вид иньского синдрома
08-104	内闭外脱	[nèi bì wài tuō]	потеря сознания и коллапс
08-105	阳亡阴竭	[yáng wáng yīn jié]	потеря Ян и истощение Инь
08-106	阴阳气并竭	[yīn yáng qì bìng jié]	истощение Инь Ци и Ян Ци
08-107	阴竭阳脱	[yīn jié yáng tuō]	одновременное истощение Инь и Ян
08-108	阴阳互不相抱	[yīn yáng hù bù xiāng bào]	разделение Инь и Ян

编码 номер	中文 китайский язык	拼音 пиньинь	俄文 русский язык
08-109	五脱	[wǔ tuō]	пять видов истощений
08-110	亡阳	[wáng yáng]	гибель Ян
08-111	伤阳	[shāng yáng]	повреждение Ян
08-112	脱阳	[tuō yáng]	сильное истощение Ян, потеря Ян, коллапс Ян
08-113	阳脱	[yáng tuō]	сильное истощение Ян, потеря Ян, коллапс Ян
08-114	亡阴	[wáng yīn]	гибель Инь
08-115	伤阴	[shāng yīn]	повреждение Инь
08-116	脱阴	[tuō yīn]	сильное истощение Инь, потеря Инь, коллапс Инь
08-117	寒热错杂	[hán rè cuò zá]	одновременное сочетание холода и жара
08-118	表热	[biǎo rè]	поверхностный жар
08-119	表寒	[biǎo hán]	поверхностный холод
08-120	里热	[lǐ rè]	внутренний жар
08-121	里寒	[lǐ hán]	внутренний холод
08-122	表热里寒	[biǎo rè lǐ hán]	поверхностный жар и внутренний холод
08-123	表寒里热	[biǎo hán lǐ rè]	поверхностный холод и внутренний жар
08-124	表里俱热	[biǎo lǐ jù rè]	одновременно поверхностный и внутренний жар
08-125	表里俱寒	[biǎo lǐ jù hán]	одновременно поверхностный и внутренний холод
08-126	外寒里饮	[wài hán lǐ yǐn]	поверхностный холод и задержка жидкости внутри
08-127	寒包火	[hán bāo huǒ]	холод обволакивает огонь
08-128	上寒下热	[shàng hán xià rè]	верхний холод и нижний жар
08-129	上热下寒	[shàng rè xià hán]	верхний жар и нижний холод

编码 номер	中文 китайский язык	拼音 пиньинь	俄文 русский язык
08-130	五夺	[wǔ duó]	пять видов истощения (изнурения)
08-131	气血失调	[qì xuè shī tiáo]	дисгармония Ци и крови
08-132	百病生于气	[bǎi bìng shēng yú qì]	все болезни связаны с нарушением Ци
08-133	气虚	[qì xū]	недостаточность Ци
08-134	气虚中满	[qì xū zhōng mǎn]	вздутие живота от недостаточности Ци
08-135	气虚则寒	[qì xū zé hán]	недостаточность Ци вызывает холод
08-136	气虚不摄	[qì xū bù shè]	недостаточность Ци не контролирует
08-137	气脱	[qì tuō]	сильное истощение Ци, потеря Ци
08-138	脱气	[tuō qì]	сильное истощение Ци, потеря Ци
08-139	劳则气耗	[láo zé qì hào]	переутомление истощает Ци
08-140	卫气虚则不用	[wèi qì xū zé bù yòng]	недостаточность защитной Ци ведет к одеревенению
08-141	荣气虚则不仁	[róng qì xū zé bù rén]	недостаточность питательной Ци ведет к онемению
08-142	元真脱泄	[yuán zhēn tuō xiè]	истощение первичной Ци
08-143	气滞	[qì zhì]	застой Ци, стагнация Ци
08-144	气机郁滞	[qì jī yù zhì]	застой пружины Ци
08-145	气郁	[qì yù]	застой Ци
08-146	气郁化火	[qì yù huà huǒ]	застой Ци трансформируется в огонь
08-147	气分寒	[qì fèn hán]	холод в слое Ци
08-148	气分热	[qì fèn rè]	жар в слое Ци
08-149	气机不利	[qì jī bù lì]	расстройство циркуляции Ци
08-150	气化无权	[qì huà wú quán]	Ци не может оказывать трансформирующее действие
08-151	气机失调	[qì jī shī tiáo]	нарушение пружины Ци

编码 номер	中文 китайский язык	拼音 пиньинь	俄文 русский язык
08-152	气化不利	[qì huà bù lì]	нарушение трансформирующего действия Ци
08-153	气逆	[qì nì]	обратное движение Ци
08-154	气上	[qì shàng]	движение Ци вверх
08-155	气闭	[qì bì]	закрытие Ци, закупорка Ци
08-156	气陷	[qì xiàn]	провал Ци, оседание Ци
08-157	中气下陷	[zhōng qì xià xiàn]	оседание срединной Ци
08-158	喜则气缓	[xǐ zé qì huǎn]	радость замедляет Ци
08-159	怒则气上	[nù zé qì shàng]	гнев стимулирует движение Ци вверх
08-160	思则气结	[sī zé qì jié]	размышления ведут к застою Ци
08-161	悲则气消	[bēi zé qì xiāo]	горе ведет к рассеиванию Ци
08-162	恐则气下	[kǒng zé qì xià]	страх ведет к опусканию Ци
08-163	惊则气乱	[jīng zé qì luàn]	испуг ведет к беспорядочному движению Ци
08-164	血虚	[xuè xū]	недостаточность крови
08-165	血瘀	[xuè yū]	застой крови
08-166	血寒	[xuè hán]	холод в крови
08-167	血寒证	[xuè hán zhèng]	синдром холода крови
08-168	血热证	[xuè rè zhèng]	синдром жара крови
08-169	血脱	[xuè tuō]	сильное истощения крови
08-170	血逆	[xuè nì]	обратное течение крови
08-171	阴络伤则血内溢	[yīn luò shāng zé xuè nèi yì]	внутреннее кровоизлияние вследствие повреждения иньских каналов и коллатералей
08-172	阳络伤则血外溢	[yáng luò shāng zé xuè wài yì]	внешнее кровоизлияние вследствие повреждения янских каналов и коллатералей
08-173	伤津	[shāng jīn]	повреждение жидкостей Цзинь

编码 номер	中文 китайский язык	拼音 пиньинь	俄文 русский язык
08-174	津脱	[jīn tuō]	истощение жидкостей Цзинь
08-175	脱液	[tuō yè]	истощение жидкостей Е
08-176	液脱	[yè tuō]	истощение жидкостей Е
08-177	亡津液	[wáng jīn yè]	потеря жидкостей Цзинь и Е
08-178	阳虚水泛	[yáng xū shuǐ fàn]	отек вследствие недостаточности Ян
08-179	气滞血瘀	[qì zhì xuè yū]	застой крови вследствие застоя Ци
08-180	气虚血瘀	[qì xū xuè yū]	застой крови вследствие недостаточности Ци
08-181	气不摄血	[qì bù shè xuè]	Ци не контролирует кровь
08-182	气脱血脱	[qì tuō xuè tuō]	истощение Ци ведет к истощению крови
08-183	气随血脱	[qì suí xuè tuō]	чрезмерное кровотечение с последующим истощением жизненной Ци
08-184	血随气逆	[xuè suí qì nì]	кровотечение вследствие аномального течения Ци
08-185	水不化气	[shuǐ bù huà qì]	вода не трансформируется в Ци
08-186	气不化水	[qì bù huà shuǐ]	Ци не трансформируется в воду
08-187	津枯血燥	[jīn kū xuè zào]	истощение Цзинь жидкостей и иссушение крови
08-188	津枯邪滞	[jīn kū xié zhì]	истощение Цзинь жидкостей и задержка (накопление) патогенных факторов
08-189	津亏血瘀	[jīn kuī xuè yū]	недостаточность Цзинь жидкостей и застой крови
08-190	气随液脱	[qì suí yè tuō]	коллапс Ци вследствие истощения жидкостей Е
08-191	气阴两虚	[qì yīn liǎng xū]	одновременная недостаточность Ци и Инь

编码 номер	中文 китайский язык	拼音 пиньинь	俄文 русский язык
08-192	水停气阻	[shuǐ tíng qì zǔ]	задержка воды и застой Ци
08-193	内风	[nèi fēng]	внутренний ветер
08-194	血燥生风	[xuè zào shēng fēng]	сухость крови рождает внутренний ветер
08-195	热极生风	[rè jí shēng fēng]	экстремальный жар рождает внутренний ветер
08-196	血虚生风	[xuè xū shēng fēng]	недостаточность крови рождает ветер
08-197	阴虚风动	[yīn xū fēng dòng]	движение ветра вследствие недостатка Инь
08-198	风胜则动	[fēng shèng zé dòng]	избыток патогенного ветра провоцирует судороги
08-199	风气内动	[fēng qì nèi dòng]	внутреннее движение ветра
08-200	内寒	[nèi hán]	внутренний холод
08-201	寒则气收	[hán zé qì shōu]	холод собирает Ци вовнутрь
08-202	寒胜则浮	[hán shèng zé fú]	чрезмерный холод вызывает отеки
08-203	内湿	[nèi shī]	внутренняя сырость, влага
08-204	湿火	[shī huǒ]	сырой огонь
08-205	湿胜阳微	[shī shèng yáng wēi]	избыточная сырость ослабляет Ян Ци
08-206	湿伤脾阳	[shī shāng pí yáng]	сырость повреждает Ян селезенки
08-207	湿伤脾阴	[shī shāng pí yīn]	сырость повреждает Инь селезенки
08-208	湿胜则濡泻	[shī shèng zé rú xiè]	диарея от избытка сырости
08-209	寒湿发黄	[hán shī fā huáng]	желтуха типа холод и сырость
08-210	湿热发黄	[shī rè fā huáng]	желтуха типа сырость и жар
08-211	内燥	[nèi zào]	внутренняя сухость
08-212	燥结	[zào jié]	1. застой сухости; 2. запор
08-213	燥热	[zào rè]	сухой жар
08-214	燥化阳明	[zào huà yáng míng]	сухость трансформируется в Ян Мин

编码 номер	中文 китайский язык	拼音 пиньинь	俄文 русский язык
08-215	燥气伤肺	[zào qì shāng fèi]	сухость повреждает легкие
08-216	燥自上伤	[zào zì shàng shāng]	сухость повреждает верхнюю часть
08-217	燥胜则干	[zào shèng zé gān]	избыток сухости ведет к иссушению
08-218	燥干清窍	[zào gān qīng qiào]	сухость иссушает чистые отверстия
08-219	热结	[rè jié]	скопление жара
08-220	热郁	[rè yù]	застой жара
08-221	热闭	[rè bì]	закрытие жара
08-222	热遏	[rè è]	блокада жара
08-223	火郁	[huǒ yù]	застой огня
08-224	郁火	[yù huǒ]	застойный огонь
08-225	火逆	[huǒ nì]	ухудшение из-за неправильного применения терапии прогреванием
08-226	火毒	[huǒ dú]	огонь-токсин
08-227	内毒	[nèi dú]	внутренний токсин
08-228	炅则气泄	[jiǒng zé qì xiè]	жар истощает Ци
08-229	热胜则肿	[rè shèng zé zhǒng]	чрезмерный жар вызывает отек
08-230	热伤筋脉	[rè shāng jīn mài]	жар повреждает мышцы и сухожилия
08-231	风雨则伤上	[fēng yǔ zé shāng shàng]	ветер и дождь повреждают верхнюю часть тела
08-232	清湿则伤下	[qīng shī zé shāng xià]	холод и сырость повреждают нижнюю часть тела
08-233	风中血脉	[fēng zhòng xuè mài]	ветер проникает в кровеносные сосуды
08-234	两阳相劫	[liǎng yáng xiāng jié]	поражение жидкостей ветром и жаром
08-235	风寒束表	[fēng hán shù biǎo]	ветер и холод сдерживают поверхностное
08-236	风湿相搏	[fēng shī xiāng bó]	комбинированное вторжение ветра и сырости

编码 номер	中文 китайский язык	拼音 пиньинь	俄文 русский язык
08-237	寒凝气滞	[hán níng qì zhì]	сгущение холода вызывает застой Ци
08-238	重寒伤肺	[chóng hán shāng fèi]	повторный холод повреждает легкие
08-239	心气不固	[xīn qì bù gù]	нестабильность сердечной Ци
08-240	心气不足	[xīn qì bù zú]	недостаточность сердечной Ци
08-241	心气不宁	[xīn qì bù níng]	неспокойная сердечная Ци
08-242	心气不收	[xīn qì bù shōu]	сердечная Ци не собирается
08-243	心阴不足	[xīn yīn bù zú]	недостаточность сердечной Инь
08-244	心阳不足	[xīn yáng bù zú]	недостаточность сердечной Ян
08-245	心血不足	[xīn xuè bù zú]	недостаточность крови сердца
08-246	心气盛	[xīn qì shèng]	избыточность сердечной Ци
08-247	心火亢盛	[xīn huǒ kàng shèng]	гиперактивность огня сердца
08-248	心火内焚	[xīn huǒ nèi fén]	внутренняя вспышка огня сердца
08-249	心火内炽	[xīn huǒ nèi chì]	сердечный огонь, пылающий внутри
08-250	心火上炎	[xīn huǒ shàng yán]	сердечный огонь, распространяющийся вверх
08-251	心主惊	[xīn zhǔ jīng]	сердце управляет испугом
08-252	神不守舍	[shén bù shǒu shè]	жизненный дух Шэнь находится вне своего обиталища
08-253	热伤神明	[rè shāng shén míng]	жар повреждает жизненный дух Шэнь, расстройство сознания от жара
08-254	心血瘀阻	[xīn xuè yū zǔ]	застой крови сердца
08-255	如水伤心	[rú shuǐ shāng xīn]	поражение сердца водой
08-256	神明被蒙	[shén míng bèi méng]	окутывание духа Шэнь
08-257	神机受迫	[shén jī shòu pò]	угнетение жизненного духа Шэнь
08-258	廉泉受阻	[lián quán shòu zǔ]	блокирование в точке лянь-цюань (Lianquan (CV23))

编码 номер	中文 КИТАЙСКИЙ ЯЗЫК	拼音 ПИНЬИНЬ	俄文 РУССКИЙ ЯЗЫК
08-259	痰火扰心	[tán huǒ rǎo xīn]	поражение сердца флегмой и огнем
08-260	痰蒙心包	[tán méng xīn bāo]	флегма окутывает перикард, вызывая душевное расстройство от флегмы
08-261	肺虚	[fèi xū]	недостаток легких
08-262	肺气虚	[fèi qì xū]	недостаточность Ци легких
08-263	肺阴虚	[fèi yīn xū]	недостаточность Инь легких
08-264	肺实	[fèi shí]	избыток легких
08-265	肺气实	[fèi qì shí]	избыток Ци легких
08-266	肺热	[fèi rè]	жар легких
08-267	肺火	[fèi huǒ]	огонь легких
08-268	肺实热	[fèi shí rè]	избыточный жар легких
08-269	火热迫肺	[huǒ rè pò fèi]	огонь-жар угнетает легкие
08-270	肺寒	[fèi hán]	холод легких
08-271	风寒束肺	[fēng hán shù fèi]	сковывание легких ветером-холодом
08-272	肺气不宣	[fèi qì bù xuān]	нарушение рассеивающей функции Ци легких
08-273	肺气不利	[fèi qì bù lì]	нарушение опускающей функции легких и функции регуляции в путях воды
08-274	肺气上逆	[fèi qì shàng nì]	аномальный подъем Ци легких
08-275	肺失清肃	[fèi shī qīng sù]	нарушение очищающей функции легких
08-276	肺津不布	[fèi jīn bù bù]	нарушение функции легких по распределению жидкостей
08-277	肺络损伤	[fèi luò sǔn shāng]	повреждение коллатералей легких
08-278	痰浊阻肺	[tán zhuó zǔ fèi]	мутная флегма закрывает легкие
08-279	肺为贮痰之器	[fèi wéi zhù tán zhī qì]	легкие являются хранилищем флегмы
08-280	金破不鸣	[jīn pò bù míng]	сломанный металл (гонг) не звучит

编码	中文	拼音	俄文
номер	китайский язык	пиньинь	русский язык
08-281	金实不鸣	[jīn shí bù míng]	плотный металл не звучит
08-282	玄府不通	[xuán fǔ bù tōng]	потовые поры непроходимы
08-283	脾虚	[pí xū]	недостаточность селезенки
08-284	脾气虚	[pí qì xū]	недостаточность Ци селезенки
08-285	脾气下陷	[pí qì xià xiàn]	оседание Ци селезенки
08-286	脾气不升	[pí qì bù shēng]	Ци селезенки не поднимается
08-287	脾阴虚	[pí yīn xū]	недостаточность Инь селезенки
08-288	脾阳虚	[pí yáng xū]	недостатоность Ян селезенки
08-289	脾虚寒	[pí xū hán]	пустой холод селезенки, холод типа недостатка в селезенке
08-290	脾虚生风	[pí xū shēng fēng]	недостаточность селезенки рождает внутренний ветер
08-291	脾虚湿困	[pí xū shī kùn]	скопление сырости вследствие недостаточности селезенки
08-292	脾不统血	[pí bù tǒng xuè]	селезенка не контролирует кровь
08-293	脾实	[pí shí]	избыток селезенки
08-294	脾气实	[pí qì shí]	избыток Ци селезенки
08-295	脾实热	[pí shí rè]	полный жар селезенки, жар типа избытка в селезенке
08-296	脾寒	[pí hán]	холод селезенки
08-297	脾热	[pí rè]	жар селезенки
08-298	带脉失约	[dài mài shī yuē]	Даймай (опоясывающий меридиан) не регулирует
08-299	脾气不舒	[pí qì bù shū]	Ци селезенки находится в угнетении
08-300	脾失健运	[pí shī jiàn yùn]	нарушение функции селезенки по транспортировке и трансформации
08-301	寒湿困脾	[hán shī kùn pí]	холод-сырость изнуряют селезенку
08-302	脾为生痰之源	[pí wéi shēng tán zhī yuán]	селезенка является источником флегмы
08-303	肝虚	[gān xū]	недостаточность печени

编码 номер	中文 китайский язык	拼音 пиньинь	俄文 русский язык
08-304	肝阳虚	[gān yáng xū]	недостаточность Ян печени
08-305	肝虚寒	[gān xū hán]	пустой холод печени, холод типа недостатка
08-306	肝阴虚	[gān yīn xū]	недостаток Инь печени
08-307	肝气虚	[gān qì xū]	недостаток Ци печени
08-308	肝血虚	[gān xuè xū]	недостаток крови печени
08-309	肝阳偏旺	[gān yáng piān wàng]	Ян печени сконна к гиперактивности
08-310	肝阳上亢	[gān yáng shàng kàng]	гиперактивность Ян печени
08-311	肝阳化火	[gān yáng huà huǒ]	Ян печени трансформируется в огонь
08-312	肝气盛	[gān qì shèng]	преобладание печеночного Ци
08-313	肝气实	[gān qì shí]	избыток Ци печени
08-314	肝郁	[gān yù]	застой Ци печени
08-315	肝气郁结	[gān qì yù jié]	застой Ци печени
08-316	肝气不舒	[gān qì bù shū]	Ци печени не распространяется
08-317	肝气不和	[gān qì bù hé]	дисгармония Ци печени
08-318	肝失条达	[gān shī tiáo dá]	печень не в состоянии действовать свободно
08-319	肝火	[gān huǒ]	огонь печени
08-320	肝火上炎	[gān huǒ shàng yán]	движение огня печени вверх
08-321	肝热	[gān rè]	жар печени
08-322	肝实热	[gān shí rè]	избыточный жар печени
08-323	肝经实热	[gān jīng shí rè]	избыток жара в меридиане печени
08-324	木郁化火	[mù yù huà huǒ]	угнетение дерева трансформируется в огонь
08-325	肝经湿热	[gān jīng shī rè]	сырость и жар в меридиане печени
08-326	肝主风	[gān zhǔ fēng]	печень управляет ветром
08-327	肝风	[gān fēng]	печеночный ветер

编码 номер	中文 китайский язык	拼音 пиньинь	俄文 русский язык
08-328	肝风内动	[gān fēng nèi dòng]	движение ветра печени внутри
08-329	肝阳化风	[gān yáng huà fēng]	Ян печени трансформируется в ветер
08-330	风火内旋	[fēng huǒ nèi xuán]	внутреннее вращение ветра-огня
08-331	热盛动风	[rè shèng dòng fēng]	судороги от избыточного жара и движения ветра
08-332	木郁化风	[mù yù huà fēng]	угнетение дерева вызывает синдром ветра
08-333	肝气逆	[gān qì nì]	аномальное движение Ци печени
08-334	肝寒	[gān hán]	холод печени
08-335	肝中寒	[gān zhòng hán]	проникновение патогенного холода в печень
08-336	肾虚	[shèn xū]	недостаточность почек
08-337	肾气虚	[shèn qì xū]	недостаточность Ци почек
08-338	肾不纳气	[shèn bù nà qì]	почки не могут принять Ци
08-339	肾气不固	[shèn qì bù gù]	нестабильность Ци почек
08-340	肾阳虚	[shèn yáng xū]	недостаточность Ян почек
08-341	肾虚水泛	[shèn xū shuǐ fàn]	отек, вызванный недостаточностью почек
08-342	肾阴虚	[shèn yīn xū]	недостаточность Инь почек
08-343	肾火偏亢	[shèn huǒ piān kàng]	гиперактивность огня почек
08-344	热灼肾阴	[rè zhuó shèn yīn]	жар обжигает Инь почек
08-345	相火妄动	[xiàng huǒ wàng dòng]	«беззаконные действия огня министра»—активность огня при недостатке Инь печени и почек
08-346	肾精不足	[shèn jīng bù zú]	недостаток эссенции Цзин почек
08-347	精脱	[jīng tuō]	коллапс эссенции Цзин
08-348	肾实	[shèn shí]	избыток почек
08-349	肾气实	[shèn qì shí]	избыток Ци почек
08-350	肾气盛	[shèn qì shèng]	избыток Ци почек

编码 номер	中文 китайский язык	拼音 пиньинь	俄文 русский язык
08-351	肾热	[shèn rè]	жар почек
08-352	督脉阳气不足	[dū mài yáng qì bù zú]	недостаточность Ян Ци в меридиане Думай
08-353	胆热	[dǎn rè]	жар желчного пузыря
08-354	胆寒	[dǎn hán]	холод желчного пузыря
08-355	胆虚气怯	[dǎn xū qì qiè]	боязливость вследствие недостаточности Ци желчного пузыря
08-356	胆气不足	[dǎn qì bù zú]	недостаточность Ци желчного пузыря
08-357	胆实热	[dǎn shí rè]	избыточный жар желчного пузыря
08-358	胃虚	[wèi xū]	недостаточность желудка
08-359	胃实	[wèi shí]	избыток желудка
08-360	胃热	[wèi rè]	жар желудка
08-361	胃寒	[wèi hán]	холод желудка
08-362	胃气上逆	[wèi qì shàng nì]	аномальный подъем Ци желудка
08-363	胃气不降	[wèi qì bù jiàng]	нарушение опускающей функции желудка
08-364	胃气虚	[wèi qì xū]	недостаток Ци желудка
08-365	胃阳虚	[wèi yáng xū]	недостаток Ян желудка
08-366	胃阴虚	[wèi yīn xū]	недостаток Инь желудка
08-367	胃热消谷	[wèi rè xiāo gǔ]	жар желудка ускоряет пищеварение
08-368	胃火上升	[wèi huǒ shàng shēng]	движение огня желудка вверх
08-369	胃火炽盛	[wèi huǒ chì shèng]	чрезмерное преобладание огня желудка
08-370	胃不和	[wèi bù hé]	нарушение гармонии желудка
08-371	胃不和则卧不安	[wèi bù hé zé wò bù ān]	дисгармония желудка приводит к бессоннице и беспокойству
08-372	胃纳呆滞	[wèi nà dāi zhì]	анорексия
08-373	小肠虚寒	[xiǎo cháng xū hán]	пустой холод тонкого кишечника

编码 номер	中文 китайский язык	拼音 пиньинь	俄文 русский язык
08-374	小肠实热	[xiǎo cháng shí rè]	избыточный жар тонкого кишечника
08-375	大肠虚	[dà cháng xū]	недостаточность толстого кишечника
08-376	大肠虚寒	[dà cháng xū hán]	пустой холод толстого кишечника
08-377	大肠液亏	[dà cháng yè kuī]	недостаток жидкости толстого кишечника
08-378	大肠实	[dà cháng shí]	избыток толстого кишечника
08-379	大肠热	[dà cháng rè]	жар толстого кишечника
08-380	大肠热结	[dà cháng rè jié]	скопление жара в толстом кишечнике
08-381	大肠实热	[dà cháng shí rè]	скопление полного жара в толстом кишечнике
08-382	大肠湿热	[dà cháng shī rè]	влага-жар толстого кишечника
08-383	大肠寒结	[dà cháng hán jié]	скопления патогена-холода в толстом кишечнике
08-384	热迫大肠	[rè pò dà cháng]	вторжение жара в толстый кишечник
08-385	膀胱虚寒	[páng guāng xū hán]	пустой жар мочевого пузыря
08-386	膀胱湿热	[páng guāng shī rè]	влажный жар в мочевом пузыре
08-387	热结膀胱	[rè jié páng guāng]	скопление жара в мочевом пузыре
08-388	上燥则咳	[shàng zào zé ké]	сухость верхнего обогревателя вызывает кашель
08-389	中燥则渴	[zhōng zào zé kě]	сухость среднего обогревателя вызывает жажду
08-390	下燥则结	[xià zào zé jié]	сухость нижнего обогревателя вызывает запор
08-391	三焦虚寒	[sān jiāo xū hán]	пустой холод (холод типа недостатка) в трех обогревателях сань цзяо
08-392	邪留三焦	[xié liú sān jiāo]	задержавшийся в трех обогревателях патогенный фактор

编码 номер	中文 китайский язык	拼音 пиньинь	俄文 русский язык
08-393	寒入血室	[hán rù xuè shì]	проникновение внешнего патогенного холода в матку
08-394	热伏冲任	[rè fú chōng rèn]	скопление жара в меридианах Чунмай и Жэньмай
08-395	脑髓受伤	[nǎo suǐ shòu shāng]	повреждение головного и спинного мозга
08-396	心肺气虚	[xīn fèi qì xū]	недостаточность Ци сердца и легких
08-397	心脾两虚	[xīn pí liǎng xū]	одновременная недостаточность сердца и селезенки
08-398	心肝血虚	[xīn gān xuè xū]	недостаточность крови сердца и печени
08-399	心肝火旺	[xīn gān huǒ wàng]	вспышка (гиперактивность) огня сердца и печени
08-400	心肾不交	[xīn shèn bù jiāo]	расстройство координации между сердцем и почками
08-401	水气凌心	[shuǐ qì líng xīn]	Ци жидкости атакует сердце; поражение сердца задержанной жидкостью
08-402	凌心射肺	[líng xīn shè fèi]	патоген атакует сердце и легкие
08-403	冲心乘肺	[chōng xīn chéng fèi]	поражение сердца и легких
08-404	心虚胆怯	[xīn xū dǎn qiè]	недостаток сердца вызывает робость
08-405	心胃火燔	[xīn wèi huǒ fán]	пылающий (избыточный) огонь сердца и желудка
08-406	心移热于小肠	[xīn yí rè yú xiǎo cháng]	сердце перемещает жар в тонкую кишку
08-407	肺脾两虚	[fèi pí liǎng xū]	одновременная недостаточность селезенки и легких
08-408	脾肺两虚	[pí fèi liǎng xū]	одновременная недостаточность легких и селезенки

编码 номер	中文 китайский язык	拼音 пиньинь	俄文 русский язык
08-409	肺脾气虚	[fèi pí qì xū]	недостаточность Ци легких и селезенки
08-410	肺肾阴虚	[fèi shèn yīn xū]	недостаточность Инь почек и легких
08-411	肺肾气虚	[fèi shèn qì xū]	недостаточность Ци легких и почек
08-412	脾胃虚弱	[pí wèi xū ruò]	слабость селезенки и желудка
08-413	脾胃阴虚	[pí wèi yīn xū]	недостаточность Инь селезенки и желудка
08-414	脾胃虚寒	[pí wèi xū hán]	пустой холод селезенки и желудка
08-415	脾胃俱实	[pí wèi jù shí]	избыток селезенки и желудка
08-416	脾胃湿热	[pí wèi shī rè]	сырость-жар селезенки и желудка
08-417	脾肾阳虚	[pí shèn yáng xū]	недостаточность Ян селезенки и почек
08-418	土不制水	[tǔ bù zhì shuǐ]	земля не в состоянии контролировать воду
08-419	土燥水竭	[tǔ zào shuǐ jié]	сухость земли истощает воду
08-420	肝肾亏损	[gān shèn kuī sǔn]	истощение печени и почек
08-421	肝肾阴虚	[gān shèn yīn xū]	недостаточность Инь печени и почек
08-422	肝火犯肺	[gān huǒ fàn fèi]	огонь печени проникает в легкие
08-423	木火刑金	[mù huǒ xíng jīn]	огонь дерева поражает металл, огонь печени атакует легкие
08-424	火旺刑金	[huǒ wàng xíng jīn]	избыточный огонь поражает металл
08-425	水火未济	[shuǐ huǒ wèi jì]	несогласованность между водой и огнем
08-426	水不涵木	[shuǐ bù hán mù]	вода не питает дерево, почки не в состоянии питать печень
08-427	水亏火旺	[shuǐ kuī huǒ wàng]	недостаточность воды ведет к избыточности огня
08-428	火盛刑金	[huǒ shèng xíng jīn]	избыточный огонь плавит металл

编码 номер	中文 китайский язык	拼音 пиньинь	俄文 русский язык
08-429	火不生土	[huǒ bù shēng tǔ]	огонь не порождает землю
08-430	肝气犯脾	[gān qì fàn pí]	Ци печени проникает в селезенку
08-431	肝气犯胃	[gān qì fàn wèi]	Ци печени проникает в желудок
08-432	土壅木郁	[tǔ yōng mù yù]	скопление земли вызывает угнетение дерева
08-433	肝郁脾虚	[gān yù pí xū]	угнетение печени и недостаточность селезенки
08-434	肝胆俱实	[gān dǎn jù shí]	избыток печени и желчного пузыря
08-435	肝胆湿热	[gān dǎn shī rè]	сырость и жар печени и желчного пузыря
08-436	冲任损伤	[chōng rèn sǔn shāng]	повреждение меридианов Чунмай и Жэньмай
08-437	母病及子	[mǔ bìng jí zǐ]	болезни матери влияют на ребенка
08-438	子盗母气	[zǐ dào mǔ qì]	болезни ребенка влияют на мать
08-439	子病及母	[zǐ bìng jí mǔ]	болезни ребенка влияют на мать
08-440	五脏六腑皆令人咳	[wǔ zàng liù fǔ jiē lìng rén ké]	кашель может быть связан с любым из пяти плотных органов и шести полых органов, а не только с состоянием легких
08-441	营阴郁滞	[yíng yīn yù zhì]	застой питательной Ин и Инь
08-442	卫气不和	[wèi qì bù hé]	дисгармония защитной Ци
08-443	营卫不和	[yíng wèi bù hé]	нарушение гармонии между защитной Ци и питательной Ци
08-444	卫弱营强	[wèi ruò yíng qiáng]	слабая защитная Ци и сильная питательная Ци
08-445	阳浮而阴弱	[yáng fú ér yīn ruò]	поверхностный Ян и слабый Инь
08-446	胃家实	[wèi jiā shí]	синдром избытка в желудке
08-447	卫阳被遏	[wèi yáng bèi è]	закрытие защитного Ян
08-448	卫气郁阻	[wèi qì yù zǔ]	застой защитной Ци

编码 номер	中文 китайский язык	拼音 пиньинь	俄文 русский язык
08-449	暑入阳明	[shǔ rù yáng míng]	летний зной проникает в меридиан Ян Мин
08-450	心营过耗	[xīn yíng guò hào]	чрезмерный расход питательной Ци сердца
08-451	热闭心包	[rè bì xīn bāo]	жар закрывает перикард
08-452	热入心包	[rè rù xīn bāo]	вторжение жара в перикард
08-453	营阴耗损	[yíng yīn hào sǔn]	истощение питательной Ци и Инь
08-454	血分瘀热	[xuè fèn yū rè]	застой жара в слое крови
08-455	热入血分	[rè rù xuè fèn]	вторжение жара в слой крови
08-456	血分热毒	[xuè fèn rè dú]	жар-яд в слое крови
08-457	燥热伤肺	[zào rè shāng fèi]	сухость-жар повреждают легкие
08-458	湿遏热伏	[shī è rè fú]	скрытый жар вследствие задержки сырости
08-459	湿化太阴	[shī huà tài yīn]	сырость трансформируется в меридиане Тай Инь
08-460	热结下焦	[rè jié xià jiāo]	скопление жара в нижнем обогревателе
08-461	湿热下注	[shī rè xià zhù]	сырость-жар опускается вниз
08-462	下焦湿热	[xià jiāo shī rè]	сырость-жар в нижнем обогревателе
08-463	传变	[chuán biàn]	распространение и изменение
08-464	传化	[chuán huà]	распространение и превращение
08-465	从化	[cóng huà]	превращение в соответствие с типом конституции
08-466	顺传	[shùn chuán]	последовательное распространение, передача
08-467	逆传	[nì chuán]	обратная передача
08-468	逆传心包	[nì chuán xīn bāo]	обратная передача к перикарду
08-469	表里同病	[biǎo lǐ tóng bìng]	одновременное проявление наружного и внутренненго синдромов

编码 номер	中文 китайский язык	拼音 пиньинь	俄文 русский язык
08-470	两感	[liǎng gǎn]	двойное вторжение, одновременное проявление синдромов в Инь и Ян меридианах, связанных наружно-внутренней связью
08-471	阳病入阴	[yáng bìng rù yīn]	болезнь Ян входит в Инь
08-472	阴病出阳	[yīn bìng chū yáng]	болезнь Инь выходит в Ян
08-473	表邪内陷	[biǎo xié nèi xiàn]	вторжение патогенного фактора от поверхности внутрь
08-474	表邪入里	[biǎo xié rù lǐ]	проникновение патогенного фактора от поверхности внутрь
08-475	热邪传里	[rè xié chuán lǐ]	патогенный жар проникает внутрь
08-476	里病出表	[lǐ bìng chū biǎo]	внутренняя болезнь выходит на поверхность
08-477	上损及下	[shàng sǔn jí xià]	поражение в верхней части влияет на нижнюю часть
08-478	下损及上	[xià sǔn jí shàng]	поражение в нижней части влияет на верхнюю часть
08-479	横	[héng]	горизонталь
08-480	纵	[zòng]	вертикаль
08-481	脏腑传变	[zàng fǔ chuán biàn]	развитие и изменение процесса болезни между цзан фу органами
08-482	本经自病	[běn jīng zì bìng]	прямое вторжение в меридиан, болезнь меридиана
08-483	直中	[zhí zhòng]	прямое вторжение
08-484	循经传	[xún jīng chuán]	последовательная передача болезни по меридианам
08-485	越经传	[yuè jīng chuán]	передача или распространение, «прыгающая» через меридианы
08-486	再经	[zài jīng]	передача или распространение от одного меридиана к следующему

编码 номер	中文 китайский язык	拼音 пиньинь	俄文 русский язык
08-487	过经	[guò jīng]	передача или распространение от одного меридиана к другому
08-488	经尽	[jīng jìn]	окончание передачи или распространения
08-489	不传	[bù chuán]	отсутствие распространения или передачи
08-490	合病	[hé bìng]	комбинация болезней
08-491	并病	[bìng bìng]	болезнь одного меридиана частично перекрывает болезнь другого, соединение болезни одного меридиана с болезнью другого меридиана, осложнение, возникает при недостаточном лечении и на фоне одной болезни появляется другая болезнь
08-492	太阳阳明并病	[tài yáng yáng míng bìng bìng]	частичное перекрытие болезней меридианов Тай Ян и Ян Мин
08-493	太阳少阳并病	[tài yáng shào yáng bìng bìng]	частичное перекрытие болезней меридианов Тай Ян и Шао Ян
08-494	三阳合病	[sān yáng hé bìng]	болезнь, одновременно поражающая три меридиана Ян
08-495	二阳并病	[èr yáng bìng bìng]	болезнь, одновременно поражающая два меридиана Ян
08-496	欲解时	[yù jiě shí]	циклические периоды движения Ци по меридианам, двух часовые периоды
08-497	卫气同病	[wèi qì tóng bìng]	одновременно болезнь в слое Вэй (защитная Ци) и слое Ци
08-498	气血两燔	[qì xuè liǎng fán]	сильный жар в двух слоях Ци и кровь
08-499	气营两燔	[qì yíng liǎng fán]	сильный жар в двух слоях Ци и Ин (питательная Ци)

编码 номер	中文 китайский язык	拼音 пиньинь	俄文 русский язык
08-500	卫营同病	[wèi yíng tóng bìng]	одновременно болезнь в слое Вэй (защитная Ци) и слое Ин (питательная Ци)
08-501	寒化	[hán huà]	трансформация холода
08-502	热化	[rè huà]	трансформация жара
08-503	寒极生热,热极生寒	[hán jí shēng rè, rè jí shēng hán]	крайний холод порождает жар, крайний жар порождает холод
08-504	晬时	[zuì shí]	суточный цикл день и ночь, цикл времени в двадцать четыре часа
08-505	由虚转实	[yóu xū zhuǎn shí]	превращение недостаточности в избыток (пустоты в полноту)
08-506	由实转虚	[yóu shí zhuǎn xū]	превращение избытка в недостаточность (полноты в пустоту)
08-507	实则阳明,虚则太阴	[shí zé yáng míng, xū zé tài yīn]	синдром Ян Мин часто проявляется симптомами полноты, синдром Тай Ян часто проявляется симптомами пустоты
08-508	病机十九条	[bìng jī shí jiǔ tiáo]	девятнадцать фаз патогенеза
08-509	诸胀腹大,皆属于热	[zhū zhàng fù dà, jiē shǔ yú rè]	все, распирание и полнота живота, все относится к жару
08-510	诸气膹郁,皆属于肺	[zhū qì fèn yù, jiē shǔ yú fèi]	все, одышка с ощущением стеснения в груди, все относится к легким
08-511	诸湿肿满,皆属于脾	[zhū shī zhǒng mǎn, jiē shǔ yú pí]	все, отеки и распирание от флегмы, все относится к селезенке
08-512	诸寒收引,皆属于肾	[zhū hán shōu yǐn, jiē shǔ yú shèn]	все, сокращение от холода, все относится к почкам
08-513	诸痛痒疮,皆属于心	[zhū tòng yǎng chuāng, jiē shǔ yú xīn]	все, боль и зудящиеся язвы, все относится к сердцу
08-514	诸痿喘呕,皆属于上	[zhū wěi chuǎn ǒu, jiē shǔ yú shàng]	все, атрофия, одышка, рвота, все относится к верхнему обогревателю

编码 номер	中文 китайский язык	拼音 пиньинь	俄文 русский язык
08-515	诸厥固泄,皆属于下	[zhū jué gù xiè, jiē shǔ yú xià]	все, холодные конечности, запор и диарея, все относится к нижнему обогревателю
08-516	诸热瞀瘛,皆属于火	[zhū rè mào chì, jiē shǔ yú huǒ]	все, лихорадка с нарушением сознания и судороги, все говорит об огне
08-517	诸风掉眩,皆属于肝	[zhū fēng diào xuán, jiē shǔ yú gān]	все, головокружение, вызванное ветром и дрожь, все относится к печени
08-518	诸逆冲上,皆属于火	[zhū nì chōng shàng, jiē shǔ yú huǒ]	все, расстройства, связанные с аномальным подъемом Ци, все относится к огню
08-519	诸呕吐酸,暴注下迫,皆属于热	[zhū ǒu tù suān, bào zhù xià pò, jiē shǔ yú rè]	все, рвота, отрыжка кислым содержимым, внезапный понос и тенезмы, все говорит о жаре
08-520	诸躁狂越,皆属于火	[zhū zào kuáng yuè, jiē shǔ yú huǒ]	все, дисфория и мания, все говорит об огне
08-521	诸暴强直,皆属于风	[zhū bào qiáng zhí, jiē shǔ yú fēng]	все, внезапный мышечный спазм и ригидность, все говорит о ветре
08-522	诸禁鼓栗,如丧神守,皆属于火	[zhū jìn gǔ lì, rú sàng shén shǒu, jiē shǔ yú huǒ]	все, тризм и озноб, сопровождающийся дрожью и делирий, все говорит об огне
08-523	诸病有声,鼓之如鼓,皆属于热	[zhū bìng yǒu shēng, gǔ zhī rú gǔ, jiē shǔ yú rè]	все, вздутие живота, урчание в кишках похожее на перестук барабана, все говорит о жаре
08-524	诸病胕肿,疼酸惊骇,皆属于火	[zhū bìng fū zhǒng, téng suān jīng hài, jiē shǔ yú huǒ]	все, отечность, болезненность и ломящие боли свода стопы и психическое напряжение, все говорит об огне

编码 номер	中文 китайский язык	拼音 пиньинь	俄文 русский язык
08-525	诸转反戾,水液混浊,皆属于热	[zhū zhuǎn fǎn lì, shuǐ yè hún zhuó, jiē shǔ yú rè]	все, спазм, опистотонус и мутная моча, все говорит о жаре
08-526	诸病水液,澄澈清冷,皆属于寒	[zhū bìng shuǐ yè, chéng chè qīng lěng, jiē shǔ yú hán]	все, патологические жидкие выделения, чистые и водянистые, включая слезы, выделения из носа, слюна и моча, все говорит о холоде
08-527	诸痉项强,皆属于湿	[zhū jìng xiàng qiáng, jiē shǔ yú shī]	все, спазм сухожилий и мышц, ригидность мышц шеи и затылка, все говорит о сырости
08-528	诸涩枯涸,干劲皲揭,皆属于燥	[zhū sè kū hé, gān jìng cūn jiē, jiē shǔ yú zào]	все, шелушение, высыхание, обветривание и корочки на коже, все говорит о сухости

09 诊 法

Методы диагностики

编码 номер	中文 китайский язык	拼音 пиньинь	俄文 русский язык
09-001	诊法	[zhěn fǎ]	метод диагностики
09-002	四诊	[sì zhěn]	четыре компонента диагностики в китайской медицине
09-003	症状	[zhèng zhuàng]	симптом
09-004	体征	[tǐ zhēng]	физический симптом
09-005	司外揣内	[sī wài chuāi nèi]	регуляция внешнего через внутреннее, диагностика внутреннего посредством наблюдения за внешними проявлениями
09-006	揆度奇恒	[kuí duó qí héng]	определение глубины и степени заболевания и степень аномальности заболевания
09-007	四诊合参	[sì zhěn hé cān]	всесторонний анализ по результатам четырех методов диагностики ТКМ
09-008	平人	[píng rén]	здоровый человек
09-009	望诊	[wàng zhěn]	визуальный осмотр, наружный осмотр
09-010	望神	[wàng shén]	диагностика духа Шэнь
09-011	得神	[dé shén]	наличие духа Шэнь
09-012	少神	[shǎo shén]	недостаток духа Шэнь
09-013	失神	[shī shén]	отсутствие духа Шэнь
09-014	假神	[jiǎ shén]	ложный дух Шэнь
09-015	神乱	[shén luàn]	хаотичный дух Шэнь
09-016	得神者生	[dé shén zhě shēng]	наличие духа Шэнь возрождает жизнь

编码 номер	中文 китайский язык	拼音 пиньинь	俄文 русский язык
09-017	失神者死	[shī shén zhě sǐ]	отсутствие духа Шэнь указывает на смерть
09-018	烦躁多言	[fán zào duō yán]	нервное возбуждение и логорея
09-019	神昏	[shén hūn]	бессознательное состояние
09-020	卒厥	[cù jué]	внезапный обморок
09-021	神志昏愦	[shén zhì hūn kuì]	спутанность сознания
09-022	神识昏愦	[shén shí hūn kuì]	спутанность сознания
09-023	昏厥	[hūn jué]	обморок и потеря сознания
09-024	瞀乱	[mào luàn]	спутанность сознания
09-025	昏蒙	[hūn mēng]	спутанность сознания
09-026	昏闷无声	[hūn mèn wú shēng]	бессознательное состояние и молчаливость
09-027	时明时昧	[shí míng shí mèi]	перемежающееся состояние сознания и бессознания
09-028	望色	[wàng sè]	диагностика по цвету лица
09-029	面色	[miàn sè]	цвет лица
09-030	五色	[wǔ sè]	пять оттенков цвета лица
09-031	气由脏发,色随气华	[qì yóu zàng fā, sè suí qì huá]	Ци образуется в цзан органах, цвет лица отражает состояние Ци
09-032	常色	[cháng sè]	нормальный цвет лица
09-033	主色	[zhǔ sè]	основной цвет лица
09-034	客色	[kè sè]	второстепенный оттенок цвета лица
09-035	病色	[bìng sè]	патологический (болезненный) цвет лица
09-036	善色	[shàn sè]	благоприятный цвет лица
09-037	恶色	[è sè]	неблагоприятный цвет лица
09-038	五色主病	[wǔ sè zhǔ bìng]	диагностика заболеваний по пяти основным цветам лица

编码 номер	中文 китайский язык	拼音 пиньинь	俄文 русский язык
09-039	萎黄	[wěi huáng]	желтоватый цвет лица
09-040	黄疸	[huáng dǎn]	желтушный цвет лица; желтуха
09-041	面色黧黑	[miàn sè lí hēi]	темно-коричневый цвет лица
09-042	真脏色	[zhēn zàng sè]	истинный цзан-цвет лица
09-043	病色相克	[bìng sè xiāng kè]	несовместимость цвета лица и заболевания
09-044	形气相得	[xíng qì xiāng dé]	баланс физического состояния и Ци
09-045	形气相失	[xíng qì xiāng shī]	дисбаланс физического состояния и Ци
09-046	形胜气	[xíng shèng qì]	доминирование физического состояния над Ци
09-047	气胜形	[qì shèng xíng]	доминирование Ци над физическим состоянием
09-048	大骨枯槁	[dà gǔ kū gǎo]	кахексия и иссушение основных костей
09-049	大肉陷下	[dà ròu xiàn xià]	мышечная атрофия и заметное исхудание
09-050	身体尪羸	[shēn tǐ wāng léi]	истощенный организм
09-051	破䐃脱肉	[pò jùn tuō ròu]	мышечная атрофия
09-052	不得偃卧	[bù dé yǎn wò]	невозможность лежать на спине
09-053	咳逆倚息	[ké nì yǐ xī]	кашель и отдышка в полулежачем положении
09-054	半身不遂	[bàn shēn bù suí]	гемиплегия
09-055	痉厥	[jìng jué]	обморок с судорогами
09-056	即重不胜	[jí zhòng bù shèng]	тяжесть в конечностях с невозможностью движения
09-057	软瘫	[ruǎn tān]	атрофический паралич; бульварный паралич
09-058	身眴动	[shēn shùn dòng]	мышечная судорога

编码 номер	中文 китайский язык	拼音 пиньинь	俄文 русский язык
09-059	筋惕肉瞤	[jīn tì ròu shùn]	мышечная судорога, подергивание и спазм мышц
09-060	目赤	[mù chì]	покраснение глаз
09-061	抱轮红赤	[bào lún hóng chì]	гиперемия краев век, цилиарная гиперемия
09-062	白睛红赤	[bái jīng híng chì]	покраснение белка глаза
09-063	目飞血	[mù fēi xuè]	гиперемия конъюнктивы глазного яблока
09-064	白睛混赤	[bái jīng hùn chì]	помутнение и покраснение конъюктивы
09-065	目窠上微肿	[mù kē shàng wēi zhǒng]	припухлость век
09-066	胞肿	[bāo zhǒng]	пальпебральный отек, набухание век
09-067	目肿胀	[mù zhǒng zhàng]	припухлость век
09-068	枕秃	[zhěn tū]	облысение затылочной зоны
09-069	审苗窍	[shěn miáo qiào]	диагностика органов чувств, осмотр органов чувств
09-070	鼻衄	[bí nǜ]	кровотечение из носа
09-071	喎僻	[wāi pì]	патологические изменения глаз и рта
09-072	自啮	[zì niè]	прикусывание языка
09-073	齿衄	[chǐ nǜ]	кровотечение десен
09-074	肩息	[jiān xī]	затрудненное дыхание, которое улучшается, если приподнять плечи
09-075	抽搐	[chōu chù]	судороги
09-076	瘛疭	[chì zòng]	судороги, клонические конвульсии
09-077	搐搦	[chù nuò]	судороги, тетания
09-078	四肢拘急	[sì zhī jū jí]	спазм, судороги конечностей, ригидность и контрактура конечностей

编码 номер	中文 китайский язык	拼音 пиньинь	俄文 русский язык
09-079	四肢微急	[sì zhī wēi jí]	слабые судороги конечностей
09-080	转筋	[zhuàn jīn]	спазм, судорога
09-081	手足蠕动	[shǒu zú rú dòng]	выгибание конечностей
09-082	颤震	[chàn zhèn]	тремор, дрожание
09-083	循衣摸床	[xún yī mō chuáng]	находиться в агонии
09-084	捻衣摸床	[niǎn yī mō chuáng]	находиться в агонии
09-085	望恶露	[wàng è lù]	диагностика лохий, осмотр лохий
09-086	望月经	[wàng yuè jīng]	диагностика менструаций, осмотр менструаций
09-087	毛悴色夭	[máo cuì sè yāo]	сухость кожи и волос
09-088	水肿	[shuǐ zhǒng]	отек
09-089	肌肤甲错	[jī fū jiǎ cuò]	чешуйчатая кожа
09-090	斑疹	[bān zhěn]	пятна и сыпь
09-091	斑	[bān]	пятно
09-092	疹	[zhěn]	сыпь
09-093	阳斑	[yáng bān]	пятна Ян
09-094	阴斑	[yīn bān]	пятна Инь
09-095	紫斑	[zǐ bān]	синяк
09-096	丘疹	[qiū zhěn]	прыщ, папула
09-097	风团	[fēng tuán]	высыпание на коже в виде волдырей
09-098	痘	[dòu]	оспенная пустула
09-099	瘜肉	[xī ròu]	полип
09-100	溃疡	[kuì yáng]	язва
09-101	漏	[lòu]	свищ, фистула
09-102	痰核	[tán hé]	туберкул, бугорок, флегматические узлы
09-103	结核	[jié hé]	туберкул, бугорок, туберкулез
09-104	咯血	[kǎ xuè]	кровохарканье

编码 номер	中文 китайский язык	拼音 пиньинь	俄文 русский язык
09-105	咳血	[ké xuè]	кровохарканье
09-106	吐血	[tù xuè]	кровохарканье, гематемез, кровавая рвота
09-107	唾血	[tuò xuè]	кровохарканье, кровавое плевание
09-108	便血	[biàn xuè]	кровавый стул
09-109	远血	[yuǎn xuè]	кровь в дефекации из далекой части
09-110	近血	[jìn xuè]	кровь в дефекации из близкой части
09-111	圊血	[qīng xuè]	кровавый стул
09-112	尿血	[niào xuè]	гематурия
09-113	望指纹	[wàng zhǐ wén]	диагностика по линиям руки, осмотр по отпечаткам пальца
09-114	指纹诊法	[zhǐ wén zhěn fǎ]	диагностика по отпечаткам пальца
09-115	三关	[sān guān]	три основных линии, три перехода
09-116	命关	[mìng guān]	линия жизни, переход жизни
09-117	气关	[qì guān]	линия Ци, переход Ци
09-118	风关	[fēng guān]	линия ветра, переход ветра
09-119	透关射甲	[tòu guān shè jiǎ]	линия пересечения основных трех линий, направлена от запястья к ногтям
09-120	虎口三关	[hǔ kǒu sān guān]	три линии большого пальца
09-121	舌诊	[shé zhěn]	диагностика по языку
09-122	正常舌象	[zhèng cháng shé xiàng]	нормальная картина языка
09-123	舌象	[shé xiàng]	картина языка
09-124	舌神	[shé shén]	дух Шэнь языка
09-125	舌色	[shé sè]	цвет языка
09-126	淡红舌	[dàn hóng shé]	розоватый цвет языка
09-127	淡白舌	[dàn bái shé]	бледный цвет языка
09-128	红舌	[hóng shé]	красный цвет языка
09-129	绛舌	[jiàng shé]	вишневый цвет языка

编码 номер	中文 китайский язык	拼音 пиньинь	俄文 русский язык
09-130	紫舌	[zǐ shé]	фиолетовый цвет языка
09-131	青舌	[qīng shé]	синеватый цвет языка
09-132	舌形	[shé xíng]	форма языка
09-133	舌质	[shé zhì]	качество языка
09-134	荣枯老嫩	[róng kū lǎo nèn]	цветущий, иссохший, старый, молодой
09-135	胖大舌	[pàng dà shé]	толстый и увеличенный язык
09-136	齿痕舌	[chǐ hén shé]	язык с отпечатками зубов по краям
09-137	肿胀舌	[zhǒng zhàng shé]	отекший язык
09-138	瘦薄舌	[shòu bó shé]	тонкий маленький язык, тонкий и худой язык
09-139	点刺舌	[diǎn cì shé]	шершавый язык, увеличенные рецепторы сосочки на языке
09-140	芒刺舌	[máng cì shé]	шершавый язык (увеличенные рецепторы)
09-141	裂纹舌	[liè wén shé]	трещины на языке
09-142	舌态	[shé tài]	состояние языка
09-143	痿软舌	[wěi ruǎn shé]	мягкий и атрофичный язык
09-144	强硬舌	[qiáng yìng shé]	твердый язык
09-145	舌謇	[shé jiǎn]	негибкий язык
09-146	歪斜舌	[wāi xié shé]	перекошенный язык, отклонение языка в сторону
09-147	颤动舌	[chàn dòng shé]	трясущийся язык, дрожание языка
09-148	吐弄舌	[tǔ nòng shé]	высунутый наружу и колеблющийся язык
09-149	吐舌	[tǔ shé]	высунутый наружу язык
09-150	弄舌	[nòng shé]	колеблющийся язык
09-151	短缩舌	[duǎn suō shé]	карликовый (укороченный) язык, сжатие языка

编码 номер	中文 китайский язык	拼音 пиньинь	俄文 русский язык
09-152	舌卷囊缩	[shé juǎn náng suō]	кривой язык и сокращенная мошонка
09-153	绊舌	[bàn shé]	анкилоглоссия
09-154	舌纵	[shé zòng]	высунутый наружу язык
09-155	麻痹舌	[má bì shé]	онемевший язык
09-156	舌下络脉	[shé xià luò mài]	подъязычные вены
09-157	舌苔	[shé tāi]	налет языка
09-158	苔质	[tāi zhì]	качество налета
09-159	厚苔	[hòu tāi]	толстый налет
09-160	薄苔	[bó tāi]	тонкий налет
09-161	润苔	[rùn tāi]	влажный налет
09-162	燥苔	[zào tāi]	сухой налет
09-163	糙苔	[cāo tāi]	грубый налет
09-164	燥裂苔	[zào liè tāi]	сухой и потрескавшийся налет
09-165	瓣晕苔	[bàn yūn tāi]	лепестковый налет
09-166	滑苔	[huá tāi]	скользкий налет
09-167	腻苔	[nì tāi]	жирный налет
09-168	腐苔	[fǔ tāi]	гнилостный налет
09-169	黏腻苔	[nián nì tāi]	жирный и липкий налет
09-170	剥苔	[bō tāi]	расслаивающийся налет
09-171	类剥苔	[lèi bō tāi]	расслаивающийся налет
09-172	地图舌	[dì tú shé]	«географический» язык
09-173	镜面舌	[jìng miàn shé]	зеркальный язык
09-174	偏全	[piān quán]	изменения толщины языка и налета
09-175	无根苔	[wú gēn tāi]	бескорневой налет
09-176	有根苔	[yǒu gēn tāi]	корневой налет
09-177	消长化退	[xiāo zhǎng huà tuì]	изменения толщины и зон налета
09-178	苔色	[tāi sè]	цвет налета языка

编码 номер	中文 китайский язык	拼音 пиньинь	俄文 русский язык
09-179	白苔	[bái tāi]	белый налет языка
09-180	白砂苔	[bái shā tāi]	белый и зернистый налет языка
09-181	黄苔	[huáng tāi]	желтый налет языка
09-182	灰苔	[huī tāi]	серый налет языка
09-183	黑苔	[hēi tāi]	черный налет языка
09-184	绿苔	[lǜ tāi]	зеленоватый налет языка
09-185	霉酱苔	[méi jiàng tāi]	гнилостный творожистый налет языка
09-186	染苔	[rǎn tāi]	окрашенный налет языка
09-187	药苔	[yào tāi]	налет, окрашенный лекарственными препаратами
09-188	闻诊	[wén zhěn]	прислушивание к издаваемым звукам и обоняние
09-189	语声低微	[yǔ shēng dī wēi]	низкий и тихий голос
09-190	语声重浊	[yǔ shēng zhòng zhuó]	громкий и грубый голос
09-191	声嘎	[shēng gā]	хрипота
09-192	失音	[shī yīn]	афония, потеря голоса
09-193	鼻鼾	[bí hān]	храп во сне
09-194	谵语	[zhān yǔ]	бред
09-195	谵妄	[zhān wàng]	бред, делирий
09-196	郑声	[zhèng shēng]	бессвязное бормотание
09-197	重言	[chóng yán]	заикание
09-198	独语	[dú yǔ]	разговаривать с самим собой
09-199	错语	[cuò yǔ]	парафазия, нарушение речи
09-200	呓语	[yì yǔ]	разговор во сне
09-201	梦呓	[mèng yì]	разговаривать во сне
09-202	狂言	[kuáng yán]	безрассудная речь
09-203	语言謇涩	[yǔ yán jiǎn sè]	дисфазия

编码 номер	中文 китайский язык	拼音 пиньинь	俄文 русский язык
09-204	喘	[chuǎn]	одышка
09-205	吸促	[xī cù]	обрывистое дыхание
09-206	吸远	[xī yuǎn]	глубокое и затрудненное дыхание
09-207	短气	[duǎn qì]	прерывистое дыхание
09-208	少气	[shǎo qì]	бессильная речь и прерывистое короткое дыхание
09-209	上气	[shàng qì]	Ци сердца и легких
09-210	咳逆上气	[ké nì shàng qì]	кашель и одышка
09-211	咳嗽	[ké sou]	кашель
09-212	干咳	[gān ké]	сухой кашель
09-213	咳如犬吠	[ké rú quǎn fèi]	лающий кашель
09-214	五更咳	[wǔ gēng ké]	кашель с 3 до 5 утра
09-215	呕吐	[ǒu tù]	рвота
09-216	干呕	[gān ǒu]	сильная отрыжка
09-217	暮食朝吐	[mù shí zhāo tǔ]	утренняя рвота остатками последнего вечернего приема пищи
09-218	朝食暮吐	[zhāo shí mù tǔ]	тошнота или рвота после приема пищи в первой половине дня
09-219	食已则吐	[shí yǐ zé tǔ]	вечерняя рвота остатками утренней пищи
09-220	哕	[yuě]	икота
09-221	嗳气	[ài qì]	отрыжка
09-222	噫气	[yī qì]	отрыжка
09-223	太息	[tài xī]	тяжелый вздох
09-224	口气	[kǒu qì]	неприятный запах изо рта
09-225	口臭	[kǒu chòu]	неприятный запах изо рта
09-226	口香	[kǒu xiāng]	приятный запах изо рта
09-227	病室尸臭	[bìng shì shī chòu]	трупный запах в больничной палате
09-228	矢气	[shǐ qì]	выделение газов

编码 номер	中文 китайский язык	拼音 пиньинь	俄文 русский язык
09-229	转矢气	[zhuǎn shǐ qì]	газообразование
09-230	问诊	[wèn zhěn]	опрос
09-231	十问	[shí wèn]	10 вопросов при опросе
09-232	恶寒发热	[wù hán fā rè]	непереносимость холода и жара
09-233	恶寒	[wù hán]	неприязнь холода
09-234	发热	[fā rè]	жар
09-235	恶风	[wù fēng]	непереносимость ветра
09-236	但寒不热	[dàn hán bù rè]	озноб без жара
09-237	畏寒	[wèi hán]	озноб
09-238	但热不寒	[dàn rè bù hán]	жар без озноба
09-239	恶热	[wù rè]	неприязнь к жару
09-240	壮热	[zhuàng rè]	сильный жар
09-241	潮热	[cháo rè]	перемежающаяся лихорадка
09-242	日晡潮热	[rì bū cháo rè]	перемежающаяся лихорадка после полудня
09-243	午后潮热	[wǔ hòu cháo rè]	послеобеденная перемежающаяся лихорадка
09-244	身热不扬	[shēn rè bù yáng]	вялотекущая простуда
09-245	五心烦热	[wǔ xīn fán rè]	жар пяти центров
09-246	骨蒸	[gǔ zhēng]	ощущение ломоты в костях
09-247	骨蒸发热	[gǔ zhēng fā rè]	жар при ломоте в костях
09-248	身热夜甚	[shēn rè yè shèn]	жар, усугубляющийся ночью
09-249	夜热早凉	[yè rè zǎo liáng]	ночной жар, проходящий к утру
09-250	微热	[wēi rè]	легкий жар
09-251	寒热往来	[hán rè wǎng lái]	перемежающееся ощущение жара и озноба
09-252	往来寒热	[wǎng lái hán rè]	перемежающееся ощущение жара и озноба
09-253	寒热如疟	[hán rè rú nüè]	озноб и жар, похожие на малярию

编码 номер	中文 китайский язык	拼音 пиньинь	俄文 русский язык
09-254	寒热起伏	[hán rè qǐ fú]	смена жара и озноба
09-255	寒战	[hán zhàn]	озноб
09-256	问汗	[wèn hàn]	опрос о потоотделении
09-257	有汗	[yǒu hàn]	наличие потоотделения
09-258	无汗	[wú hàn]	отсутствие потоотделения
09-259	自汗	[zì hàn]	спонтанное потоотделение
09-260	盗汗	[dào hàn]	ночное потоотделение
09-261	大汗	[dà hàn]	обильное потоотделение
09-262	大汗淋漓	[dà hàn lín lí]	капельное потоотделение
09-263	多汗	[duō hàn]	гипергидроз
09-264	产后多汗	[chǎn hòu duō hàn]	постродовой гипергидроз
09-265	漏汗	[lòu hàn]	обильное потоотделение
09-266	阳虚漏汗	[yáng xū lòu hàn]	обильное потоотделение вследствие недостаточности Ян
09-267	绝汗	[jué hàn]	отсутствие потоотделения
09-268	脱汗	[tuō hàn]	максимальное потоотделение
09-269	油汗	[yóu hàn]	маслянистый пот
09-270	汗出如油	[hàn chū rú yóu]	маслянистый пот
09-271	冷汗	[lěng hàn]	холодный пот
09-272	战汗	[zhàn hàn]	холодный пот, испарина
09-273	头汗	[tóu hàn]	выделение пота на голове
09-274	半身汗出	[bàn shēn hàn chū]	асимметричное потоотделение (половины тела)
09-275	半身无汗	[bàn shēn wú hàn]	отсутствие потоотделения половины тела
09-276	心汗	[xīn hàn]	прекордиальное потоотделение
09-277	腋汗	[yè hàn]	подмышечное потоотделение
09-278	手足心汗	[shǒu zú xīn hàn]	потоотделение на ладонях, стопах и в области сердца

編码 номер	中文 китайский язык	拼音 пиньинь	俄文 русский язык
09-279	手足汗	[shǒu zú hàn]	потоотделение на ладонях и стопах
09-280	阴汗	[yīn hàn]	1. генитальное потоотделение; 2. холодный пот
09-281	红汗	[hóng hàn]	гематидроз
09-282	头痛	[tóu tòng]	головные боли
09-283	头项强痛	[tóu xiàng jiàng tòng]	сильная боль головы и шеи
09-284	胸痛	[xiōng tòng]	боль в груди
09-285	虚里疼痛	[xū lǐ téng tòng]	прекордиальная боль
09-286	心悬痛	[xīn xuán tòng]	прекордиальная боль, восходящая вверх
09-287	胁痛里急	[xié tòng lǐ jí]	подреберная боль с мышечными судорогами
09-288	胃脘痛	[wèi wǎn tòng]	эпигастральная боль
09-289	胃痛	[wèi tòng]	желудочная боль
09-290	心中结痛	[xīn zhōng jié tòng]	сильная эпигастральная боль
09-291	腹痛	[fù tòng]	абдоминальная боль
09-292	腰痛	[yāo tòng]	поясничная боль
09-293	足跟痛	[zú gēn tòng]	пяточная невралгия (талалгия)
09-294	阴器痛	[yīn qì tòng]	генитальная боль
09-295	乳房疼痛	[rǔ fáng téng tòng]	боль молочной железы
09-296	胀痛	[zhàng tòng]	распирающая боль
09-297	闷痛	[mèn tòng]	стесненная боль, ощущение стеснения
09-298	刺痛	[cì tòng]	колющая боль
09-299	窜痛	[cuàn tòng]	блуждающая боль
09-300	痛无定处	[tòng wú dìng chù]	нелокализованная боль
09-301	游走痛	[yóu zǒu tòng]	блуждающая боль
09-302	固定痛	[gù dìng tòng]	фиксированная боль
09-303	冷痛	[lěng tòng]	криалгезия (боль при воздействии холода)

编码 номер	中文 китайский язык	拼音 пиньинь	俄文 русский язык
09-304	灼痛	[zhuó tòng]	обжигающая боль
09-305	剧痛	[jù tòng]	острая боль
09-306	绞痛	[jiǎo tòng]	колики
09-307	隐痛	[yǐn tòng]	скрытая боль
09-308	重痛	[zhòng tòng]	тяжелая боль
09-309	掣痛	[chè tòng]	тянущая боль
09-310	空痛	[kōng tòng]	пустая боль
09-311	酸痛	[suān tòng]	ноющая боль
09-312	持续痛	[chí xù tòng]	постоянная боль
09-313	头中鸣响	[tóu zhōng míng xiǎng]	звон в голове
09-314	头重	[tóu zhòng]	тяжесть в голове
09-315	头重脚轻	[tóu zhòng jiǎo qīng]	тяжесть в голове и слабость в ногах
09-316	鼻塞	[bí sāi]	заложенность носа
09-317	鼻不闻香臭	[bí bù wén xiāng chòu]	потеря обоняния
09-318	胸中窒	[xiōng zhōng zhì]	чувство стеснения в груди
09-319	痞满	[pǐ mǎn]	тяжесть в желудке
09-320	痞	[pǐ]	тяжесть в желудке
09-321	胸胁苦满	[xiōng xié kǔ mǎn]	ощущение полноты и дискомфорта в груди и подреберье
09-322	心悸	[xīn jì]	учащенное сердцебиение
09-323	惊悸	[jīng jì]	учащенное сердцебиение, пальпитация
09-324	心慌	[xīn huāng]	учащенное сердцебиение
09-325	心中澹澹大动	[xīn zhōng dàn dàn dà dòng]	сильное сердцебиение
09-326	心中懊侬	[xīn zhōng ào náo]	ощущение недовольства
09-327	心愦愦	[xīn kuì kuì]	внутреннее беспокойство
09-328	心烦喜呕	[xīn fán xǐ ǒu]	внутреннее раздражение, сопровождающееся тошнотой

编码 номер	中文 китайский язык	拼音 пиньинь	俄文 русский язык
09-329	脘痞	[wǎn pǐ]	тяжесть в желудке
09-330	心下支结	[xīn xià zhī jié]	эпигастральная непроходимость
09-331	心下逆满	[xīn xià nì mǎn]	эпигастральная непроходимость
09-332	心下急	[xīn xià jí]	эпигастральная тяжесть
09-333	气上撞心	[qì shàng zhuàng xīn]	восхождение Ци к сердцу
09-334	气上冲胸	[qì shàng chōng xiōng]	восхождение Ци к груди
09-335	心下痞	[xīn xià pǐ]	эпигастральная тяжесть
09-336	嘈杂	[cáo zá]	жжение под ложечкой, тошнота
09-337	脐下悸动	[qí xià jì dòng]	дрожь в зоне ниже пупка
09-338	少腹急结	[shào fù jí jié]	гипогастральная боль
09-339	少腹如扇	[shào fù rú shàn]	ощущение холода и дрожи в нижней части живота
09-340	身重	[shēn zhòng]	тяжесть в теле
09-341	身痒	[shēn yǎng]	зуд тела
09-342	肌肤不仁	[jī fū bù rén]	онемение кожи
09-343	肌肤麻木	[jī fū má mù]	онемение кожи
09-344	阴痒	[yīn yǎng]	зуд во влагалище
09-345	神疲	[shén pí]	нервное переутомление
09-346	乏力	[fá lì]	гиподинамия, слабость
09-347	恶心	[ě xīn]	тошнота
09-348	腰软	[yāo ruǎn]	поясничная слабость
09-349	项背拘急	[xiàng bèi jū jí]	спазм затылочной зоны и спины
09-350	耳鸣	[ěr míng]	звон в ушах
09-351	耳聋	[ěr lóng]	глухота
09-352	重听	[zhòng tīng]	тугоухость
09-353	目痒	[mù yǎng]	зуд в глазах
09-354	畏光	[wèi guāng]	светобоязнь, фотофобия
09-355	羞明	[xiū míng]	светобоязнь, фотофобия

编码 номер	中文 китайский язык	拼音 пиньинь	俄文 русский язык
09-356	羞明畏日	[xiū míng wèi rì]	светобоязнь, фотофобия
09-357	目痛	[mù tòng]	боль в глазах
09-358	目眩	[mù xuàn]	рябь в глазах
09-359	冒	[mào]	головокружение, учащенное сердцебиение, транс
09-360	冒眩	[mào xuàn]	головокружение
09-361	视歧	[shì qí]	диплопия
09-362	视物模糊	[shì wù mó hu]	мутное зрение
09-363	目昏	[mù hūn]	мутное зрение
09-364	昏瞀	[hūn mào]	мутное зрение, дисфория
09-365	目涩	[mù sè]	резь в глазах
09-366	目昧	[mù mèi]	мутное зрение
09-367	睛不和	[jīng bù hé]	неравномерное движение глазного яблока
09-368	嗜睡	[shì shuì]	сонливость
09-369	但欲寐	[dàn yù mèi]	сонливость
09-370	多梦	[duō mèng]	частые сновидения
09-371	梦游	[mèng yóu]	лунатизм
09-372	口渴	[kǒu kě]	жажда
09-373	渴不欲饮	[kě bù yù yǐn]	жажда без желания пить
09-374	但欲漱水不欲咽	[dàn yù shù shuǐ bù yù yàn]	держать воду в ротовой полости без желания проглотить
09-375	不欲食	[bù yù shí]	анорексия
09-376	嘿嘿不欲饮食	[mò mò bù yù yǐn shí]	нежелание говорить и принимать пищу
09-377	纳呆	[nà dāi]	анорексия
09-378	纳谷不香	[nà gǔ bù xiāng]	отсутствие удовольствия от приема пищи
09-379	消谷善饥	[xiāo gǔ shàn jī]	булимия

编码 номер	中文 китайский язык	拼音 пиньинь	俄文 русский язык
09-380	饥不欲食	[jī bú yù shí]	ощущение голода с одновременным отсутствием аппетита
09-381	吞食梗塞	[tūn shí gěng sè]	ощущение непроходимости при проглатывании пищи
09-382	口味	[kǒu wèi]	вкус во рту
09-383	口淡	[kǒu dàn]	пресный вкус во рту
09-384	口苦	[kǒu kǔ]	горечь во рту
09-385	口甜	[kǒu tián]	сладкий вкус во рту
09-386	口酸	[kǒu suān]	кислый вкус во рту
09-387	吞酸	[tūn suān]	ощущение кислоты при проглатывании слюны
09-388	吐酸	[tù suān]	кислая регургитация
09-389	口咸	[kǒu xián]	соленый вкус во рту
09-390	口黏腻	[kǒu nián nì]	ощущение липкости во рту
09-391	口麻	[kǒu má]	онемение ротовой полости
09-392	口不仁	[kǒu bù rén]	онемение ротовой полости
09-393	口中和	[kǒu zhōng hé]	нормальная чувствительность ротовой полости
09-394	舌麻	[shé má]	онемение языка
09-395	便秘	[biàn mì]	запор
09-396	大便干燥	[dà biàn gān zào]	сухой стул
09-397	大便硬结	[dà biàn yìng jié]	твердый стул
09-398	便如羊屎	[biàn rú yáng shǐ]	каловые массы по форме напоминающие экскременты овец (тип 1 по Бристольской шкале стула)
09-399	热结旁流	[rè jié páng liú]	диарея с ощущением жара
09-400	便溏	[biàn táng]	частый жидкий стул
09-401	鹜溏	[wù táng]	диарея с каловыми массами черно-зеленого цвета

编码 номер	中文 китайский язык	拼音 пиньинь	俄文 русский язык
09-402	水泻	[shuǐ xiè]	водяная диарея
09-403	泻下如注	[xiè xià rú zhù]	диарея
09-404	自利清水	[zì lì qīng shuǐ]	водянистая диарея
09-405	下利清谷	[xià lì qīng gǔ]	диарея с непереваренными остатками пищи
09-406	完谷不化	[wán gǔ bù huà]	непереваренные остатки пищи в стуле
09-407	溏结不调	[táng jié bù tiáo]	запоры, перемежающиеся с диареей
09-408	便脓血	[biàn nóng xuè]	стул с небольшим наличием крови и гноя
09-409	肠垢	[cháng gòu]	гнилостный кал
09-410	里急	[lǐ jí]	абдоминальная боль, сопровождающаяся спазмом при позыве к дефекации
09-411	里急后重	[lǐ jí hòu zhòng]	тенезмы (ложные болезненные позывы к дефекации)
09-412	泻下不爽	[xiè xià bù shuǎng]	ощущение неоконченной дефекации
09-413	大便滑脱	[dà biàn huá tuō]	энкопрез, недержание кала, непроизвольный стул
09-414	小便黄赤	[xiǎo biàn huáng chì]	темный цвет мочи
09-415	小便频数	[xiǎo biàn pín shuò]	частые позывы к мочеиспусканию
09-416	淋秘	[lín mì]	расстройство мочеиспускания
09-417	小便涩痛	[xiǎo biàn sè tòng]	затрудненное и болезненное мочеиспускание
09-418	小便浑浊	[xiǎo biàn hún zhuó]	мутный цвет мочи
09-419	尿浊	[niào zhuó]	мутный цвет мочи
09-420	小便淋沥	[xiǎo biàn lín lì]	капельное мочеиспускание
09-421	小便失禁	[xiǎo biàn shī jìn]	недержание мочи
09-422	不得前后	[bù dé qián hòu]	расстройство мочеиспускания и дефекации; дизурия и дисхезия

编码 номер	中文 китайский язык	拼音 пиньинь	俄文 русский язык
09-423	白物	[bái wù]	бели
09-424	血精	[xuè jīng]	гематоспермия
09-425	精冷	[jīng lěng]	холодная сперма
09-426	梦交	[mèng jiāo]	эротические сны
09-427	夺血	[duó xuè]	кровопотеря
09-428	失血	[shī xuè]	кровопотеря
09-429	蓄血	[xù xuè]	застой крови, скопление крови
09-430	衄血	[nǜ xuè]	носовое кровотечение
09-431	切诊	[qiē zhěn]	ощупывание пульса и пальпация
09-432	脉诊	[mài zhěn]	пульсовая диагностика
09-433	脉象	[mài xiàng]	характер (картина) пульса, состояние пульса
09-434	二十四脉	[èr shí sì mài]	24 типа пульса
09-435	二十八脉	[ér shí bā mài]	28 типов пульса
09-436	三十脉	[sān shí mài]	30 типов пульсов
09-437	平脉	[píng mài]	ровный пульс, пульс здорового человека
09-438	脉气	[mài qì]	Ци сосудов в пульсе
09-439	脉静	[mài jìng]	спокойный пульс
09-440	胃神根	[wèi shén gēn]	Ци желудка, дух Шэнь и корень пульса, проявления здорового пульса
09-441	脉应四时	[mài yìng sì shí]	соответствие пульсов четыремсезонам
09-442	脉逆四时	[mài nì sì shí]	несоответствие пульсов четырем сезонам
09-443	脉以胃气为本	[mài yǐ wèi qì wéi běn]	желудочная Ци как основа пульса
09-444	脉无胃气	[mài wú wèi qì]	пульс без желудочной Ци
09-445	脉象主病	[mài xiàng zhǔ bìng]	картина пульса, как индикатор заболевания

编码 номер	中文 китайский язык	拼音 пиньинь	俄文 русский язык
09-446	五决	[wǔ jué]	состояние пульсов пяти висцеральных органов
09-447	六变	[liù biàn]	шесть изменений
09-448	五脉	[wǔ mài]	состояние пульсов пяти висцеральных органов
09-449	六脉	[liù mài]	шесть точек биения пульса
09-450	六阴脉	[liù yīn mài]	шесть иньских пульсов; шесть иньских меридианов
09-451	六阳脉	[liù yáng mài]	шесть янских пульсов; шесть янских меридианов
09-452	病脉	[bìng mài]	патологический пульс
09-453	脉暴出	[mài bào chū]	внезапный ритмичный пульс
09-454	参伍	[cān wǔ]	непостоянный пульс
09-455	参伍不调	[cān wǔ bù tiáo]	нерегулярный пульс
09-456	色脉合参	[sè mài hé cān]	комплексный анализ цвета лица и картины пульса
09-457	脉症合参	[mài zhèng hé cān]	комплексный анализ картины пульса и симптоматики
09-458	阴绝	[yīn jué]	истощение Инь
09-459	阳绝	[yáng jué]	истощение Ян
09-460	舍脉从症	[shě mài cóng zhèng]	диагностика по симптоматике и пренебрежение картиной пульса
09-461	舍症从脉	[shě zhèng cóng mài]	диагностика по картине пульса и пренебрежение симптоматикой
09-462	寸口诊法	[cùn kǒu zhěn fǎ]	метод диагностики по точке биения пульса цунь
09-463	寸口	[cùn kǒu]	точка биения пульса цунь
09-464	气口	[qì kǒu]	точка биения пульса ци
09-465	寸关尺	[cùn guān chǐ]	цунь, гуань, ци—три точки биения пульса на запястье

编码 номер	中文 китайский язык	拼音 пиньинь	俄文 русский язык
09-466	三部九候	[sān bù jiǔ hòu]	три зоны и их девять подразделений для прощупывания пульса
09-467	九候	[jiǔ hòu]	девять способов прощупывания пульса
09-468	人迎	[rén yíng]	шейная (сонная) артерия; артерия запястья левой руки; цунь пульс запястья левой руки; точка жэнь-ин (ST 9)
09-469	趺阳脉	[fū yáng mài]	пульс Фу Ян
09-470	反关脉	[fǎn guān mài]	эктопический радиальный пульс
09-471	斜飞脉	[xié fēi mài]	наклонный летящий пульс
09-472	指法	[zhǐ fǎ]	техника диагностики по пульсу пальцем
09-473	指目	[zhǐ mù]	прощупывание пульса кончиком пальцев
09-474	布指	[bù zhǐ]	положение пальца во время пульсовой диагностики
09-475	举按寻	[jǔ àn xún]	касаться, надавливать, искать
09-476	推寻	[tuī xún]	поиск пульса
09-477	单按	[dān àn]	прощупывание пульса одним пальцем
09-478	总按	[zǒng àn]	прощупывание пульса тремя пальцами
09-479	五十动	[wǔ shí dòng]	пятьдесят пульсаций
09-480	正常脉象	[zhèng cháng mài xiàng]	нормальное состояние пульса
09-481	夏应中矩	[xià yīng zhòng jǔ]	полный пульс в летний период
09-482	春应中规	[chūn yīng zhòng guī]	гладкий пульс в весенний период
09-483	冬应中权	[dōng yīng zhòng quán]	глубокий пульс в зимний период
09-484	秋应中衡	[qiū yīng zhòng héng]	ровный пульс в осенний период
09-485	脉舍神	[mài shè shén]	сосуды хранят дух Шэнь

编码 номер	中文 китайский язык	拼音 пиньинь	俄文 русский язык
09-486	浮脉	[fú mài]	поверхностный пульс Фу Май
09-487	散脉	[sǎn mài]	рассеянный пульс Сань Май, рассеивающийся пульс Сань Май
09-488	芤脉	[kōu mài]	пустой «луковый» пульс Коу Май
09-489	沉脉	[chén mài]	глубокий пульс Чэнь Май
09-490	伏脉	[fú mài]	скрытый пульс Фу Май
09-491	牢脉	[láo mài]	крепкий (скрытый) пульс Лао Май
09-492	迟脉	[chí mài]	замедленный пульс Чи Май
09-493	缓脉	[huǎn mài]	умеренный пульс Хуань Май, смягчающий пульс
09-494	数脉	[shuò mài]	умеренно частый пульс Шо Май
09-495	疾脉	[jí mài]	быстрый пульс Цзи Май
09-496	洪脉	[hóng mài]	наводняющий пульс Хун Май
09-497	细脉	[xì mài]	тонкий пульс Си Май
09-498	长脉	[cháng mài]	длинный пульс Чан Май
09-499	短脉	[duǎn mài]	короткий пульс Дуань Май
09-500	虚脉	[xū mài]	пульс типа недостатка, пустой пульс Сюй Май
09-501	弱脉	[ruò mài]	слабый пульс Жо Май
09-502	微脉	[wēi mài]	очень слабый и поверхностный пульс Вэй Май, крошечный пульс Вэй Май
09-503	实脉	[shí mài]	пульс типа избытка, полный пульс Ши Май
09-504	滑脉	[huá mài]	скользкий пульс Хуа Май
09-505	动脉	[dòng mài]	движущийся пульс Дун Май
09-506	涩脉	[sè mài]	вязкий пульс Сэ Май, скребущий пульс

编码 номер	中文 китайский язык	拼音 пиньинь	俄文 русский язык
09-507	弦脉	[xián mài]	струнный пульс Сянь Май
09-508	紧脉	[jǐn mài]	тугой (напряженный) пульс Цзинь Май
09-509	革脉	[gé mài]	кожаный пульс Гэ Май
09-510	濡脉	[rú mài]	мягкий (влажный) пульс Жу Май
09-511	歇止脉	[xiē zhǐ mài]	прерывистый пульс
09-512	结脉	[jié mài]	нерегулярный прерывистый пульс, связанный пульс
09-513	代脉	[dài mài]	регулярный прерывистый пульс, аритмичный пульс
09-514	促脉	[cù mài]	нерегулярный ускоренный пульс, давящий пульс
09-515	脉脱	[mài tuō]	потеря пульса
09-516	阳微阴弦	[yáng wēi yīn xián]	очень слабый и поверхностный пульс Ян и струнный пульс Инь
09-517	纵	[zòng]	вертикаль
09-518	横	[héng]	горизонталь
09-519	怪脉	[guài mài]	странный (ненормальный) пульс
09-520	十怪脉	[shí guài mài]	десять странных (ненормальных) разновидностей пульса
09-521	七怪脉	[qī guài mài]	семь странных (ненормальных) разновидностей пульса
09-522	真脏脉	[zhēn zàng mài]	истощенные пульсы внутренних органов
09-523	离经脉	[lí jīng mài]	патологически замедленный или ускоренный пульс
09-524	麻促脉	[mà cù mài]	нерегулярный ускоренный пульс
09-525	转豆脉	[zhuǎn dòu mài]	пульс перекатывающейся фасолины

编码 номер	中文 китайский язык	拼音 пиньинь	俄文 русский язык
09-526	偃刀脉	[yǎn dāo mài]	пульс «перевернутый вверх лезвием нож»
09-527	弹石脉	[tán shí mài]	пульс удар камня
09-528	解索脉	[jiě suǒ mài]	пульс развязывание узла веревки
09-529	屋漏脉	[wū lòu mài]	пульс протекающая крыша
09-530	虾游脉	[xiā yóu mài]	пульс быстрая креветка
09-531	鱼翔脉	[yú xiáng mài]	пульс плавающая рыба
09-532	釜沸脉	[fǔ fèi mài]	пульс подъем пузырька воздуха
09-533	雀啄脉	[què zhuó mài]	пульс клевание воробья
09-534	六脉垂绝	[liù mài chuí jué]	шесть точек биения пульса (на запястьях) на смертном одре
09-535	诊尺肤	[zhěn chǐ fū]	диагностика чифу (пальпация кожи предплечья)
09-536	诊虚里	[zhěn xū lǐ]	диагностика (пальпация) области сюй-ли, зоны верхушечного сердечного толчка под левой грудью
09-537	手足心热	[shǒu zú xīn rè]	ощущение жара с в ладонях и стопах
09-538	手背热	[shǒu bèi rè]	ощущение жара в тыльной стороне ладони
09-539	手足厥冷	[shǒu zú jué lěng]	холодные руки и ноги
09-540	手足逆冷	[shǒu zú nì lěng]	холодные руки и ноги
09-541	四肢逆冷	[sì zhī nì lěng]	холодные верхние и нижние конечности
09-542	四逆	[sì nì]	холодные верхние и нижние конечности
09-543	厥逆	[jué nì]	холодные верхние и нижние конечности; сильная боль в горле и животе

编码 номер	中文 китайский язык	拼音 пиньинь	俄文 русский язык
09-544	厥逆无脉	[jué nì wú mài]	холодные верхние и нижние конечности при слабо прощупываемом пульсе
09-545	腧穴压痛点	[shù xué yā tòng diǎn]	акупунктурные точки, болезненные при надавливании
09-546	经络腧穴按诊	[jīng luò shù xué àn zhěn]	пальпация по ходу меридианов и акупунктурных точкек
09-547	腹诊	[fù zhěn]	пальпация живота

10 辨 证

Дифференциация синдромов

编码 номер	中文 китайский язык	拼音 пиньинь	俄文 русский язык
10-001	证	[zhèng]	симптом, признак заболевания
10-002	证候	[zhèng hòu]	симптом болезни, признак заболевания
10-003	证型	[zhèng xíng]	тип синдрома
10-004	顺证	[shùn zhèng]	благоприятный синдром
10-005	逆证	[nì zhèng]	неблагоприятный синдром
10-006	经络辨证	[jīng luò biàn zhèng]	дифференциация синдромов каналов и колатеральных сосудов
10-007	循经性疼痛	[xún jīng xìng téng tòng]	канальная боль
10-008	八纲辨证	[bā gāng biàn zhèng]	дифференциальная диагностика на основе восьми принципов
10-009	二纲六变	[èr gāng liù biàn]	два принципа и восемь изменений
10-010	八纲	[bā gāng]	восемь принципов
10-011	表里辨证	[biǎo lǐ biàn zhèng]	дифференциация внутренних и внешних синдромов
10-012	表证	[biǎo zhèng]	внешний синдром, поверхностный синдром
10-013	表寒证	[biǎo hán zhèng]	синдром поверхностного холода
10-014	表热证	[biǎo rè zhèng]	синдром поверхностного жара
10-015	表虚证	[biǎo xū zhèng]	синдром поверхностной недостаточности
10-016	表实证	[biǎo shí zhèng]	синдром поверхностной избыточности

编码 номер	中文 китайский язык	拼音 пиньинь	俄文 русский язык
10-017	风寒表实证	[fēng hán biǎo shí zhèng]	поверхностный избыточный синдром ветра и холода
10-018	风寒表虚证	[fēng hán biǎo xū zhèng]	поверхностный недостаточный синдром ветра и холода
10-019	风热犯表证	[fēng rè fàn biǎo zhèng]	поверхностный синдром ветра и жара
10-020	暑湿袭表证	[shǔ shī xí biǎo zhèng]	синдром сырости летнего зноя, атакующий поверхностное
10-021	风湿袭表证	[fēng shī xí biǎo zhèng]	синдром ветра и сырости, атакующий поверхностное
10-022	里证	[lǐ zhèng]	эндогенный синдром, внутренний синдром
10-023	里寒证	[lǐ hán zhèng]	синдром эндогенного холода
10-024	里热证	[lǐ rè zhèng]	синдром эндогенного жара
10-025	里虚证	[lǐ xū zhèng]	эндогенный синдром недостаточности
10-026	里实证	[lǐ shí zhèng]	эндогенный избыточный синдром
10-027	半表半里证	[bàn biǎo bàn lǐ zhèng]	наполовину поверхностный и наполовину эндогенный синдром
10-028	表实里虚证	[biǎo shí lǐ xū zhèng]	поверхностный избыточный и эндогенный недостаточный синдром
10-029	表虚里实证	[biǎo xū lǐ shí zhèng]	поверхностный недостаточный и эндогенный избыточный синдром
10-030	表寒里热证	[biǎo hán lǐ rè zhèng]	синдром поверхностного холода и эндогенного жара
10-031	表热里寒证	[biǎo rè lǐ hán zhèng]	синдром поверхностного жара и эндогенного холода
10-032	表里俱虚证	[biǎo lǐ jù xū zhèng]	синдром экзогенно-эндогенной недостаточности
10-033	表里俱实证	[biǎo lǐ jù shí zhèng]	синдром экзогенно-эндогенной избыточности

编码 номер	中文 китайский язык	拼音 пиньинь	俄文 русский язык
10-034	表里俱寒证	[biǎo lǐ jù hán zhèng]	синдром экзогенно-эндогенного холода
10-035	表里俱热证	[biǎo lǐ jù rè zhèng]	синдром экзогенно-эндогенного жара
10-036	寒热辨证	[hán rè biàn zhèng]	дифференциация синдромов холода и синдромов жара
10-037	寒证	[hán zhèng]	синдром холода
10-038	热证	[rè zhèng]	синдром жара
10-039	真寒假热证	[zhēn hán jiǎ rè zhèng]	синдром истинного холода и ложного жара
10-040	真热假寒证	[zhēn rè jiǎ hán zhèng]	синдром истинного жара и ложного холода
10-041	上寒下热证	[shàng hán xià rè zhèng]	синдром холода вверху и жара внизу
10-042	上热下寒证	[shàng rè xià hán zhèng]	синдрром жара вверху и холода внизу
10-043	寒格	[hán gé]	скопление холода
10-044	寒	[hán]	холод
10-045	虚实辨证	[xū shí biàn zhèng]	дифференциация синдромов недостаточности и избыточности
10-046	虚证	[xū zhèng]	синдром недостаточности (пустоты)
10-047	实证	[shí zhèng]	синдром избыточности (полноты)
10-048	真虚假实证	[zhēn xū jiǎ shí zhèng]	синдром истинной недостаточности и ложной избыточности
10-049	真实假虚证	[zhēn shí jiǎ xū zhèng]	синдром истинной избыточности и ложной недостаточности
10-050	精气亏虚证	[jīng qì kuī xū zhèng]	синдром недостаточности Цзин Ци
10-051	阴阳辨证	[yīn yáng biàn zhèng]	дифференциация синдромов Инь Ян
10-052	阴证	[yīn zhèng]	синдром Инь

编码 номер	中文 китайский язык	拼音 пиньинь	俄文 русский язык
10-053	阳证	[yáng zhèng]	синдром Ян
10-054	阳虚证	[yáng xū zhèng]	синдром недостаточности Ян
10-055	阳虚气滞证	[yáng xū qì zhì zhèng]	синдром недостаточности Ян и застоя Ци
10-056	阳虚湿阻证	[yáng xū shī zǔ zhèng]	синдром недостаточности Ян и скопления сырости
10-057	阳虚水泛证	[yáng xū shuǐ fàn zhèng]	синдром астенического Ян и удержания воды
10-058	阳虚痰凝证	[yáng xū tán níng zhèng]	синдром астенического Ян и скопления (застывания) флегмы
10-059	阳虚寒凝证	[yáng xū hán níng zhèng]	синдром астенического Ян и скопления (застывания) холода
10-060	阳虚外感证	[yáng xū wài gǎn zhèng]	синдром астенического Ян и воздействие внешнего патогена
10-061	阴虚证	[yīn xū zhèng]	синдром недостаточности Инь
10-062	阴虚阳亢证	[yīn xū yáng kàng zhèng]	синдром астенического Инь и гиперактивности Ян
10-063	阴虚火旺证	[yīn xū huǒ wàng zhèng]	синдром астенического Инь и гиперактивного огня
10-064	阴虚内热证	[yīn xū nèi rè zhèng]	синдром астенического Инь и эндогенного жара
10-065	阴虚动血证	[yīn xū dòng xuè zhèng]	синдром недостаточности Инь и кровотечение
10-066	阴虚津亏证	[yīn xū jīn kuī zhèng]	синдром недостаточности Инь и иссушения жидкостей организма
10-067	阴虚外感证	[yīn xū wài gǎn zhèng]	синдром недостаточности Инь и воздействие внешнего патогена
10-068	阴虚湿热证	[yīn xū shī rè zhèng]	синдром недостаточности Инь и сырого жара
10-069	阴虚鼻窍失濡证	[yīn xū bí qiào shī rú zhèng]	синдром недостаточности Инь и сухость носовой полости

编码 номер	中文 китайский язык	拼音 пиньинь	俄文 русский язык
10-070	阴虚水停证	[yīn xū shuǐ tíng zhèng]	синдром недостаточности Инь и задержка жидкости в организме
10-071	阴虚血瘀证	[yīn xū xuè yū zhèng]	синдром недостаточности Инь и застой крови
10-072	阴血亏虚证	[yīn xuè kuī xū zhèng]	синдром недостаточности Инь и крови
10-073	阴阳两虚证	[yīn yáng liǎng xū zhèng]	синдром недостаточности Инь и Ян
10-074	亡阴证	[wáng yīn zhèng]	синдром гибели Инь
10-075	亡阳证	[wáng yáng zhèng]	синдром гибели Ян
10-076	阴盛格阳证	[yīn shèng gé yáng zhèng]	синдром гиперактивности Инь и подавления Ян
10-077	阴损及阳证	[yīn sǔn jí yáng zhèng]	синдром повреждения Инь, воздействующий на Ян
10-078	阳损及阴证	[yáng sǔn jí yīn zhèng]	синдром повреждения Ян, воздействующий на Инь
10-079	阴竭阳脱证	[yīn jié yáng tuō zhèng]	синдром истощения Инь и упадка Ян
10-080	证候相兼	[zhèng hòu xiāng jiān]	проявление противоположных синдромов
10-081	外寒里热证	[wài hán lǐ rè zhèng]	синдром экзогенного холода и эндогенного жара
10-082	证候错杂	[zhèng hòu cuò zá]	сложный синдром
10-083	证候真假	[zhèng hòu zhēn jiǎ]	истинный и ложный синдром
10-084	病因辨证	[bìng yīn biàn zhèng]	дифференциация причины заболевания
10-085	外风证	[wài fēng zhèng]	синдром экзогенного ветра
10-086	中风病	[zhòng fēng bìng]	апоплексия, кровоизлияние в мозг; повреждение ветром
10-087	风中经络证	[fēng zhòng jīng luò zhèng]	синдром вторжения ветра в меридианы и коллатеральные сосуды

编码 номер	中文 китайский язык	拼音 пиньинь	俄文 русский язык
10-088	风胜行痹证	[fēng shèng xíng bì zhèng]	синдром преобладания ветра и артралгия
10-089	风寒袭喉证	[fēng hán xí hóu zhèng]	синдром ветра и холода, атакующих горло
10-090	风寒犯鼻证	[fēng hán fàn bí zhèng]	синдром вторжения ветра и холода в нос
10-091	风寒犯头证	[fēng hán fàn tóu zhèng]	синдром вторжения ветра и холода в голову
10-092	风寒袭络证	[fēng hán xí luò zhèng]	синдром ветра и холода, атакующих коллатеральные сосуды
10-093	风热侵喉证	[fēng rè qīn hóu zhèng]	синдром вторжения ветра и жара в горло
10-094	风热犯鼻证	[fēng rè fàn bī zhèng]	синдром вторжения ветра и жара в нос
10-095	风热犯耳证	[fēng rè fàn ěr zhèng]	синдром вторжения ветра и жара в уши
10-096	风热犯头证	[fēng rè fàn tóu zhèng]	синдром вторжения ветра и жара в голову
10-097	风火攻目证	[fēng huǒ gōng mù zhèng]	синдром вторжения ветра и огня в глаза
10-098	风湿凌目证	[fēng shī líng mù zhèng]	синдром вторжения ветра и сырости в глаза
10-099	风湿犯头证	[fēng shī fàn tóu zhèng]	синдром вторжения ветра и сырости в голову
10-100	头风	[tóu fēng]	ветер головы
10-101	实寒证	[shí hán zhèng]	синдром избыточного холода
10-102	中寒证	[zhōng hán zhèng]	синдром вторжения холода
10-103	寒胜痛痹证	[hán shèng tòng bì zhèng]	синдром преобладания холода и артралгия
10-104	寒凝血瘀证	[hán níng xuè yū zhèng]	синдром застывания холода и застоя крови

编码 номер	中文 китайский язык	拼音 пиньинь	俄文 русский язык
10-105	暑证	[shǔ zhèng]	синдром летнего зноя
10-106	暑闭气机证	[shǔ bì qì jī zhèng]	синдром летней жары и блокада пружины Ци
10-107	暑热动风证	[shǔ rè dòng fēng zhèng]	синдром жара летнего зноя и движения ветра
10-108	暑热证	[shǔ rè zhèng]	синдром жара летнего зноя
10-109	暑湿证	[shǔ shī zhèng]	синдром сырости летнего зноя
10-110	暑兼寒湿证	[shǔ jiān hán shī zhèng]	синдром сочетания холода и сырости вследствие летнего зноя
10-111	暑湿困阻中焦证	[shǔ shī kùn zǔ zhōng jiāo zhèng]	синдром скопления сырости летнего зноя в срезнем цзяо
10-112	暑伤津气证	[shǔ shāng jīn qì zhèng]	синдром повреждения жидкостей организма и Ци летним зноем
10-113	湿证	[shī zhèng]	синдром сырости
10-114	湿胜着痹证	[shī shèng zhuó bì zhèng]	синдром преобладания сырости и артралгия
10-115	寒湿内阻证	[hán shī nèi zǔ zhèng]	синдром скопления холода и сырости внутри
10-116	寒湿发黄证	[hán shī fā huáng zhèng]	синдром желтухи холода и сырости
10-117	湿热蒸舌证	[shī rè zhēng shé zhèng]	синдром сырого жара, испаряющийся на язык
10-118	湿热蒸口证	[shī rè zhēng kǒu zhèng]	синдром сырого жара, испаряющийся в ротовую полость
10-119	湿热犯耳证	[shī rè fàn ěr zhèng]	синдром сырого жара, атакующего ухо
10-120	湿热发黄证	[shī rè fā huáng zhèng]	синдром желтухи сырого жара
10-121	外燥证	[wài zào zhèng]	синдром экзогенной сухости
10-122	内燥证	[nèi zào zhèng]	синдром эндогенной сухости
10-123	火热证	[huǒ rè zhèng]	синдром огня и жара

编码 номер	中文 китайский язык	拼音 пиньинь	俄文 русский язык
10-124	实热证	[shí rè zhèng]	синдром избыточного жара
10-125	热邪阻痹证	[rè xié zǔ bì zhèng]	синдром артралгии застоя жара
10-126	风热疫毒证	[fēng rè yì dú zhèng]	синдром ветра, жара и эпидемические патогенные факторы
10-127	毒证	[dú zhèng]	синдром токсинов
10-128	风毒证	[fēng dú zhèng]	синдром ветра и токсинов
10-129	火毒证	[huǒ dú zhèng]	синдром огня и токсинов
10-130	阴毒证	[yīn dú zhèng]	синдром Инь и токсинов
10-131	毒火攻唇证	[dú huǒ gōng chún zhèng]	синдром токсинов и огня, атакующих губы
10-132	热毒攻舌证	[rè dú gōng shé zhèng]	синдром жара и токсинов, атакующих язык
10-133	热毒攻喉证	[rè dú gōng hóu zhèng]	синдром жара и токсинов, атакующих горло
10-134	瘟毒下注证	[wēn dú xià zhù zhèng]	синдром опускания вниз эпидемических токсинов
10-135	湿热毒蕴证	[shī rè dú yùn zhèng]	синдром скопления сырости, жара и токсинов
10-136	风火热毒证	[fēng huǒ rè dú zhèng]	синдром ветра, огня, жара и токсинов
10-137	五善	[wǔ shàn]	пять благоприятных признаков
10-138	七恶	[qī è]	семь неблагоприятных факторов
10-139	走黄	[zǒu huáng]	карбункулы при заражении крови
10-140	内陷	[nèi xiàn]	вторжение внутрь
10-141	虚陷	[xū xiàn]	астеническое вторжение
10-142	火陷	[huǒ xiàn]	вторжение огня
10-143	干陷	[gān xiàn]	вторжение сухости
10-144	火毒内陷证	[huǒ dú nèi xiàn zhèng]	синдром вторжения огня и токсинов
10-145	蛇毒内攻证	[shé dú nèi gōng zhèng]	синдром вторжения змеиного яда

编码 номер	中文 китайский язык	拼音 пиньинь	俄文 русский язык
10-146	脓证	[nóng zhèng]	синдром нагноения
10-147	食积证	[shí jī zhèng]	синдром застоя пиши
10-148	虫积证	[chóng jī zhèng]	синдром паразитарной инвазии
10-149	虫积化疳证	[chóng jī huà gān zhèng]	синдром паразитарной инвазии и гельминтоз
10-150	石阻证	[shí zǔ zhèng]	синдром загромождения камнями
10-151	外伤目络证	[wài shāng mù luò zhèng]	синдром внешних травм и повреждений глазных коллатералей
10-152	伤损筋骨证	[shāng sǔn jīn gǔ zhèng]	синдром повреждения сухожилий и костей
10-153	气血辨证	[qì xuè biàn zhèng]	дифференциальный синдром Ци и крови
10-154	气血两虚证	[qì xuè liǎng xū zhèng]	синдром недостаточности Ци и крови
10-155	内闭外脱证	[nèi bì wài tuō zhèng]	синдром внутреннего преграждения и внешнего коллапса
10-156	气虚证	[qì xū zhèng]	синдром недостаточности Ци
10-157	气陷证	[qì xiàn zhèng]	синдром провала Ци
10-158	气脱证	[qì tuō zhèng]	синдром коллапса Ци
10-159	气虚血瘀证	[qì xū xuè yū zhèng]	синдром недостаточности Ци и застоя крови
10-160	气阴亏虚证	[qì yīn kuī xū zhèng]	синдром недостаточности Ци и Инь
10-161	气虚外感证	[qì xū wài gǎn zhèng]	синдром недостаточности Ци и поражения внешними патогенными факторами
10-162	气虚水停证	[qì xū shuǐ tíng zhèng]	синдром недостаточности Ци и задержки воды
10-163	气虚湿阻证	[qì xū shī zǔ zhèng]	синдром недостаточности Ци и преграждения сырости
10-164	气虚发热证	[qì xū fā rè zhèng]	синдром недостаточности Ци и лихорадка

编码 номер	中文 китайский язык	拼音 пиньинь	俄文 русский язык
10-165	气虚鼻窍失充证	[qì xū bí qiào shī chōng zhèng]	синдром недостаточности Ци и потеря обоняния
10-166	气虚耳窍失充证	[qì xū ěr qiào shī chōng zhèng]	синдром недостаточности Ци и потеря слуха
10-167	气不摄血证	[qì bù shè xuè zhèng]	потеря контроля Ци над кровью
10-168	气随血脱证	[qì suí xuè tuō zhèng]	синдром кровопотери с последующим истощением Ци
10-169	气滞证	[qì zhì zhèng]	синдром застоя Ци
10-170	气闭证	[qì bì zhèng]	синдром блокады Ци
10-171	气逆证	[qì nì zhèng]	синдром обратного течения Ци
10-172	气滞血瘀证	[qì zhì xuè yū zhèng]	синдром застоя Ци и крови
10-173	气滞痰凝咽喉证	[qì zhì tán níng yān hóu zhèng]	синдром застоя Ци и сдавливания горла мокротой
10-174	血虚证	[xuè xū zhèng]	синдром недостаточности крови
10-175	血虚风燥证	[xuè xū fēng zào zhèng]	синдром недостаточности крови и сухости и ветра
10-176	血虚寒凝证	[xuè xū hán níng zhèng]	синдром недостаточности крови и застывания холода
10-177	血虚夹瘀证	[xuè xū jiā yū zhèng]	синдром недостаточности крови, совмещенный с застоем
10-178	血脱证	[xuè tuō zhèng]	синдром коллапса крови
10-179	血瘀证	[xuè yū zhèng]	синдром застоя крови
10-180	血瘀舌下证	[xuè yū shé xià zhèng]	синдром застоя подъязычной крови
10-181	瘀血犯头证	[yū xuè fàn tóu zhèng]	синдром застоя крови, вторгающийся в голову
10-182	血瘀风燥证	[xuè yū fēng zào zhèng]	синдром застоя крови, ветра и сухости
10-183	血瘀水停证	[xuè yū shuǐ tíng zhèng]	синдром застоя крови и задержки воды

编码 номер	中文 китайский язык	拼音 пиньинь	俄文 русский язык
10-184	外伤瘀滞证	[wài shāng yū zhì zhèng]	синдром травматического застоя крови и Ци
10-185	血热证	[xuè rè zhèng]	синдром жара крови
10-186	血寒证	[xuè hán zhèng]	синдром холода крови
10-187	津液辨证	[jīn yè biàn zhèng]	дифференциация синдромов жидкостей Цзинь E
10-188	津伤证	[jīn shāng zhèng]	синдром повреждения жидкостей Цзинь
10-189	津气亏虚证	[jīn qì kuī xū zhèng]	синдром недостаточности жидкостей организма и Ци
10-190	气滞水停证	[qì zhì shuǐ tíng zhèng]	синдром застоя Ци и задержки воды
10-191	液脱证	[yè tuō zhèng]	синдром потери жидкостей организма
10-192	痰证	[tán zhèng]	синдром флегмы
10-193	湿痰证	[shī tán zhèng]	синдром сырости-флегмы
10-194	脓痰证	[nóng tán zhèng]	синдром гнойной флегмы
10-195	瘀痰证	[yū tán zhèng]	синдром застоя флегмы
10-196	燥痰证	[zào tán zhèng]	синдром сухости-флегмы
10-197	热痰证	[rè tán zhèng]	синдром жара-флегмы
10-198	寒痰证	[hán tán zhèng]	синдром холода-флегмы
10-199	风痰证	[fēng tán zhèng]	синдром ветра-флегмы
10-200	痰湿犯耳证	[tán shī fàn ěr zhèng]	синдром вторжения сырости-флегмы в уши
10-201	痰浊犯头证	[tán zhuó fàn tóu zhèng]	синдром вторжения мутной флегмы в голову
10-202	痰核留结证	[tán hé liú jié zhèng]	синдром застоя плотной флегмы
10-203	痰热动风证	[tán rè dòng fēng zhèng]	синдром флегмы-жара и движущегося ветра
10-204	痰热内闭证	[tán rè nèi bì zhèng]	синдром внутренней блокады флегмы-жара

编码 номер	中文 китайский язык	拼音 пиньинь	俄文 русский язык
10-205	痰热内扰证	[tán rè nèi rǎo zhèng]	синдром внутреннего беспокойства флегмы-жара
10-206	痰气互结证	[tán qì hù jié zhèng]	синдром флегмы и Ци
10-207	饮证	[yǐn zhèng]	синдром сохранения жидкости
10-208	留饮	[liú yǐn]	синдром постоянного сохранения жидкости
10-209	微饮	[wēi yǐn]	синдром слабого сохранения жидкости
10-210	水停证	[shuǐ tíng zhèng]	синдром задержки жидкости
10-211	津液亏虚证	[jīn yè kuī xū zhèng]	синдром недостаточности жидкостей Цзинь Е
10-212	脏腑辨证	[zàng fǔ biàn zhèng]	синдром дифференциации внутренних цзан фу органов
10-213	心病辨证	[xīn bìng biàn zhèng]	синдром дифференциации сердечных заболеваний
10-214	心阴虚证	[xīn yīn xū zhèng]	синдром недостаточности сердечной Инь
10-215	心阳虚证	[xīn yáng xū zhèng]	синдром недостаточности сердечной Ян
10-216	心阳虚脱证	[xīn yáng xū tuō zhèng]	синдром коллапса сердечной Ян
10-217	心气虚证	[xīn qì xū zhèng]	синдром недостаточности сердечной Ци
10-218	心血虚证	[xīn xuè xū zhèng]	синдром недостаточности крови сердца
10-219	心气血两虚证	[xīn qì xuè liǎng xū zhèng]	синдром недостаточности Ци и крови сердца
10-220	心火亢盛证	[xīn huǒ kàng shèng zhèng]	синдром гиперактивности огня сердца
10-221	心火上炎证	[xīn huǒ shàng yán zhèng]	синдром пылающего огня сердца вверх

编码 номер	中文 китайский язык	拼音 пиньинь	俄文 русский язык
10-222	心脉痹阻证	[xīn mài bì zǔ zhèng]	синдром блокады сосудов сердца
10-223	热扰心神证	[rè rǎo xīn shén zhèng]	синдром воздействия жара на дух Шэнь сердца
10-224	痰蒙心神证	[tán méng xīn shén zhèng]	синдром обволакивания духа Шэнь сердца флегмой
10-225	痰火扰神证	[tán huǒ rǎo shén zhèng]	синдром воздействия флегмы и огня на дух Шэнь
10-226	瘀阻脑络证	[yū zǔ nǎo luò zhèng]	синдром застоя крови в коллатералях мозга
10-227	气闭神厥证	[qì bì shén jué zhèng]	синдром застоя Ци и обморок
10-228	饮停心包证	[yǐn tíng xīn bāo zhèng]	синдром застоя жидкости в перикарде
10-229	血轮虚热证	[xuè lún xū rè zhèng]	синдром астенического жара колеса Крови
10-230	血轮实热证	[xuè lún shí rè zhèng]	синдром избыточного жара колеса Крови
10-231	心移热小肠证	[xīn yí rè xiǎo cháng zhèng]	синдром перемещения огня сердца к тонкому кишечнику
10-232	类中风	[lèi zhòng fēng]	синдром вторжения ветра
10-233	肺病辨证	[fèi bìng biàn zhèng]	синдром дифференциации заболеваний легких
10-234	肺气虚证	[fèi qì xū zhèng]	синдром недостаточности Ци легких
10-235	卫表不固证	[wèi biǎo bù gù zhèng]	синдром нестабильности защитной Ци
10-236	肺阴虚证	[fèi yīn xū zhèng]	синдром недостаточности Инь легких
10-237	阴虚咽喉失濡证	[yīn xū yān hóu shī rú zhèng]	синдром недостаточности Инь легких и сухость горла
10-238	肺阳虚证	[fèi yáng xū zhèng]	синдром недостаточности Ян легких
10-239	肺风痰喘	[fèi fēng tán chuǎn]	синдром ветра-флегмы легких

编码 номер	中文 китайский язык	拼音 пиньинь	俄文 русский язык
10-240	肺热炽盛证	[fèi rè chì shèng zhèng]	синдром интенсивного жара легких
10-241	风寒犯肺证	[fēng hán fàn fèi zhèng]	синдром атаки легких ветром-холодом
10-242	风热犯肺证	[fēng rè fàn fèi zhèng]	синдром атаки легких ветром-жаром
10-243	寒痰阻肺证	[hán tán zǔ fèi zhèng]	синдром застоя холода-флегмы в легких
10-244	燥邪犯肺证	[zào xié fàn fèi zhèng]	синдром атаки легких патогенной сухостью
10-245	痰热壅肺证	[tán rè yōng fèi zhèng]	синдром застоя флегмы-жара в легких
10-246	饮停胸胁证	[yǐn tíng xiōng xié zhèng]	синдром застоя жидкости в груди и подреберье
10-247	风水相搏证	[fēng shuǐ xiāng bó zhèng]	синдром борьбы ветра и воды
10-248	暑伤肺络证	[shǔ shāng fèi luò zhèng]	синдром повреждения коллатералей легких летним зноем
10-249	热毒闭肺证	[rè dú bì fèi zhèng]	синдром преграждения легких жаром и токсинами
10-250	肺燥肠闭证	[fèi zào cháng bì zhèng]	синдром сухости легких и преграждение кишечника (запор)
10-251	气轮阴虚证	[qì lún yīn xū zhèng]	синдром недостаточности Инь колеса Ци
10-252	气轮风热证	[qì lún fēng rè zhèng]	синдром ветра-жара колеса Ци
10-253	气轮湿热证	[qì lún shī rè zhèng]	синдром сырости-жара колеса Ци
10-254	气轮血瘀证	[qì lún xuè yū zhèng]	синдром застоя крови колеса Ци
10-255	脾病辨证	[pí bìng biàn zhèng]	синдром дифференциации заболеваний селезенки
10-256	胃肠病辨证	[wèi cháng bìng biàn zhèng]	синдром дифференциации заболеваний желудка и кишечника

编码 номер	中文 китайский язык	拼音 пиньинь	俄文 русский язык
10-257	脾气虚证	[pí qì xū zhèng]	синдром недостаточности Ци селезенки
10-258	脾气不固证	[pí qì bù gù zhèng]	синдром нестабильности Ци селезенки
10-259	脾虚气陷证	[pí xū qì xiàn zhèng]	синдром недостаточности селезенки и проваливание Ци
10-260	清阳不升证	[qīng yáng bù shēng zhèng]	синдром неспособности чистой Ян к восхождению
10-261	脾虚动风证	[pí xū dòng fēng zhèng]	синдром недостаточности селезенки и движение ветра
10-262	脾虚水泛证	[pí xū shuǐ fàn zhèng]	синдром недостаточности селезенки и распространение воды
10-263	脾阳虚证	[pí yáng xū zhèng]	синдром недостаточности Ян селезенки
10-264	湿热蕴脾证	[shī rè yùn pí zhèng]	синдром скопления сырости-жара селезенки
10-265	寒湿困脾证	[hán shī kùn pí zhèng]	синдром воздействия холода-сырости на селезенку
10-266	脾不统血证	[pí bù tǒng xuè zhèng]	синдром нарушения функции селезенки к контролю крови
10-267	胃气虚证	[wèi qì xū zhèng]	синдром недостаточности Ци желудка
10-268	胃阴虚证	[wèi yīn xū zhèng]	синдром недостаточности Инь желудка
10-269	胃阳虚证	[wèi yáng xū zhèng]	синдром недостаточности Ян желудка
10-270	胃热炽盛证	[wèi rè chì shèng zhèng]	синдром гиперактивности жара желудка
10-271	胃火燔龈证	[wèi huǒ fán yín zhèng]	синдром огня желудка, обжигающего десны

编码 номер	中文 китайский язык	拼音 пиньинь	俄文 русский язык
10-272	湿热蒸齿证	[shī rè zhēng chǐ zhèng]	синдром сырости-жара, испаряющегося на зубы
10-273	瘀阻胃络证	[yū zǔ wèi luò zhèng]	синдром застоя коллатералей желудка
10-274	脾胃不和证	[pí wèi bù hé zhèng]	синдром дисгармонии селезенки и желудка
10-275	脾胃阴虚证	[pí wèi yīn xū zhèng]	синдром недостаточности Инь селезенки и желудка
10-276	虫积肠道证	[chóng jī cháng dào zhèng]	синдром паразитарной болезни кишечника
10-277	肠热腑实证	[cháng rè fǔ shí zhèng]	синдром жара кишечника и гиперактивность фу органов
10-278	肠道湿热证	[cháng dào shī rè zhèng]	синдром сырости-жара кишечника
10-279	血虚肠燥证	[xuè xū cháng zào zhèng]	синдром недостаточности крови и сухости кишечника
10-280	肠燥津亏证	[cháng zào jīn kuī zhèng]	синдром сухости кишечника и иссушение жидкостей организма
10-281	饮留胃肠证	[yǐn liú wèi cháng zhèng]	синдром постоянного сохранения жидкости желудка и кишечника
10-282	胃肠气滞证	[wèi cháng qì zhì zhèng]	синдром застоя Ци желудка и кишечника
10-283	寒滞胃肠证	[hán zhì wèi cháng zhèng]	синдром застоя холода в желудке и кишечнике
10-284	肉轮气虚证	[ròu lún qì xū zhèng]	синдром недостаточности Ци колеса Мышц
10-285	肉轮血虚证	[ròu lún xuè xū zhèng]	синдром недостаточности крови колеса Мышц
10-286	肉轮血瘀证	[ròu lún xuè yū zhèng]	синдром застоя крови колеса Мышц
10-287	肉轮风热证	[ròu lún fēng rè zhèng]	синдром ветра-жара колеса Мышц
10-288	肉轮湿热证	[ròu lún shī rè zhèng]	синдром сырого жара колеса Мышц

编码 номер	中文 китайский язык	拼音 пиньинь	俄文 русский язык
10-289	肝胆病辨证	[gān dǎn bìng biàn zhèng]	синдром дифференциации заболеваний печени и желчного пузыря
10-290	肝阴虚证	[gān yīn xū zhèng]	синдром недостаточности Инь печени
10-291	肝阳上亢证	[gān yáng shàng kàng zhèng]	синдром гиперактивности Ян печени
10-292	肝阳化风证	[gān yáng huà fēng zhèng]	синдром трансформации Ян печени в ветер
10-293	肝风内动证	[gān fēng nèi dòng zhèng]	синдром внутреннего движения ветра печени
10-294	内风证	[nèi fēng zhèng]	синдром эндогенного ветра
10-295	风证	[fēng zhèng]	синдром ветра
10-296	肝阳虚证	[gān yáng xū zhèng]	синдром недостаточности Ян печени
10-297	肝血虚证	[gān xuè xū zhèng]	синдром недостаточности крови печени
10-298	血虚生风证	[xuè xū shēng fēng zhèng]	синдром недостаточности крови, пораждающий ветер
10-299	热极动风证	[rè jí dòng fēng zhèng]	синдром чрезвычайного жара, приводящий в движение ветер
10-300	肝郁化火证	[gān yù huà huǒ zhèng]	синдром застоя печени, трансформирующегося в огонь
10-301	肝火上炎证	[gān huǒ shàng yán zhèng]	синдром огня печени, пылающего вверх
10-302	肝火炽盛证	[gān huǒ chì shèng zhèng]	синдром пылающего огня печени
10-303	肝火犯头证	[gān huǒ fàn tóu zhèng]	синдром огня печени, атакующего голову
10-304	肝火燔耳证	[gān huǒ fán ěr zhèng]	синдром огня печени, атакующего уши

编码 номер	中文 китайский язык	拼音 пиньинь	俄文 русский язык
10-305	肝郁气滞证	[gān yù qì zhì zhèng]	синдром застоя Ци печени
10-306	肝郁血瘀证	[gān yù xuè yū zhèng]	синдром застоя печени и крови
10-307	肝经湿热证	[gān jīng shī rè zhèng]	синдром сырости-жара меридиана печени
10-308	寒滞肝脉证	[hán zhì gān mài zhèng]	синдром застоя холода меридиана печени
10-309	胆郁痰扰证	[dǎn yù tán rǎo zhèng]	синдром застоя желчного пузыря и беспорядочное движение флегмы
10-310	虫扰胆腑证	[chóng rǎo dǎn fǔ zhèng]	синдром воздействия паразитов на желчный пузырь
10-311	肝胆湿热证	[gān dǎn shī rè zhèng]	синдром сырости-жара печени и желчного пузыря
10-312	风轮阴虚证	[fēng lún yīn xū zhèng]	синдром недостаточности Инь колеса Ветра
10-313	风轮风热证	[fēng lún fēng rè zhèng]	синдром ветра-жара колеса Ветра
10-314	风轮湿热证	[fēng lún shī rè zhèng]	синдром сырости-жара колеса Ветра
10-315	风轮热毒证	[fēng lún rè dú zhèng]	синдром жара и токсинов колеса Ветра
10-316	肾膀胱病辨证	[shèn páng guāng bìng biàn zhèng]	синдром дифференциации заболеваний почек и мочевого пузыря
10-317	肾精不足证	[shèn jīng bù zú zhèng]	синдром недостаточности эссенции Цзин почек
10-318	肾气虚证	[shèn qì xū zhèng]	синдром недостаточности Ци почек
10-319	肾气不固证	[shèn qì bù gù zhèng]	синдром нестабильности Ци почек
10-320	肾阳虚证	[shèn yáng xū zhèng]	синдром недостаточности Ян почек
10-321	肾虚水泛证	[shèn xū shuǐ fàn zhèng]	синдром недостаточности почек и распространение воды

编码 номер	中文 китайский язык	拼音 пиньинь	俄文 русский язык
10-322	肾阴虚证	[shèn yīn xū zhèng]	синдром недостаточности Инь почек
10-323	肾阴虚火旺证	[shèn yīn xū huǒ wàng zhèng]	синдром недостаточности Инь почек и гиперактивность огня
10-324	肾经寒湿证	[shèn jīng hán shī zhèng]	синдром холод-сырость меридиана почек
10-325	热入血室证	[rè rù xuè shì zhèng]	синдром вторжения жара в жилище крови
10-326	膀胱虚寒证	[páng guāng xū hán zhèng]	синдром астенического холода мочевого пузыря
10-327	膀胱湿热证	[páng guāng shī rè zhèng]	синдром сырости-жара мочевого пузыря
10-328	冲任不固证	[chōng rèn bù gù zhèng]	синдром нестабильности меридианов Чунмай и Жэньмай
10-329	冲任失调证	[chōng rèn shī tiáo zhèng]	синдром дисгармонии меридианов Чунмай и Жэньмай
10-330	瘀阻胞宫证	[yū zǔ bāo gōng zhèng]	синдром застоя крови матки
10-331	胞宫虚寒证	[bāo gōng xū hán zhèng]	синдром астенического холода матки
10-332	寒凝胞宫证	[hán níng bāo gōng zhèng]	синдром застывшего холода матки
10-333	胞宫湿热证	[bāo gōng shī rè zhèng]	синдром сырости-жара матки
10-334	胞宫积热证	[bāo gōng jī rè zhèng]	синдром скопления жара в матке
10-335	湿热阻滞精室证	[shī rè zǔ zhì jīng shì zhèng]	синдром застоя сырости-жара в хранилище эссенции Цзин
10-336	痰阻精室证	[tán zǔ jīng shì zhèng]	синдром застоя флегмы в хранилище эссенции Цзин
10-337	水轮气虚证	[shuǐ lún qì xū zhèng]	синдром недостаточности Ци колеса Воды
10-338	水轮实热证	[shuǐ lún shí rè zhèng]	синдром избыточного жара колеса Воды
10-339	水轮痰火证	[shuǐ lún tán huǒ zhèng]	синдром флегмы-огня колеса Воды

编码 номер	中文 китайский язык	拼音 пиньинь	俄文 русский язык
10-340	水轮痰湿证	[shuǐ lún tán shī zhèng]	синдром флегмы-сырости колеса Воды
10-341	水轮阴亏证	[shuǐ lún yīn kuī zhèng]	синдром истощения Инь колеса Воды
10-342	水轮气虚血瘀证	[shuǐ lún qì xū xuè yū zhèng]	синдром недостаточности Ци и застоя крови колеса Воды
10-343	水轮血脉痹阻证	[shuǐ lún xuè mài bì zǔ zhèng]	синдром застоя кровеносных сосудов колеса Воды
10-344	水轮络痹精亏证	[shuǐ lún luò bì jīng kuī zhèng]	синдром застоя коллатералей и истощения Цзин колеса Воды
10-345	虚火灼龈证	[xū huǒ zhuó yín zhèng]	синдром астенического огня, обжигающего десны
10-346	脏腑兼病辨证	[zàng fǔ jiān bìng biàn zhèng]	дифференциация заболеваний цзан фу органов
10-347	心肺气虚证	[xīn fèi qì xū zhèng]	синдром недостаточности Ци сердца и легких
10-348	心脾两虚证	[xīn pí liǎng xū zhèng]	синдром недостаточности сердца и селезенки
10-349	心肝血虚证	[xīn gān xuè xū zhèng]	синдром недостаточности крови сердца и печени
10-350	心肾阳虚证	[xīn shèn yáng xū zhèng]	синдром недостаточности Ян сердца и почек
10-351	心肾不交证	[xīn shèn bù jiāo zhèng]	синдром дисгармонии сердца и почек
10-352	肺肾气虚证	[fèi shèn qì xū zhèng]	синдром недостаточности Ци легких и почек
10-353	肺肾阴虚证	[fèi shèn yīn xū zhèng]	синдром недостаточности Инь легких и почек
10-354	脾肺气虚证	[pí fèi qì xū zhèng]	синдром недостаточности Ци селезенки и легких
10-355	脾肾阳虚证	[pí shèn yáng xū zhèng]	синдром недостаточности Ян селезенки и почек

编码 номер	中文 китайский язык	拼音 пиньинь	俄文 русский язык
10-356	脾胃阳虚证	[pí wèi yáng xū zhèng]	синдром недостаточности Ян селезенки и желудка
10-357	肝郁脾虚证	[gān yù pí xū zhèng]	синдром застоя печени и недостаточности селезенки
10-358	肝胃不和证	[gān wèi bù hé zhèng]	синдром дисгармонии печени и желудка
10-359	肝肾阴虚证	[gān shèn yīn xū zhèng]	синдром недостаточности Инь печени и почек
10-360	水寒射肺证	[shuǐ hán shè fèi zhèng]	синдром воздействия воды и холода на легкие
10-361	水气凌心证	[shuǐ qì líng xīn zhèng]	синдром воздействия патогенов воды на сердце
10-362	六经病	[liù jīng bìng]	заболевания шести меридианов
10-363	太阳病证	[tài yáng bìng zhèng]	синдромы канала Тай Ян
10-364	阳明病证	[yáng míng bìng zhèng]	синдромы канала Ян Мин
10-365	少阳病证	[shào yáng bìng zhèng]	синдромы канала Шао Ян
10-366	太阴病证	[tài yīn bìng zhèng]	синдромы канала Тай Инь
10-367	少阴病证	[shào yīn bìng zhèng]	синдромы канала Шао Инь
10-368	厥阴病证	[jué yīn bìng zhèng]	синдромы канала Цзюэ Инь
10-369	太阳经证	[tài yáng jīng zhèng]	синдромы канала Тай Ян
10-370	太阳表实证	[tài yáng biǎo shí zhèng]	синдромы канала Тай Ян и поверхностная избыточность
10-371	太阳伤寒证	[tài yáng shāng hán zhèng]	синдромы повреждения холодом канала Тай Ян
10-372	太阳表虚证	[tài yáng biǎo xū zhèng]	синдромы канала Тай Ян и поверхностная недостаточность
10-373	太阳中风证	[tài yáng zhòng fēng zhèng]	синдромы канала Тай Ян и повреждение ветром
10-374	太阳腑证	[tài yáng fǔ zhèng]	синдромы канала Тай Ян и фу органов

编码 номер	中文 китайский язык	拼音 пиньинь	俄文 русский язык
10-375	太阳蓄水证	[tài yáng xù shuǐ zhèng]	синдромы канала Тай Ян и скопление воды
10-376	伤寒蓄水证	[sháng hán xù shuǐ zhèng]	синдром повреждения холодом и скопление воды
10-377	蓄水证	[xù shuǐ zhèng]	синдром скопления воды
10-378	水逆	[shuǐ nì]	синдром обратного течения воды
10-379	太阳蓄血证	[tài yáng xù xuè zhèng]	синдром канала Тай Ян и скопление крови
10-380	蓄血证	[xù xuè zhèng]	синдром скопления крови
10-381	大结胸证	[dà jié xiōng zhèng]	синдром большого скопления патогенов в груди
10-382	小结胸证	[xiǎo jié xiōng zhèng]	синдром малого скопления патогенов в груди
10-383	坏病	[huài bìng]	ухудшение течения болезни; критическое состояние
10-384	变证	[biàn zhèng]	ухудшение состояния
10-385	阳明经证	[yáng míng jīng zhèng]	синдромы канала Ян Мин
10-386	阳明中风	[yáng míng zhòng fēng]	синдромы канала Ян Мин и повреждение ветром
10-387	阳明中寒	[yáng míng zhòng hán]	синдром вторжения холода в канал Ян Мин
10-388	阳明腑证	[yáng mìng fǔ zhèng]	синдромы канала Ян Мин и фу органов
10-389	阳明病外证	[yáng míng bìng wài zhèng]	внешние синдромы канала Ян Мин
10-390	正阳阳明	[zhèng yáng yáng míng]	синдромы канала Ян Мин, возникшие вследствие истиной Ян
10-391	太阳阳明	[tài yáng yáng míng]	синдром передачи от канала Шао Ян к каналу Ян Мин
10-392	少阳阳明	[shào yáng yáng míng]	синдром передачи от канала Шао Ян к каналу Ян Мин

编码 номер	中文 китайский язык	拼音 пиньинь	俄文 русский язык
10-393	阳明蓄血证	[yáng míng xù xuè zhèng]	синдром скопления крови в канале Ян Мин
10-394	少阳经证	[shào yáng jīng zhèng]	синдромы канала Шао Ян
10-395	少阳腑证	[shào yáng fǔ zhèng]	синдромы канала Шао Ян и фу органов
10-396	热入血室证	[rè rù xuè shì zhèng]	синдром вторжения жара в хранилище крови
10-397	脾约证	[pí yuē zhèng]	запор вследствие недостаточности селезенки и нехватки жидкостей
10-398	太阴中风证	[tài yīn zhòng fēng zhèng]	синдромы канала Тай Ян и вторжение ветра
10-399	少阴表寒证	[shào yīn biǎo hán zhèng]	синдромы канала Шао Ян и поверхностного холода
10-400	少阴热化证	[shào yīn rè huà zhèng]	синдром трансформации огня канала Шао Инь
10-401	少阴寒化证	[shào yīn hán huà zhèng]	синдром трансформации холода канала Шао Инь
10-402	少阴三急下证	[shào yīn sān jí xià zhèng]	синдром трех видов быстрого слабительного действия канала Шао Инь
10-403	厥阴寒厥证	[jué yīn hán jué zhèng]	синдром «холодной» потери сознания канала Цзюэ Инь
10-404	厥阴热厥证	[jué yīn rè jué zhèng]	синдром «горячей» потери сознания канала Цзюэ Инь
10-405	厥阴蛔厥证	[juá yīn huí jué zhèng]	обморок вследствие аскаридоза канала Цзюэ Инь
10-406	卫气营血辨证	[wèi qì yíng xuè biàn zhèng]	синдром дифференциации защитной Ци и питательной крови
10-407	卫分证	[wèi fèn zhèng]	синдром защитной Ци в слое Вэй
10-408	卫表证	[wèi biǎo zhèng]	синдром поверхностной защитной Ци

编码 номер	中文 китайский язык	拼音 пиньинь	俄文 русский язык
10-409	肺卫证	[fèi wèi zhèng]	синдром защитной Ци легких
10-410	湿遏卫阳证	[shī è wèi yáng zhèng]	синдром непроходимости защитной Ян вследствие застоя сырости
10-411	卫气同病证	[wèi qì tóng bìng zhèng]	синдром одновременно в слоях Вэй и Ци
10-412	气分证	[qì fèn zhèng]	синдром слоя Ци
10-413	气分湿热证	[qì fèn shī rè zhèng]	синдром сырости-жара в слое Ци
10-414	气血两燔证	[qì xuè liǎng fán zhèng]	синдром гиперактивности крови и Ци
10-415	气营两燔证	[qì yíng liǎng fán zhèng]	синдром гиперактивности Ци и питательных веществ
10-416	湿热浸淫证	[shī rè jìn yín zhèng]	синдром распространения сырости-жара
10-417	湿热郁阻气机证	[shī rè yù zǔ qì jī zhèng]	синдром непроходимости пружины Ци вследствие застоя сырого жара
10-418	热重于湿证	[rè zhòng yú shī zhèng]	синдром преобладания жара над сыростью
10-419	湿重于热证	[shī zhòng yú rè zhèng]	синдром преобладания сырости над жаром
10-420	邪伏膜原证	[xié fú mó yuán zhèng]	синдром скрытого патогенеза в плевродиафрагмальном пространстве
10-421	营分证	[yíng fèn zhèng]	синдром в слое Ин
10-422	热入营血证	[rè rù yíng xuè zhèng]	синдром вторжения жара в хранилище питательной крови
10-423	热入心包证	[rè rù xīn bāo zhèng]	синдром вторжения жара в перикард
10-424	血分证	[xuè fèn zhèng]	синдром в слое Крови
10-425	热盛动血证	[rè shèng dòng xuè zhèng]	синдром гиперактивного жара, двигающего кровь
10-426	热盛动风证	[rè shèng dòng fēng zhèng]	синдром гиперактивного жара, двигающего ветер

编码 номер	中文 китайский язык	拼音 пиньинь	俄文 русский язык
10-427	余热未清证	[yú rè wèi qīng zhèng]	синдром неочищенного остаточного огня
10-428	三焦辨证	[sān jiāo biàn zhèng]	дифференциация синдромов тройного обогревателя сань-цзяо
10-429	三焦湿热证	[sān jiāo shī rè zhèng]	синдром сырости-жара тройного обогревателя
10-430	上焦湿热证	[shàng jiāo shī rè zhèng]	синдром сырости-жара верхнего обогревателя
10-431	上焦病证	[shàng jiāo bìng zhèng]	заболевания верхнего обогревателя
10-432	毒壅上焦证	[dú yōng shàng jiāo zhèng]	синдром скопления токсинов в верхнем обогревателе
10-433	中焦湿热证	[zhōng jiāo shī rè zhèng]	синдром сырости-жара среднего обогревателя
10-434	中焦病证	[zhōng jiāo bìng zhèng]	заболевания и синдром среднего обогревателя
10-435	下焦湿热证	[xià jiāo shī rè zhèng]	синдром сырости-жара нижнего обогревателя
10-436	下焦病证	[xià jiāo bìng zhèng]	заболевания нижнего обогревателя

11 治 则 治 法

Принципы и техники лечения

编码 номер	中文 китайский язык	拼音 пиньинь	俄文 русский язык
11-001	扶弱	[fú ruò]	поддерживать слабое
11-002	抑强	[yì qiáng]	сдерживать гиперактивность
11-003	产后三禁	[chǎn hòu sān jìn]	три послеродовых запрета
11-004	夺汗者无血	[duó hàn zhě wú xuè]	потеря крови при интенсивном потоотделении
11-005	夺血者无汗	[duó xuè zhě wú hàn]	отсутствие потоотделения в следствие потери крови
11-006	治未病	[zhì wèi bìng]	превентивное лечение
11-007	未病先防	[wèi bìng xiān fáng]	превентивное лечение и профилактика
11-008	既病防变	[jì bìng fáng biàn]	контролировать течение существующего заболевания и внедрение превентивных мер
11-009	治病必求于本	[zhì bìng bì qiú yú běn]	лечение первопричины заболевания
11-010	治痿独取阳明	[zhì wěi dú qǔ yáng míng]	лечение слабости по меридиану Ян Мин
11-011	留者攻之	[liú zhě gōng zhī]	лечение запоров слабительными средствами
11-012	虚者补之	[xū zhě bǔ zhī]	лечение недосточности восполнением
11-013	寒者热之	[hán zhě rè zhī]	лечение холода жаром
11-014	热者寒之	[rè zhě hán zhī]	лечение жара холодом
11-015	微者逆之	[wēi zhě nì zhī]	лечение слабых симптомов противоположным

编码 номер	中文 китайский язык	拼音 пиньинь	俄文 русский язык
11-016	坚者削之	[jiān zhě xuē zhī]	крепкое должно быть ослаблено
11-017	客者除之	[kè zhě chú zhī]	экзогенные патогены должны быть устранены
11-018	盛者泻之	[shèng zhě xiè zhī]	избыточное должно быть рассеяно
11-019	结者散之	[jié zhě sàn zhī]	скопление патогенов должно быть рассеяно
11-020	逆者正治	[nì zhě zhèng zhì]	лечение обратного истиным
11-021	燥者濡之	[zào zhě rú zhī]	лечение сухости увлажнением
11-022	急者缓之	[jí zhě huǎn zhī]	лечение волнения успокоением
11-023	散者收之	[sàn zhě shōu zhī]	лечение рассеивания аккумуляцией
11-024	损者温之	[sǔn zhě wēn zhī]	лечение повреждений согреванием
11-025	逸者行之	[yì zhě xíng zhī]	лечение застоя стимуляцией движения
11-026	惊者平之	[jīng zhě píng zhī]	лечение испуга успокоением
11-027	劳者温之	[láo zhě wēn zhī]	лечение переутомления согреванием
11-028	热因热用	[rè yīn rè yòng]	лечить заболевание, вызванное жаром, горячими средствами
11-029	寒因寒用	[hán yīn hán yòng]	лечить заболевание, вызванное холодом, холодными средствами
11-030	通因通用	[tōng yīn tōng yòng]	лечение диареи слабительными средствами
11-031	塞因塞用	[sāi yīn sāi yòng]	лечение запоров суппозиториями
11-032	从者反治	[cóng zhě fǎn zhì]	лечение сопутствующих симптомов противоположным
11-033	甚者从之	[shèn zhě cóng zhī]	лечение сопутствующих симптомов противоположным
11-034	先表后里	[xiān biǎo hòu lǐ]	сначала лечение внешнего, затем внутреннего
11-035	先里后表	[xiān lǐ hòu biǎo]	сначала лечение внутреннего, затем внешнего

编码 номер	中文 китайский язык	拼音 пиньинь	俄文 русский язык
11-036	甚者独行	[shèn zhě dú xíng]	при тяжелом течении болезни необходим выбор целенаправленного лечения, воздействия либо на поверхностное, либо на внутреннее
11-037	间者并行	[jiān zhě bìng xíng]	одновременное лечение причины заболевания и сопутствующих симптомов
11-038	小大不利治其标	[xiǎo dà bù lì zhì qí biāo]	лечение симптоматики при трудностях мочеиспускания и дефекации на поздних этапах течения болезни
11-039	病为本,工为标	[bìng wéi běn, gōng wéi biāo]	заболевание является корнем, врач является ветвью
11-040	阴中求阳	[yīn zhōng qiú yáng]	укрепление Инь посредством Ян
11-041	阳中求阴	[yáng zhōng qiú yīn]	укрепление Ян посредством Инь
11-042	阴病治阳	[yīn bìng zhì yáng]	лечение Ян при заболеваниях Инь
11-043	阳病治阴	[yáng bìng zhì yīn]	лечение Инь при заболеваниях Ян
11-044	诸热之而寒者取之阳	[zhù rè zhī ěr hán zhě qǔ zhī yáng]	если жар усиливается после использования холодных препаратов, то это ложный жар на фоне недостаточности Инь почек, необходимо лечить питанием Инь и восполнением почек
11-045	腑病治脏	[fǔ bìng zhì zàng]	лечение цзан органов при заболеваниях фу органов
11-046	毋逆天时是谓至治	[mù nì tiān shí shì wèi zhì zhì]	лучшая профилактика заболеваний— следование биоритмам
11-047	筋骨并重	[jīn gǔ bìng zhòng]	уделять внимание костям и мускулатуре
11-048	法随证立	[fǎ suí zhèng lì]	терапия, основанная на дифференциации синдромов

编码 номер	中文 китайский язык	拼音 пиньинь	俄文 русский язык
11-049	以法统方	[yǐ fǎ tǒng fāng]	предписания в соответствии с терапией
11-050	补母泻子法	[bǔ mǔ xiè zǐ fǎ]	питательные техники для матери и очищающие для ребенка
11-051	八法	[bā fǎ]	восемь методов
11-052	解表法	[jiě biǎo fǎ]	метод разрешения поверхностного стимуляцией потоотделения
11-053	汗法	[hàn fǎ]	потогонный метод
11-054	发汗解表	[fā hàn jiě biǎo]	разрешение поверхностного путем стимуляции потоотделения
11-055	开鬼门	[kāi guǐ mén]	открывать поры
11-056	疏风	[shū fēng]	рассеивание ветра
11-057	发之	[fā zhī]	1. устранение внешенго патогена 2. устранение застоя
11-058	透表	[tòu biǎo]	выведение патогена через поверхность
11-059	透泄	[tòu xiè]	обнаружение и выведение
11-060	透邪	[tòu xié]	выведение патогена
11-061	达邪透表	[dá xié tòu biǎo]	выведение патогена через поверхность
11-062	透疹	[tòu zhěn]	патоген, способствующий высыпаниям
11-063	火劫	[huǒ jié]	истощение огня
11-064	解肌	[jiě jī]	выведение патогена из мышц
11-065	在皮者汗而发之	[zài pí zhě hàn ér fā zhī]	лечение поверхностного синдрома путем стимулирования потоотделения
11-066	因其轻而扬之	[yīn qí qīng ér yáng zhī]	для лёгких поверхностных заболеваний выбирают рассеивающие техники лечения, стимулирующие потоотделение

编码 номер	中文 китайский язык	拼音 пиньинь	俄文 русский язык
11-067	宣肺	[xuān fèi]	повышение рассеивающей функции легких
11-068	宣肺止咳	[xuān fèi zhǐ ké]	повышение рассеивающей функции легких и устранение кашля
11-069	宣肺止咳平喘	[xuān fèi zhǐ ké píng chuǎn]	повышение рассеивающей функции легких и устранение симптомов астмы
11-070	辛温解表	[xīn wēn jiě biǎo]	устранение поверхностого синдрома посредством стимуляции потоотделения
11-071	解表散寒	[jiě biǎo sàn hán]	рассеивать холод из органа или меридиана посредством стимуляции потоотделения
11-072	调和营卫	[tiáo hé yíng wèi]	восстанавление баланса питательной и защитной Ци
11-073	辛凉解表	[xīn liáng jiě biǎo]	устранение поверхностных симптомов посредством применения острых и прохладных лекарственных средств
11-074	轻宣肺气	[qīng xuān fèi qì]	освобождение легочной Ци
11-075	清凉透邪	[qīng liáng tòu xié]	устранять патоген с помощью холодных техник
11-076	泄卫透热	[xiè wèi tòu rè]	очищение защитной Ци для рассеивания жара
11-077	开泄	[kāi xiè]	открытие и высвобождение
11-078	辛开苦泄	[xīn kāi kǔ xiè]	острые средства открывают, горькие средства высвобождают
11-079	扶正解表	[fú zhèng jiě biǎo]	укрепление истиной Ци и облегчение поверхностного синдрома
11-080	补肺固卫	[bǔ fèi gù wèi]	восполнение легких и стабилизация защитной Ци

编码 номер	中文 китайский язык	拼音 пиньинь	俄文 русский язык
11-081	益气固表	[yì qì gù biǎo]	тонизирование Ци и стабилизация поверхностного
11-082	益阴固表	[yì yīn gù biǎo]	тонизирование Инь и стабилизация поверхностного
11-083	散中有收	[sàn zhōng yǒu shōu]	аккумуляция при рассеивании
11-084	开中有合	[kāi zhōng yǒu hé]	соединении при открытии
11-085	发中有补	[fā zhōng yǒu bǔ]	восполнение при рассеивании
11-086	清热法	[qīng rè fǎ]	техники очищения от жара
11-087	清法	[qīng fǎ]	техники очищения
11-088	苦寒直折	[kǔ hán zhí zhé]	лечение синдрома жара горькими и холодными лекарственными средствами
11-089	清气法	[qīng qì fǎ]	техника очищения Ци
11-090	清气	[qīng qì]	очищение Ци
11-091	清气分热	[qīng qì fèn rè]	очищение слоя Ци от жара
11-092	辛寒清气	[xīn hán qīng qì]	очищение Ци острыми и холодными лекарственными средствами
11-093	辛寒生津	[xīn hán shēng jīn]	использование острых и холодных лекарственных средств для рождения жидкостей
11-094	轻清宣气	[qīng qīng xuān qì]	очищение Ци легкими техниками
11-095	苦寒清气	[kǔ hán qīng qì]	очищение Ци горькими и холодными лекарственными средствами
11-096	苦寒清热	[kǔ hán qīng rè]	очищение жара горькими и холодными лекарственными средствами
11-097	苦寒泄热	[kǔ hán xiè rè]	рассеивание жара горькими и холодными лекарственными средствами
11-098	清热保津	[qīng rè bǎo jīn]	очищение жара и сохранение жидкостей организма

номер	中文 китайский язык	拼音 пиньинь	俄文 русский язык
11-099	清热生津	[qīng rè shēng jīn]	очищение жара и рождение жидкостей организма
11-100	泄热存阴	[xiè rè cún yīn]	рассеивание жара и сохранение Инь
11-101	清气凉营	[qīng qì liáng yíng]	очищение Ци и остужение питательной Ци
11-102	气营两清	[qì yíng liǎng qīng]	очищение Ци и питательной Ци
11-103	清营泄热	[qīng yíng xiè rè]	очищение питательной Ци и рассеивание жара
11-104	清营	[qīng yíng]	очищение питательной Ци
11-105	清热凉血	[qīng rè liáng xuè]	очищение от жара и охлаждение крови
11-106	清营凉血	[qīng yíng liáng xuè]	очищение питательной Ци и охлаждение крови
11-107	清营透疹	[qīng yíng tòu zhěn]	очищение питательной Ци и устранение высыпаний на теле
11-108	清营祛瘀	[qīng yíng qū yū]	очищение питательной Ци и устранение застоя
11-109	透营转气	[tòu yíng zhuǎn qì]	высвобождение жара питательной Ци посредством движения Ци
11-110	透热转气	[tòu rè zhuǎn qì]	высвобождение жара посредством движения Ци
11-111	凉血	[liáng xuè]	охлаждение крови
11-112	凉血散血	[liáng xuè sàn xuè]	охлаждение крови и устранение застоя
11-113	化斑	[huà bān]	устранение экхимоза
11-114	清宫	[qīng gōng]	очищение матки
11-115	清心	[qīng xīn]	очищение сердца
11-116	清热解毒	[qīng rè jiě dú]	рассеивание жара и детоксикация
11-117	排脓解毒	[pái nóng jiě dú]	выведение гнойных образований и детоксикация

编码 номер	中文 китайский язык	拼音 пиньинь	俄文 русский язык
11-118	解毒	[jiě dú]	детоксикация
11-119	泻火解毒	[xiè huǒ jiě dú]	очищение огня и детоксикация
11-120	下胎毒法	[xià tāi dú fǎ]	техники очищения от эмбриональных токсинов
11-121	清心火	[qīng xīn huǒ]	очищение огня сердца
11-122	清心泻火	[qīng xīn xiè huǒ]	очищение сердца и устранение огня
11-123	清肺火	[qīng fèi huǒ]	очищение огня легких
11-124	清泄肺热	[qīng xiè fèi rè]	рассеивание жара легких
11-125	清热宣肺	[qīng rè xuān fèi]	рассеивание жара и стимуляция рассеивающей функции легких
11-126	清胃火	[qīng wèi huǒ]	очищение огня желудка
11-127	清胃泻火	[qīng wèi xiè hǒu]	очищение желудка и рассеивание огня
11-128	泄热和胃	[xiè rè hé wèi]	рассеивание жара и гармонизация желудка
11-129	甘寒益胃	[gān hán yì wèi]	укрепление желудка за счет применения сладких и холодных лекарственных препаратов
11-130	清肝火	[qīng gān huǒ]	очищение огня печени
11-131	清肝泻火	[qīng gān xiè huǒ]	очищение печени и рассеивание огня
11-132	清热利胆	[qīng rè lì dǎn]	очищение огня и улучшение функции желчного пузыря
11-133	解郁泄热	[jiě yù xiè rè]	устранение застоя и рассеивание жара
11-134	清肾火	[qīng shèn huǒ]	очищение огня почек
11-135	清相火	[qīng xiàng huǒ]	очищение огня печени и почек
11-136	交通心肾	[jiāo tōng xīn shèn]	восстановление гармонии между сердцем и почками

编码 номер	中文 китайский язык	拼音 пиньинь	俄文 русский язык
11-137	泻南补北	[xiè nán bǔ běi]	очищение юга и восполнение севера (очищение от огня сердца с целью питания жидкостей почек)
11-138	清肝泻肺	[qīng gān xiè fèi]	очищение печени и легких
11-139	甘寒滋润	[gān hán zī rùn]	питание и увлажнение сладкими и холодными лекарственными препаратами
11-140	甘寒生津	[gān hán shēng jīn]	стимуляция секреции жидкостей организма сладкими и холодными лекарственными препаратами
11-141	清暑热	[qīng shǔ rè]	очищение жара летнего зноя
11-142	清热解暑	[qīng rè jiě shǔ]	очищение жара летнего зноя
11-143	清化暑湿	[qīng huà shǔ shī]	очищение жара летнего зноя и растворение сырости
11-144	清热化湿	[qīng rè huà shī]	очищение жара летнего зноя и растворение сырости
11-145	清暑利湿	[qīng shǔ lì shī]	очищение жара летнего зноя и выведение сырости
11-146	祛暑化湿	[qū shǔ huà shī]	устранение летнего зноя и растворение сырости
11-147	清暑益气	[qīng shǔ yì qì]	устранение летнего зноя и укрепление Ци
11-148	滋阴清火	[zī yīn qīng huǒ]	питание Инь и очищение огня
11-149	养阴清热	[yǎng yīn qīng rè]	питание Инь и очищение жара
11-150	滋阴降火	[zī yīn jiàng huǒ]	питание Инь и снижение активности огня
11-151	泻下法	[xiè xià fǎ]	методы послабления
11-152	下法	[xià fǎ]	методы послабления
11-153	下之	[xià zhī]	послабление
11-154	缓下	[huǎn xià]	мягкое послабление

编码 номер	中文 китайский язык	拼音 пиньинь	俄文 русский язык
11-155	缓攻	[huǎn gōng]	мягкое послабление
11-156	峻下	[jùn xià]	сильнодействующее слабительное
11-157	轻下	[qīng xià]	мягкое послабление
11-158	急下	[jí xià]	сильнодействующее слабительное
11-159	润下	[rùn xià]	слабительное увлажняющего действия
11-160	攻补兼施	[gōng bǔ jiān shī]	одновременное лечение тонизирующей и очищающей терапией
11-161	导滞通便	[dǎo zhì tōng biàn]	устранение застоя послабляющей терапией
11-162	其下者引而竭之	[qí xià zhě yǐn ér jié zhī]	терапия устранения патогена из нижней части слабительными средствами
11-163	因其重而减之	[yīn qí zhòng ér jiǎn zhī]	терапия устранения избыточного патогена интенсивными препаратами
11-164	寒下	[hán xià]	холодное послабление
11-165	泻热导滞	[xiè rè dǎo zhì]	очищение от жара и устранение застоя
11-166	泻下泄热	[xiè xià xiè rè]	послабление и очищение от жара
11-167	通腑泄热	[tōng fǔ xiè rè]	очищение фу органов с целью устранения жара
11-168	急下存阴	[jí xià cún yīn]	применение быстродействующего слабительного с целью сохранения Инь
11-169	釜底抽薪	[fǔ dǐ chōu xīn]	устранение избыточного жара слабительными препаратами
11-170	温下	[wēn xià]	теплое послабление
11-171	温阳通便	[wēn yáng tōng biàn]	согревание Ян для стимуляции опорожнения кишечника
11-172	温下寒积	[wēn xià hán jī]	устранение скопившегося холода теплым послаблением

编码 номер	中文 китайский язык	拼音 пиньинь	俄文 русский язык
11-173	增液润下	[zēng yè rùn xià]	увеличение объема жидкостей организма с применением слабительных увлажняющего действия
11-174	润肠通便	[rùn cháng tōng biàn]	увлажнение кишечника для стимуляции опорожнения кишечника
11-175	泻下逐饮	[xiè xià zhú yǐn]	устранение застоя жидкостей посредством интенсивного послабления
11-176	攻下逐水	[gōng xià zhú shuǐ]	устранение скопившейся жидкости посредством послабления
11-177	攻逐水饮	[gōng zhú shuǐ yǐn]	устранение скопившейся жидкости посредством послабления
11-178	去宛陈莝	[qù wǎn chén cuò]	устранение застойного патогена
11-179	攻补兼施	[gōng bǔ jiān shī]	одновременное тонизирование и послабление
11-180	和解法	[hé jiě fǎ]	метод гармонизации
11-181	和法	[hé fǎ]	метод гармонизации
11-182	祛邪截疟	[qū xié jié nüè]	устранение патогена с целью предупреждения малярии
11-183	和解少阳	[hé jiě shào yáng]	гармонизация Шао Ян
11-184	清泄少阳	[qīng xiè shào yáng]	очищение Шао Ян
11-185	开达膜原	[kāi dá mó yuán]	открытие плевродиафрагмального пространства
11-186	截疟	[jié nüè]	предупреждение приступа малярии
11-187	疏肝理脾	[shū gān lǐ pí]	отпускание печени и регуляция селезенки
11-188	苦辛通降	[kǔ xīn tōng jiàng]	рассеивание застоя и очищение жара горькими и острыми препаратами
11-189	寒热平调	[hán rè píng tiáo]	комбинирование холодных и горячих лекарственных препаратов

编码 номер	中文 китайский язык	拼音 пиньинь	俄文 русский язык
11-190	辛开苦降	[xīn kāi kǔ jiàng]	открытие острыми лекарственными средствами и опускание горькими лекарственными средствами
11-191	和解表里	[hé jiě biǎo lǐ]	гармонизация внешнего и внутреннего
11-192	清热解表	[qīng rè jiě biǎo]	очищение жара и облегчение поверхностного синдрома
11-193	温里法	[wēn lǐ fǎ]	метод согревания внутреннего
11-194	温里	[wēn lǐ]	согревания внутреннего
11-195	温法	[wēn fǎ]	метод согревания
11-196	温阳	[wēn yáng]	согревание Ян
11-197	温中	[wēn zhōng]	согревание среднего цзяо
11-198	温中祛寒	[wēn zhōng qū hán]	согревание среднего цзяо и устранение холода
11-199	温中散寒	[wēn zhōng sàn hán]	согревание среднего цзяо и рассеивание холода
11-200	温里祛寒	[wēn lǐ qū hán]	согревание внутреннего и устранение холода
11-201	温里散寒	[wēn lǐ sàn hán]	согревание внутреннего и рассеивание холода
11-202	温胃散寒	[wēn wèi sàn hán]	согревание желудка и рассеивание холода
11-203	温补脾胃	[wēn bǔ pí wèi]	согревание и восполнение селезенки и желудка
11-204	温运脾阳	[wēn yùn pí yáng]	согревание и активизация движения Ян селезенки
11-205	温中燥湿	[wēn zhōng zào shī]	согревание среднего цзяо и осушение сырости
11-206	温中止呕	[wēn zhōng zhǐ ǒu]	согревание среднего цзяо и остановка рвоты

编码 номер	中文 китайский язык	拼音 пиньинь	俄文 русский язык
11-207	温肺散寒	[wēn fèi sàn hán]	согревание легких и рассеивание холода
11-208	回阳	[huí yáng]	возвращение Ян
11-209	回阳救逆	[huí yáng jiù nì]	возвращение Ян для предотвращение обратного течения
11-210	温经散寒	[wēn jīng sàn hán]	согревание меридианов и рассеивание холода
11-211	温经行滞	[wēn jīng xíng zhì]	согревание меридианов и устранение застоя
11-212	温经止痛	[wēn jīng zhǐ tòng]	согревание меридианов и обезболивание
11-213	宣痹通阳	[xuān bì tōng yáng]	устранение застоя для активизации Ян
11-214	辛甘化阳	[xīn gān huà yáng]	трансформация острого и горького в Ян
11-215	回阳固脱	[huí yáng gù tuō]	возвращение Ян и предотвращение коллапса
11-216	补法	[bǔ fǎ]	тонизирующий, восполняющий метод
11-217	清补	[qīng bǔ]	очищение и восполнение
11-218	温补	[wēn bǔ]	согревание и восполнение
11-219	缓补	[huǎn bǔ]	мягкое тонизирование
11-220	峻补	[jùn bǔ]	интенсивное тонизирование
11-221	因其衰而彰之	[yīn qí shuāi ér zhāng zhī]	лечение недостаточности тонизирующей терапией
11-222	补气	[bǔ qì]	восполнение Ци
11-223	下者举之	[xià zhě jǔ zhī]	лечение падения поднятием
11-224	陷者升之	[xiàn zhě shēng zhī]	поднятие Ян и Ци за счет восполнения среднего цзяо
11-225	大补元气	[dà bǔ yuán qì]	интенсивное восполнение изначальной Ци

编码 номер	中文 китайский язык	拼音 пиньинь	俄文 русский язык
11-226	补气生血	[bǔ qì shēng xuè]	восполнение Ци и стимуляция рождения крови
11-227	形不足者,温之以气	[xíng bù zú zhě, wēn zhī yǐ qì]	лечение физичесой слабости путем согревания с целью питания Ци
11-228	升提中气	[shēng tí zhōng qì]	восхождение срединной Ци
11-229	补血	[bǔ xuè]	восполнение крови
11-230	补血养心	[bǔ xuè yǎng xīn]	восполнение крови и питание сердца
11-231	补养气血	[bǔ yǎng qì xuè]	восполнение и питание Ци и крови
11-232	补阴药	[bǔ yīn yào]	лекарственные препараты, восполняющие Инь
11-233	滋阴潜阳	[zī yīn qián yáng]	питание Инь и утопление Ян
11-234	潜阳	[qián yáng]	утопление Ян
11-235	滋阴养血	[zī yīn yǎng xuè]	питание Инь и питание крови
11-236	精不足者,补之以味	[jīng bù zú zhě, bǔ zhī yǐ wèi]	лечение недостаточности эссенции Цзин тонизирующими лекарственными средствами
11-237	诸寒之而热者取之阴	[zhū hán zhī ér rè zhě qǔ zhī yīn]	синдромы жара, усугубляющиеся после лечения холодными препаратами, следует лечить питанием Инь
11-238	酸甘化阴	[suān gān huà yīn]	использование кислых и сладких средств для транформации Инь
11-239	补阳药	[bǔ yáng yào]	лекарственные препараты, восполняющие Ян
11-240	温补阳气	[wēn bǔ yáng qì]	согревание и восполнение Ян Ци
11-241	温阳益气	[wēn yáng yì qì]	согревание Ян и укрепление Ци
11-242	温补命门	[wēn bǔ mìng mén]	согревание и восполнение врат жизни Мин Мэнь
11-243	补火助阳	[bǔ huǒ zhù yáng]	восполнение огня и содействие Ян
11-244	滋阴补阳	[zī yīn bǔ yáng]	питание Инь и восполнение Ян

编码 номер	中文 китайский язык	拼音 пиньинь	俄文 русский язык
11-245	益气养阴	[yì qì yǎng yīn]	укрепление Ци и питание Инь
11-246	补养心气	[bǔ yǎng xīn qì]	восполнение и питание Ци сердца
11-247	温补心阳	[wēn bǔ xīn yáng]	согревание и восполнение Ян сердца
11-248	滋阴养心	[zī yīn yǎng xīn]	питание Инь и питание сердца
11-249	补益心脾	[bǔ yì xīn pí]	восполнение и укрепление сердца и селезенки
11-250	益火补土	[yì huǒ bǔ tǔ]	укрепление огня для восполнения земли
11-251	滋阴润肺	[zī yīn rùn fèi]	питание Инь и увлажнение легких
11-252	补肺益气	[bǔ fèi yì qì]	восполнение легких и укрепление Ци
11-253	养阴润肺	[yǎng yīn rùn fèi]	питание Инь и увлажнение легких
11-254	清热润肺	[qīng rè rùn fèi]	очищение жара и увлажнение легких
11-255	纳气平喘	[nà qì píng chuǎn]	улучшение восприятия Ци и нормализация дыхания
11-256	肺肾同治	[fèi shèn tóng zhì]	одновременное лечение легких и почек
11-257	金水相生	[jīn shuǐ xiāng shēng]	взаимное порождение металла и воды
11-258	升阳举陷	[shēng yáng jǔ xiàn]	поднятие Ян и восхождение опущенного
11-259	升举中气	[shēng jǔ zhōng qì]	поднятие Ци среднего цзяо
11-260	补中益气	[bǔ zhōng yì qì]	восполнение среднего цзяо и укрепление Ци
11-261	健脾扶阳	[jiàn pī fú yáng]	оздоровление селезенки и поддержка Ян
11-262	健脾利湿	[jiàn pī lì shī]	оздоровление селезенки и устранение сырости диуретиками

编码 номер	中文 китайский язык	拼音 пиньинь	俄文 русский язык
11-263	健脾燥湿	[jiàn pí zào shī]	оздоровление селезенки и иссушение сырости
11-264	补气健脾	[bǔ qì jiàn pí]	восполнение Ци и оздоровление селезенки
11-265	健脾消食	[jiàn pí xiāo shí]	оздоровление селезенки и стимуляция пищеварения
11-266	健脾和胃	[jiàn pí hé wèi]	оздоровление селезенки и гармонизация желудка
11-267	滋阴益胃	[zī yīn yì wèi]	питание Инь и укрепление желудка
11-268	温中和胃	[wēn zhōng hé wèi]	согревание среднего цзяо и гармонизация желудка
11-269	养阴和胃	[yáng yīn hé wèi]	питание Инь и гармонизация желудка
11-270	温补脾肾	[wēn bǔ pí shèn]	согревание и восполнение селезенки и почек
11-271	补肝阴	[bǔ gān yīn]	восполнение Инь печени
11-272	养肝阴	[yǎng gān yīn]	питание Инь печени
11-273	平肝潜阳	[píng gān qián yáng]	успокоение печени и утопление Ян
11-274	养肝	[yǎng gān]	питание печени
11-275	柔肝	[róu gān]	размягчение печени
11-276	补血养肝	[bǔ xuè yǎng gān]	восполнение крови и питание печени
11-277	滋养肝肾	[zī yǎng gān shèn]	питание печени и почек
11-278	填精益髓	[tián jīng yì suǐ]	восполнение эссенции Цзин и укрепление костного мозга
11-279	温肾助阳	[wēn shèn zhù yáng]	согревание почек и содействие Ян
11-280	温补肾阳	[wēn bǔ shèn yáng]	согревание и восполнение Ян почек
11-281	温补下元	[wēn bǔ xià yuán]	согревание и тонизирование Ци почек
11-282	滋补肾阴	[zī bǔ shèn yīn]	питание Инь почек

编码 номер	中文 китайский язык	拼音 пиньинь	俄文 русский язык
11-283	培土生金	[péi tǔ shēng jīn]	укрепление земли для рождения металла
11-284	滋肾益阴	[zī shèn yì yīn]	питание почек и укрепление Инь
11-285	温肾纳气	[wēn shèn nà qì]	согревание почек для восхождения Ци
11-286	引火归原	[yǐn huǒ guī yuán]	направление огня к его источнику, в Мин Мэнь
11-287	升清降浊	[shēng qīng jiàng zhuó]	поднятие чистого и опускание мутного
11-288	升清固涩	[shēng qīng gù sè]	поднятие чистого и стабилизация терпкими лекарственными средствами
11-289	滋水涵木	[zī shuǐ hán mù]	питание воды для увлажнения дерева
11-290	甘温除热	[gān wēn chú rè]	устранение жара сладкими и теплыми лекарственными средствами
11-291	分清泄浊	[fēn qīng xiè zhuó]	разделение чистого и устранение мутного
11-292	补虚固涩	[bǔ xū gù sè]	восполнение недостаточности и стабилизация терпкими лекарственными средствами
11-293	收涩固脱	[shōu sè gù tuō]	устранение коллапса вяжущими лекарственными средствами
11-294	涩可固脱	[sè kě gù tuō]	вяжущие лекарственные средства способны предотвратить коллапс
11-295	涩可去脱	[sè kě qù tuō]	устранение потери вяжущими лекарственными средствами
11-296	固表止汗	[gù biǎo zhǐ hàn]	укрепление поверхностного и предотвращение потоотделения
11-297	敛肺止咳	[liǎn fèi zhǐ ké]	оказывать вяжущее действие на легкие с целью лечения кашля

编码 номер	中文 китайский язык	拼音 пиньинь	俄文 русский язык
11-298	敛肺定喘	[liǎn fèi dìng chuǎn]	оказывать вяжущее действие на легкие с целью лечения отдышки
11-299	涩肠止泻	[sè cháng zhǐ xiè]	оказывать вяжущее действие на кишечник с целью лечения диареи
11-300	固涩止遗	[gù sè zhǐ yí]	использование вяжущих лекарственных средств на кишечник с целью лечения непроизвольного истечения семени
11-301	镇摄肾气	[zhèn shè shèn qì]	восполнение и укрепление Ци почек
11-302	固精缩尿	[gù jīng suō niào]	стабилизация эссенции Цзин и остановка полиурии
11-303	益气摄精	[yì qì shè jīng]	укрепление Ци и семени (эссенции Цзин)
11-304	固崩止带	[gù bēng zhǐ dài]	лечение метроррагия и обильных белей
11-305	重镇安神	[zhòng zhèn ān shén]	успокоение духа Шэнь седативными препаратами
11-306	镇心安神	[zhèn xīn ān shén]	успокоение сердца и духа Шэнь
11-307	重可去怯	[zhòng kě qù qiè]	лечение психических расстройств и последствий испуга седативными препаратами
11-308	镇惊安神	[zhèn jīng ān shén]	успокоение (при испуге) луха Шэнь
11-309	镇惊	[zhèn jīng]	успокоение при испуге
11-310	养心安神	[yǎng xīn ān shén]	питание сердца и успокоение духа Шэнь
11-311	开窍	[kāi qiào]	открытие отверстий
11-312	化痰开窍	[huà tán kāi qiào]	растворение флегмы и открытие отверстий

编码 номер	中文 китайский язык	拼音 пиньинь	俄文 русский язык
11-313	豁痰开窍	[huò tán kāi qiào]	устранение флегмы и открытие отверстий
11-314	清心开窍	[qīng xīn kāi qiào]	очищение сердца и открытие отверстий
11-315	清热开窍	[qīng rè kāi qiào]	очищение жара и открытие отверстий
11-316	芳香开窍	[fāng xiāng kāi qiào]	открытие отверстий ароматическими средствами
11-317	辛温开窍	[xīn wēn kāi qiào]	открытие отверстий острыми и теплыми лекарственными средствами
11-318	行气	[xíng qì]	движение Ци
11-319	行气止痛	[xíng qì zhǐ tòng]	приведение Ци в движение с целью обезболивания
11-320	理气通降	[lǐ qì tōng jiàng]	регуляция Ци и нормалиация опускающей функции
11-321	理气宽中	[lǐ qì kuān zhōng]	регуляция Ци для нормализация пружины Ци среднего цзяо
11-322	理气止痛	[lǐ qì zhǐ tòng]	регуляция Ци и обезболивание
11-323	理气解郁	[lǐ qì jiě yù]	регуляция Ци и устранение застоя
11-324	理气健脾	[lǐ qì jiàn pí]	регуляция Ци и оздоровление селезенки
11-325	疏肝	[shū gān]	отпускание печени
11-326	疏肝解郁	[shū gān jiě yù]	отпускание печени и устранение застоя
11-327	疏肝理气	[shū gān lǐ qì]	отпускание печени и регуляция Ци
11-328	破气消痞	[pò qì xiāo pǐ]	рассеивание застойной Ци и растворение застоя в животе
11-329	疏肝利胆	[shū gān lì dǎn]	отпускание печени и стимуляция секреции желчи
11-330	降气	[jiàng qì]	опускание Ци вниз

编码 номер	中文 китайский язык	拼音 пиньинь	俄文 русский язык
11-331	下气	[xià qì]	опускание Ци вниз
11-332	高者抑之	[gāo zhě yì zhī]	угнетение гиперактивного сдерживающими лекарственными средствами
11-333	润燥降气	[rùn zào jiàng qì]	увлажнение сухости и опускание Ци
11-334	降气平喘	[jiàng qì píng chuǎn]	опускание Ци и нормализация дыхания
11-335	理气和胃	[lǐ qì hé wèi]	регуляция Ци и гармонизация желудка
11-336	和胃降逆	[hé wèi jiàng nì]	гармонизация Ци и опускание патологически движущейся вверх Ци
11-337	降气止呃	[jiàng qì zhǐ è]	опускание Ци и предотвращение икоты
11-338	降逆下气	[jiàng nì xià qì]	опускание патологически поднятой Ци
11-339	平冲降逆	[píng chōng jiàng nì]	опускание патологически движущейся вверх Ци
11-340	下气消痰	[xià qì xiāo tán]	понижение Ци и выведение флегмы
11-341	降气化痰	[jiàng qì huà tán]	опускание Ци и растворение флегмы
11-342	降逆止咳平喘	[jiàng nì zhǐ ké píng chuǎn]	опускание обратно движущейся Ци, лечение кашля и одышки
11-343	调和气血	[tiáo hé qì xuè]	гармонизация крови и Ци
11-344	益气活血	[yì qì huó xuè]	укрепление Ци и активизация кровообращения
11-345	补气摄血	[bǔ qì shè xuè]	восполнение Ци и контроль крови
11-346	理血剂	[lǐ xuè jì]	препараты, регулирующие кровь
11-347	活血化瘀	[huó xuè huà yū]	активизация крови и растворение флегмы

編码 номер	中文 китайский язык	拼音 пиньинь	俄文 русский язык
11-348	破血逐瘀	[pò xuè zhú yū]	высвобождение и устранение застойной крови
11-349	破血	[pò xuè]	высвобождение застойной крови
11-350	破瘀	[pò yū]	высвобождение застойной крови
11-351	通经活络	[tōng jīng huó luò]	нормализация проходимости в меридианах и активизация коллатералей
11-352	舒筋活络	[shū jīn huó luò]	расслабление мышц и стимуляция кровообращения
11-353	通络止痛	[tōng luò zhǐ tòng]	нормализация проходимости в коллатералях и обезболивание
11-354	宣痹通络	[xuān bì tōng luò]	лечение синдрома Би и нормализация проходимости в коллатералях
11-355	祛瘀生新	[qū yū shēng xīn]	устранение застоя и стимуляция регенерации
11-356	祛瘀软坚	[qū yū ruǎn jiān]	устранение застоя и размягчение твердого
11-357	化瘀消积	[huà yū xiāo jī]	растворение застоя и устранение скопившихся масс
11-358	破血消癥	[pò xuè xiāo zhēng]	освобождение застойной крови и устранение скопившихся масс
11-359	血实宜决之	[xuè shí yí jué zhī]	лечение синдрома избыточной крови кровопусканием
11-360	凉血止血	[liáng xuè zhǐ xuè]	охлаждение крови и остановка кровотечения
11-361	祛风	[qū fēng]	рассеивание ветра
11-362	疏散外风	[shū sàn wài fēng]	рассеивание экзогенного ветра
11-363	疏风散寒	[shū fēng sàn hán]	рассеивание ветра и устранение холода
11-364	疏风泄热	[shū fēng xiè rè]	рассеивание ветра и устрание жара

编码 номер	中文 китайский язык	拼音 пиньинь	俄文 русский язык
11-365	疏风清热	[shū fēng qīng rè]	рассеивание ветра и очищение жара
11-366	疏表化湿	[shū biǎo huà shī]	очищение поверхностного и растворение мокроты
11-367	宣表化湿	[xuān biǎo huà shī]	рассеивание поверхностного и растворение мокроты
11-368	祛风胜湿	[qū fēng shèng shī]	устранение ветра-сырости
11-369	宣肺化痰	[xuān fèi huà tán]	стимуляция рассеивающей функции легких и растворение флегмы
11-370	疏表润燥	[shū biǎo rùn zào]	очищение поверхностного и увлажнение сухости
11-371	祛风通络	[qū fēng tōng luò]	рассеивание ветра и нормализация проходимости коллатералей
11-372	息风	[xī fēng]	рассеивание эндогенного ветра
11-373	潜阳息风	[qián yáng xī fēng]	утопление Ян для рассеивания эндогенного ветра
11-374	滋阴息风	[zī yīn xī fēng]	питание Инь для рассеивания эндогенного ветра
11-375	凉肝息风	[liáng gān xī fēng]	охлаждение печени для рассеивания эндогенного ветра
11-376	平肝息风	[píng gān xī fēng]	успокоение печени для рассеивания эндогенного ветра
11-377	镇肝息风	[zhèn gān xī fēng]	стабилизация печени для рассеивания эндогенного ветра
11-378	清热息风	[qīng rè xī fēng]	очищение жара для рассеивания эндогенного ветра
11-379	豁痰息风	[huò tán xī fēng]	очищение от флегмы для рассеивания эндогенного ветра
11-380	养血息风	[yǎng xuè xī fēng]	питание крови для рассеивания эндогенного ветра

编码 номер	中文 китайский язык	拼音 пиньинь	俄文 русский язык
11-381	和血息风	[hé xuè xī fēng]	гармонизация крови для рассеивания эндогенного ветра
11-382	镇痉止抽	[zhèn jìng zhǐ chōu]	успокоение судорог и предотвращение тремора
11-383	息风止痉	[xī fēng zhǐ jìng]	рассеивание эндогенного ветра и предотвращение судорог
11-384	润燥剂	[rùn zào jì]	увлажняющие сухость препараты
11-385	中燥增液	[zhōng zào zēng yè]	увеличение количества внутренних жидкостей для лечения сухости в среднем цзяо
11-386	下燥治血	[xià zào zhì xuè]	лечение крови для устранения сухости в нижнем цзяо
11-387	上燥治气	[shàng zào zhì qì]	лечение Ци для устранения сухости в верхнем цзяо
11-388	轻宣润燥	[qīng xuān rùn zào]	легкое рассеивание для увлажнения сухости
11-389	清燥润肺	[qīng zào rùn fèi]	очищение сухости и увлажнение легких
11-390	润肺止咳	[rùn fèi zhǐ ké]	увлажнение легких и лечение кашля
11-391	轻宣凉燥	[qīng xuān liáng zào]	легкое расссеивание для охлаждения сухости
11-392	滋阴润燥	[zī yīn rùn zào]	питание Инь и увлажнение сухости
11-393	润燥止渴	[rùn zào zhǐ kě]	увлажнение сухости для устранения жажды
11-394	生津止渴	[shēng jīn zhǐ kě]	стимуляция рождения жидкостей для устранения жажды
11-395	润燥止咳	[rùn zào zhǐ ké]	увлажнение сухости и устранение кашля
11-396	养阴增液	[yǎng yīn zēng yè]	питание Инь и увеличение количества жидкостей

编码 номер	中文 китайский язык	拼音 пиньинь	俄文 русский язык
11-397	利湿	[lì shī]	выведение сырости
11-398	燥湿	[zào shī]	осушение сырости
11-399	分消上下	[fēn xiāo shàng xià]	устранение патогенов из верхнего и нижнего цзяо
11-400	化气利湿	[huà qì lì shī]	трансформация Ци и стимуляция выведения сырости
11-401	清热利湿	[qīng rè lì shī]	очищение от жара и стимуляция выведения сырости
11-402	清热燥湿	[qīng rè zào shī]	очищение от жара и иссушение сырости
11-403	清热化浊	[qīng rè huà zhuó]	очищение от жара и растворение мутного
11-404	宣气化湿	[xuān qì huà shī]	рассеивание Ци и растворение сырости
11-405	祛湿化浊	[qū shī huà zhuó]	устранение сырости и растворение мутного
11-406	解毒除瘴	[jiě dú chú zhàng]	нейтрализация ядов и устранение токсина малярии
11-407	芳香化湿	[fāng xiāng huà shī]	использование ароматических лекарственных средств для растворения сырости
11-408	芳香辟秽	[fāng xiāng bì huì]	использование ароматических лекарственных средств для устранение мутного
11-409	除湿散满	[chú shī sàn mǎn]	устранение сырости и ослабление абдоминальной тяжести и полноты
11-410	化湿	[huà shī]	растворение сырости
11-411	化湿行气	[huà shī xíng qì]	растворение сырости и стимуляция движения Ци
11-412	燥湿健脾	[zào shī jiàn pí]	осушение сырости и оздоровление селезенки

编码 номер	中文 китайский язык	拼音 пиньинь	俄文 русский язык
11-413	化湿降浊	[huà shī jiàng zhuó]	растворение сырости и опускание мутного
11-414	醒脾化湿	[xǐng pí huà shī]	пробуждение селезенки и растворение сырости
11-415	健脾化湿	[jiàn pí huà shī]	оздоровление селезенки и растворение сырости
11-416	健脾化浊	[jiàn pí huà zhuó]	оздоровление селезенки и растворение мутного
11-417	苦温燥湿	[kǔ wēn zào shī]	осушение сырости горькими и теплыми препаратами
11-418	温阳利水	[wēn yáng lì shuǐ]	согревание Ян и устранение задержки жидкости
11-419	利水渗湿	[lì shuǐ shèn shī]	устранение задержки жидкости
11-420	淡渗利湿	[dàn shèn lì shī]	стимуляция мочеиспускания для выведение скопившейся сырости
11-421	渗湿于热下	[shèn shī yú rè xià]	стимуляция мочеиспускания для выведения патогена жара
11-422	分利湿邪	[fēn lì shī xié]	стимуляция мочеиспускания для выведение сырости
11-423	分利水湿	[fēn lì shuǐ shī]	стимуляция мочеиспускания и выведение воды-сырости
11-424	通利小便	[tōng lì xiǎo biàn]	стимуляция мочеиспускания
11-425	通淋排石	[tōng lìn pái shí]	стимуляция мочеиспускания для выведения камней
11-426	化气行水	[huà qì xíng shuǐ]	трансформация Ци и стимуляция движения жидкости
11-427	化气利水	[huà qì lì shuǐ]	трансформация Ци и стимуляция мочеиспускания
11-428	洁净府	[jié jìng fǔ]	очищение мочевого пузыря, стимуляция мочеиспускания

编码 номер	中文 китайский язык	拼音 пиньинь	俄文 русский язык
11-429	渗湿止泻	[shèn shī zhǐ xiè]	выведение сырости и лечение диареи
11-430	祛痰	[qū tán]	выведение флегмы
11-431	消痰	[xiāo tán]	растворение флегмы
11-432	化痰	[huà tán]	устранение флегмы
11-433	涤痰	[dí tán]	очищение флегмы
11-434	化痰平喘	[huà tán píng chuǎn]	устранение флегмы и нормализация дыхания
11-435	消痰平喘	[xiāo tán píng chuǎn]	растворение флегмы и нормализация дыхания
11-436	化痰止咳	[huà tán zhǐ ké]	устранение флегмы и лечение кашля
11-437	涤痰祛瘀	[dí tán qū yū]	очищение флегмы и устранение застоя
11-438	祛风化痰	[qū fēng huà tán]	рассеивание ветра и устранение флегмы
11-439	燥湿化痰	[zào shī huà tán]	осушение сырости и устранениефлегмы
11-440	清热化痰	[qīng rè huà tán]	очищение от жара и устранение флегмы
11-441	清化热痰	[qīng huà rè tán]	очищение и устранение жара-флегмы
11-442	温肺化饮	[wēn fèi huà yǐn]	согревание легких и трансформация жидкостей
11-443	温肺化痰	[wēn fèi huà tán]	согревание легких и устранение флегмы
11-444	温化寒痰	[wēn huà hán tán]	согревание и трансформация холода-флегмы
11-445	温化痰涎	[wēn huà tán xián]	согревание и трансформация флегмы-слюны

编码 номер	中文 китайский язык	拼音 пиньинь	俄文 русский язык
11-446	温化痰饮	[wēn huà tán yǐn]	согревание и трансформация флегмы-жидкости
11-447	健脾化痰	[jiàn pí huà tán]	оздоровление селезенки и устранение флегмы
11-448	润燥化痰	[rùn zào huà tán]	увлажнение сухости и устранение флегмы
11-449	息风化痰	[xī fēng huà tán]	рассеивание ветра и устранение флегмы
11-450	涤痰息风	[dí tán xī fēng]	очищение флегмы и рассеивание эндогенного ветра
11-451	消法	[xiāo fǎ]	метод растворения и выведения
11-452	中满者泻之于内	[zhōng mǎn zhě xiè zhī yú nèi]	лечение вздутия живота техниками очищения и стимуляцией движения Ци
11-453	消食导滞	[xiāo shí dǎo zhì]	стимуляция пищеварения посредством устранения застоя
11-454	消食化滞	[xiāo shí huà zhì]	стимуляция пищеварения посредством растворения застоя
11-455	行气导滞	[xíng qì dǎo zhì]	стимуляция движения Ци и устранение застоя
11-456	导滞通腑	[dǎo zhì tōng fǔ]	устранение застоя пищи и дренирование фу органов
11-457	和中安神	[hé zhōng ān shén]	гармонизация среднего цзяо и успокоение духа Шэнь
11-458	除疳热	[chú gān rè]	устранение жара при детском недостаточном питании
11-459	消痞化积	[xiāo pǐ huà jī]	устранение застоя пищи и растворение скопившихся масс
11-460	化积	[huà jī]	растворение застоя
11-461	软坚散结	[ruǎn jiān sàn jié]	размягчение твердого и рассеивание плотного

编码 номер	中文 китайский язык	拼音 пиньинь	俄文 русский язык
11-462	消痰软坚	[xiāo tán ruǎn jiān]	растворение флегмы и размягчение твердого
11-463	化痰散结	[huà tán sàn jié]	трансформация флегмы и рассеивание плотного
11-464	溃坚	[kuì jiān]	стимуляция созревания нагноений
11-465	涌吐法	[yǒng tù fǎ]	техники стимуляции рвоты
11-466	上之	[shàng zhī]	стимуляция рвоты
11-467	其高者因而越之	[qí gāo zhě yīn ér yuè zhī]	лечение заболеваний, расположенных в верхней части тела, посредством стимуляции рвоты
11-468	安蛔止痛	[ān huí zhǐ tòng]	успокоение аскарид для снятия болевых симптомов
11-469	安蛔	[ān huí]	успокоение аскарид
11-470	杀虫	[shā chóng]	устранение аскарид
11-471	安胎	[ān tāi]	успокоение плода
11-472	下乳	[xià rǔ]	стимуляция лактации
11-473	回乳	[huí rǔ]	инволюция лактации
11-474	断乳	[duàn rǔ]	прерывание лактации
11-475	外治法	[wài zhì fǎ]	внешние техники лечения
11-476	内痔注射法	[nèi zhì zhù shè fǎ]	инъекции для лечения внутреннего геморроя
11-477	内痔枯痔钉疗法	[nèi zhì kū zhì dīng liáo fǎ]	иссушивающая техника лечения внутреннего геморроя
11-478	内痔胶圈套扎法	[nèi zhì jiāo quān tào zhā fǎ]	техника перетяжки основания геморроидального узла с последующим его иссушением
11-479	垫棉法	[diàn mián fǎ]	техника использования хлопковой или марлевой подкладки на нарыв
11-480	滴酒法	[dī jiǔ fǎ]	техника лечения огненными банками

編码 номер	中文 китайский язык	拼音 пиньинь	俄文 русский язык
11-481	掺药法	[chān yào fǎ]	компрессы из лекарственного порошка
11-482	贴棉法	[tiē mián fǎ]	лекарственные банки с использованием промоченной 75%-92% спиртом хлопковой прокладки
11-483	割治	[gē zhì]	техника лечения надрезами
11-484	药熨疗法	[yào yùn liáo fǎ]	лечение горячими компрессами
11-485	熨法	[yùn fǎ]	горячие лекарственные компрессы
11-486	贴敷疗法	[tiē fū liáo fǎ]	техника лечения лекарственными компрессами
11-487	箍围疗法	[gū wéi liáo fǎ]	техника использования лекарственных компрессов по периметру проблемной зоны
11-488	冲洗法	[chōng xǐ fǎ]	техника промывания
11-489	浸渍法	[jìn zì fǎ]	техника промывания проблемных зон
11-490	缠扎法	[chán zhā fǎ]	техника лигирования
11-491	缠缚疗法	[chān fù liáo fǎ]	лечение бинтованием
11-492	切开法	[qiē kāi fǎ]	техника надрезов
11-493	引流法	[yǐn liú fǎ]	техника дренажа
11-494	扩创引流法	[kuò chuàng yǐn liú fǎ]	техника хирургической обработки раны и дренаж
11-495	药线引流法	[yào xiàn yǐn liú fǎ]	техника дренажа с использованием лечебных нитей
11-496	烙法	[lào fǎ]	техника прижигания
11-497	砭镰法	[biān lián fǎ]	акупунктура острым камнем
11-498	劆法	[lián fǎ]	техника акупунктуры и выскабливания
11-499	膏药	[gāo yào]	лечебный пластырь

编码 номер	中文 китайский язык	拼音 пиньинь	俄文 русский язык
11-500	点眼药法	[diǎn yǎn yào fǎ]	техника лечения лекарственными каплями для глаз
11-501	挂线法	[guà xiàn fǎ]	техника перевязывание
11-502	结扎法	[jié zhā fǎ]	лигатура
11-503	内痔结扎法	[nèi zhì jié zhā fǎ]	техника лечения внутреннего геморроя перевязыванием узла у основания
11-504	穴位结扎法	[xué wèi jié zhā fǎ]	техника перевязывания акупунктурных точек
11-505	灌肠剂	[guàn cháng jì]	клизма
11-506	针灸	[zhēn jiǔ]	иглоукалывание и прижигание
11-507	三棱针法	[sān léng zhēn fǎ]	техника лечения трехгранной иглой
11-508	皮肤针法	[pí fū zhēn fǎ]	техника кожного иглоукалывания
11-509	皮内针	[pí nèi zhēn]	интердермальное иглоукалывание
11-510	皮下留针法	[pí xià liú zhēn fǎ]	техника иглоукалывания, предусматривающая нахождение иглы под кожей на определенное время
11-511	穴位注射疗法	[xué wèi zhù shè liáo fǎ]	метод инъекций в точки накалывания
11-512	穴位埋线	[xué wèi mái xiàn]	введение нитей кетгута в акупунктурные точки
11-513	穴位结扎法	[xué wèi jié zhā fǎ]	техника лигирования акупунктурных точек
11-514	头针	[tóu zhēn]	иглоукалывание на голове
11-515	面针	[miàn zhēn]	иглоукалывание на лице
11-516	鼻针	[bí zhēn]	иглоукалывание на носу
11-517	耳针	[ěr zhēn]	иглоукалывание на ушах
11-518	手针	[shǒu zhēn]	иглоукалывание на руках
11-519	毫针	[háo zhēn]	нитевидная игла для акупунктуры
11-520	皮肤针	[pí fū zhēn]	игла для кожной акупунктуры

编码 номер	中文 китайский язык	拼音 пиньинь	俄文 русский язык
11-521	七星针	[qī xīng zhēn]	прибор с семью иглами
11-522	罗汉针	[luó hàn zhēn]	игла Архат
11-523	梅花针	[méi huā zhēn]	игла «цветы сливы»
11-524	滚刺筒	[gǔn cì tǒng]	роллер с иглами
11-525	声电波电针	[shēng diàn bō diàn zhēn]	звуковая электроакупунктура
11-526	声波电针	[shēng bō diàn zhēn]	звуковая электроакупунктура
11-527	电针仪	[diàn zhēn yí]	аппарат для электроакупунктуры
11-528	电热针	[diàn rè zhēn]	электротермическая игла
11-529	微波针灸	[wēi bō zhēn jiǔ]	микроэлектронные иглы для иглотерапии
11-530	激光针	[jī guāng zhēn]	лазерная акупунктура
11-531	九针	[jiǔ zhēn]	девять видов игл
11-532	石针	[shí zhēn]	каменная игла
11-533	针石	[zhēn shí]	каменная игла
11-534	砭石	[biān shí]	акупунктурный камень
11-535	骨针	[gǔ zhēn]	костяная игла
11-536	青铜针	[qīng tóng zhēn]	бронзовая игла
11-537	金针	[jīn zhēn]	металическая игла
11-538	银针	[yín zhēn]	серебряная игла
11-539	刺手	[cì shǒu]	иглотерапия на руки
11-540	押手	[yā shǒu]	давление рукой на иглу
11-541	十二字分次第手法	[shí èr zì fēn cì dì shǒu fǎ]	техника иглоукалывания «12 слов»
11-542	十四法	[shí sì fǎ]	14 основных техник в процедуре иглоукалывания
11-543	下手八法	[xià shǒu bā fǎ]	восемь основных техник в процедуре иглоукалывания

编码 номер	中文 китайский язык	拼音 пиньинь	俄文 русский язык
11-544	五刺	[wǔ cì]	пять техник углоукалывания
11-545	半刺	[bàn cì]	техника иглоукалывания на половину иглы
11-546	豹文刺	[bào wén cì]	иглоукалывание «точки леопарда»
11-547	关刺	[guān cì]	техника иглоукалывания путем введения игл в суставы
11-548	合谷刺	[hé gǔ cì]	техника иглоукалывания Хэгу при синдроме Би мышц, когда иглы ставятся под углом слева и справа от патологической зоны
11-549	九刺	[jiǔ cì]	девять техник иглоукалывания
11-550	输刺	[shū cì]	иглоукадывание на точки конечостей и Шу точки спины
11-551	远道刺	[yuǎn dào cì]	отдаленное иглоукалывание
11-552	经刺	[jīng cì]	иглоукалывание по меридианам
11-553	络刺	[luò cì]	иглоукалывание по коллатералям
11-554	刺络法	[cì luò fǎ]	техника иглоукалывания по коллатералям
11-555	分刺	[fēn cì]	внутримышечное иглоукалывание
11-556	大泻刺	[dà xiè cì]	техника иглоукалывания для выведения гноя из пастулы
11-557	毛刺	[máo cì]	кожное иглоукалывание
11-558	巨刺	[jù cì]	контралатеральное иглоукалывание
11-559	焠刺	[cuì cì]	иглоукалывание раскаленной иглой
11-560	十二刺	[shí èr cì]	двенадцать техник иглоукалывания
11-561	偶刺	[ǒu cì]	парное иглоукалывание
11-562	报刺	[bào cì]	иглоукалывание на триггерную зону (точку)
11-563	恢刺	[huī cì]	латеральное иглоукалывание

编码 номер	中文 китайский язык	拼音 пиньинь	俄文 русский язык
11-564	齐刺	[qí cì]	одновременное тройное иглоукалывание
11-565	扬刺	[yáng cì]	техника введение одной иглы в центр уже введенных четырех игл
11-566	直针刺	[zhí zhēn cì]	перпендикулярное накалывание
11-567	短刺	[duǎn cì]	введение игл на близком друг от друга расстоянии
11-568	浮刺	[fú cì]	поверхностное введение игл
11-569	阴刺	[yīn cì]	би-медиальное введение игл в точку тай-си на лодыжке
11-570	傍针刺	[bàng zhēn cì]	введение игл близко друг к другу
11-571	赞刺	[zàn cì]	повторное неглубокое введение иглы
11-572	点刺法	[diǎn cì fǎ]	метод быстрого введения иглы
11-573	挑刺法	[tiǎo cì fǎ]	метод иглоукалывания в гиподерму
11-574	散刺法	[sàn cì fǎ]	техника рассеянного иглоукалывания
11-575	缪刺	[miù cì]	контрлатеральное коллатеральное иглоукалывание
11-576	砭刺	[biān cì]	иглоукалывание с использованием каменной иглы
11-577	进针法	[jìn zhēn fǎ]	стежковый метод иглоукалывания
11-578	单手进针法	[dān shǒu jìn zhēn fǎ]	постановка игл одной рукой
11-579	指切进针法	[zhǐ qiē jìn zhēn fǎ]	введение иглы одновременно с надавливанием ногтем
11-580	挟持进针法	[xié chí jìn zhēn fǎ]	введение острия иглы двумя пальцами с одновременным защипыванием кожи
11-581	提捏进针法	[tí niē jìn zhēn fǎ]	техника иглоукалывания с одновременным защипыванием и оттягиванием кожи

编码 номер	中文 китайский язык	拼音 пиньинь	俄文 русский язык
11-582	舒张进针法	[shū zhāng jìn zhēn fǎ]	техника иглоукалывания с одновременным растяжением кожи
11-583	管针进针法	[guǎn zhēn jìn zhēn fǎ]	введение иглы с направителем
11-584	针刺角度	[zhēn cì jiǎo dù]	угол введения иглы
11-585	直刺	[zhí cì]	перпендикулярное введение иглы
11-586	平刺	[píng cì]	горизонтальное введение иглы
11-587	横刺	[héng cì]	горизонтальное введение иглы
11-588	沿皮刺	[yán pí cì]	подкожное введение иглы
11-589	斜刺	[xié cì]	введение иглы под углом
11-590	行针	[xíng zhēn]	манипуляции иглой
11-591	运针	[yùn zhēn]	манипуляции иглой
11-592	得气	[dé qì]	ощущение появления Ци после введения иглы, приход Ци
11-593	针感	[zhēn gǎn]	ощущение при иглоукалывании
11-594	气至病所	[qì zhì bìng suǒ]	появление Ци в болезненной зоне
11-595	候气	[hòu qì]	ожидание Ци
11-596	催气手法	[cuī qì shǒu fǎ]	техники для ускорения движения Ци
11-597	守气	[shǒu qì]	манипуляции с ощущениями при иглоукалывании
11-598	隐性感传	[yǐn xìng gǎn chuán]	скрытая передача по каналам
11-599	提插法	[tí chā fǎ]	техника неполного извлечения и введения
11-600	捻转法	[niǎn zhuǎn fǎ]	техника вращения иглы
11-601	循法	[xún fǎ]	пальпация по ходу меридиана
11-602	刮柄法	[guā bǐng fǎ]	техника иглоукалывания, при которой после введения иглы по ее ручке производят царапающие манипуляции

编码 номер	中文 китайский язык	拼音 пиньинь	俄文 русский язык
11-603	弹柄法	[tán bǐng fǎ]	техника иглоукалывания, при которой после введения иглы по ее ручке производят простукивающие манипуляции
11-604	搓柄法	[cuō bǐng fǎ]	техника иглоукалывания, при которой после введения иглы ее ручкой производят одностороннее вращение
11-605	摇柄法	[yáo bǐng fǎ]	техника иглоукалывания, при которой после введения иглы по ее ручке производят раскачивающие манипуляции
11-606	震颤法	[zhèn chàn fǎ]	техника иглоукалывания, при которой после введения иглы по ее ручке производят вибрирующие манипуляции
11-607	捻转补泻	[niǎn zhuǎn bǔ xiè]	вращение иглы при техниках восполнения и очищения
11-608	提插补泻	[tí chā bǔ xiè]	неполное извлечение и введение при техниках восполнения и очищения
11-609	疾徐补泻	[jí xú bǔ xiè]	медленное введение иглы и быстрое извлечение иглы для восполнения, быстрое введение иглы и медленное извлечение иглы для очищения
11-610	迎随补泻	[yíng suí bǔ xiè]	когда кончик иглы направлен по ходу течения меридиана происходит восполнение, когда кончик иглы направлен против хода течения меридиана происходит очищение

编码 номер	中文 китайский язык	拼音 пиньинь	俄文 русский язык
11-611	呼吸补泻	[hū xī bǔ xiè]	метод иглоукалывания, когда введение и извлечение иглы происходит на вдохе или выдохе пациента
11-612	开阖补泻	[kāi hé bǔ xiè]	закрытие точки накалывания массажем и надавливанием оносится к восполнение, оставление точки открытой относится к очищению
11-613	平补平泻	[píng bǔ píng xiè]	одновременное использование техник восполнения и и очищения
11-614	烧山火	[shāo shān huǒ]	иглоукалывание с последовательным введением иглы на уровни «Небо-Человек-Земля» с манипуляцией иглы на каждом уровне по принципу восполнения
11-615	透天凉	[tòu tiān liáng]	техника иглоукалывания для выведения жара
11-616	五过	[wǔ guò]	пять типов избыточного воздействия при восполнении и очищении
11-617	留针	[liú zhēn]	оставление иглы
11-618	出针法	[chū zhēn fǎ]	техника извлечения иглы
11-619	体表解剖标志定位法	[tǐ biǎo jiě pōu biāo zhì dìng wèi fǎ]	метод анатомического ориентира, обнаружение точек в соотвествии с анатомическими особенностями поверхности тела
11-620	骨度折量定位法	[gǔ dù zhé liáng dìng wèi fǎ]	определение точек накалывания и прижигания в соответствии с размерами костей
11-621	骨度分寸定位法	[gǔ dù fēn cùn dìng wèi fǎ]	определение точек накалывания и прижигания в соответствии с размерами костей в цунях

编码 номер	中文 китайский язык	拼音 пиньинь	俄文 русский язык
11-622	指寸定位法	[zhǐ cùn dìng wèi fǎ]	определение точек накалывания и прижигания с помощью цуня пальца
11-623	同身寸	[tóng shēn cùn]	индивидуальный цунь
11-624	手指同身寸取穴法	[shǒu zhǐ tóng shēn cùn qǔ xué fǎ]	определение точек накалывания и прижигания с помощью цуня пальца
11-625	中指同身寸	[zhōng zhǐ tóng shēn cùn]	индивидуальный цунь среднего пальца
11-626	拇指同身寸	[mǔ zhǐ tóng shēn cùn]	индивидуальный цунь большого пальца
11-627	横指同身寸	[héng zhǐ tóng shēn cùn]	индивидуальный цунь ширины 4 пальцев, равняется трем цуням
11-628	一夫法	[yī fū fǎ]	индивидуальный цунь ширины 4 пальцев, равняется трем цуням
11-629	自然标志定位法	[zì rán biāo zhì dìng wèi fǎ]	метод анатомического ориентира, обнаружение точек в соотвествии с анатомическими особенностями поверхности тела
11-630	近部取穴	[jìn bù qǔ xué]	выбор соседней точки
11-631	远部取穴	[yuǎn bù qǔ xué]	выбор отдаленной точки
11-632	远道取穴	[yuǎn dào qǔ xué]	выбор отдаленной точки
11-633	对证取穴	[duì zhèng qǔ xué]	выбор точек в соответствии с синдромом
11-634	随证取穴	[suí zhèng qǔ xué]	выбор точек в соответствии с синдромом
11-635	辨证取穴	[biàn zhèng qǔ xué]	выбор точек в соответствии с дифференциацией синдромов
11-636	子午流注针法	[zǐ wǔ liú zhù zhēn fǎ]	метод акупунктуры в соответствии с часами активности меридианов

编码 номер	中文 китайский язык	拼音 пиньинь	俄文 русский язык
11-637	纳干法	[nà gān fǎ]	метод акупунктуры в соответствие с распределением знаков десятеричного цикла по восьми триграммам
11-638	纳支法	[nà zhī fǎ]	метод выбора иглоточек в соответствии со сменой небесных стволов и земных ветвей данного часа
11-639	纳甲法	[nà jiǎ fǎ]	метод акупунктуры в соответствии с распределением знаков десятеричного цикла по восьми триграммам и пяти стихиям
11-640	纳子法	[nà zǐ fǎ]	метод выбора иглоточек в соответствии со сменой небесных стволов и земных ветвей данного часа
11-641	灵龟八法	[líng guī bā fǎ]	восемь техник священной черепахи
11-642	奇经纳卦法	[qí jīng nà guà fǎ]	восемь техник священной черепахи
11-643	本经配穴法	[běn jīng pèi xué fǎ]	комбинация точек на одном и том же мередиане
11-644	表里经配穴法	[biǎo lǐ jīng pèi xué fǎ]	выбор точек на основании комбинирования внешних и внутренних мнридианов
11-645	上下配穴法	[shàng xià pèi xué fǎ]	комбинирование верхних и нижних точек
11-646	前后配穴法	[qián hòu pèi xué fǎ]	комбинирование точек спереди и сзади
11-647	腹背阴阳配穴法	[fù bèi yīn yáng pèi xué fǎ]	метод комбинирования Инь Ян точек на животе и спине
11-648	左右配穴法	[zuǒ yòu pèi xué fǎ]	метод комбинирования левых и правых точек

编码 номер	中文 китайский язык	拼音 пиньинь	俄文 русский язык
11-649	主客原络配穴法	[zhǔ kè yuán luò pèi xué fǎ]	метод комбинирования точек «хозяин - гость»
11-650	原络配穴	[yuán luò pèi xué]	комбинирование точек-истоков и точек коллатеральных сосудов
11-651	郄会配穴	[xì huì pèi xué]	комбинирование точек-щелей и восьми перекрестных точек
11-652	一日六十六穴法	[yī rì liù shí liù xué fǎ]	метод 66 точек
11-653	电针麻醉	[diàn zhēn má zuì]	электро-акупунктурная анастезия
11-654	灸法	[jiǔ fǎ]	метод прижигания, моксотерапия
11-655	艾炷灸	[ài zhù jiǔ]	прижигание конусом из высушенной и измельченной полыни
11-656	直接灸	[zhí jiē jiǔ]	прямое прижигание
11-657	明灸	[míng jiǔ]	прямое прижигание
11-658	着肤灸	[zhuó fū jiǔ]	направленное контактное прижигание над кожей
11-659	无瘢痕灸	[wú bān hén jiǔ]	безрубцовое прижигание
11-660	非化脓灸	[fēi huà nóng jiǔ]	негнойное прижигание
11-661	化脓灸	[huà nóng jiǔ]	гнойное прижигание
11-662	瘢痕灸	[bān hén jiǔ]	рубцовое прижигание
11-663	间接灸	[jiān jiē jiǔ]	непрямое воздействие моксой-конусом на точку, изолированное прижигание
11-664	间隔灸	[jiān gé jiǔ]	изолированное прижигание
11-665	隔物灸	[gé wù jiǔ]	изолированное прижигание
11-666	艾条灸	[ài tiáo jiǔ]	моксотерапия полынными сигарами
11-667	艾卷灸	[ài juǎn jiǔ]	моксотерапия полынными сигарами
11-668	悬灸	[xuán jiǔ]	подвешенное прижигание
11-669	温和灸	[wēn hé jiǔ]	теплое прижигание
11-670	雀啄灸	[què zhuó jiǔ]	прижигание «клевание воробья»

编码 номер	中文 китайский язык	拼音 пиньинь	俄文 русский язык
11-671	回旋灸	[huí xuán jiǔ]	круговое прижигание
11-672	实按灸	[shí àn jiǔ]	давящее прижигание
11-673	太乙神针	[tài yǐ shén zhēn]	прижигание божественной Тайи
11-674	雷火神针	[léi huǒ shén zhēn]	прижигание «гром - огонь», окуривание
11-675	温针灸	[wēn zhēn jiǔ]	акупунктура горячими иголками
11-676	温灸器灸	[wēn jiǔ qì jiǔ]	согревающая моксотерапия с использованием специального инструментария для прижигания
11-677	灯火灸	[dēng huǒ jiǔ]	моксотерапия с использованием ситника развесистого, который окунают в масло, поджигают и воздействуют на активные точки
11-678	天灸	[tiān jiǔ]	«небесное» прижигание, смазывание лба или патологических зон на теле раствором киновари
11-679	药物灸	[yào wù jiǔ]	прижигание с использованием лекарственных средств
11-680	发泡灸	[fā pào jiǔ]	пенное прижигание
11-681	自灸	[zì jiǔ]	прижигание себе
11-682	油捻灸	[yóu niǎn jiǔ]	прижигание масляным фителем
11-683	筒灸	[tǒng jiǔ]	прижигание бамбуковой трубкой
11-684	灯草灸	[dēng cǎo jiǔ]	моксотерапия с использованием ситника развесистого, который окунают в масло, поджигают и воздействуют на активные точки
11-685	拔罐法	[bá guàn fǎ]	метод лечения банками, баночная терапия
11-686	投火法	[tóu huǒ fǎ]	метод лечения лекарственными банками с помещением в полость банки подожженой бумаги, скрученной в трубочку

номер	中文 китайский язык	拼音 пиньинь	俄文 русский язык
11-687	陶罐	[táo guàn]	керамические банки
11-688	抽气罐	[chōu qì guàn]	вакуумные банки
11-689	竹罐	[zhú guàn]	бамбуковые банки
11-690	火罐法	[huǒ guàn fǎ]	техника «огненные» банки
11-691	架火法	[jià huǒ fǎ]	лечение банками, вакуумная постановка которых происходит путем помещения пружины внутрь банки
11-692	闪火法	[shǎn huǒ fǎ]	лечение банками «мерцание огня» (переменная быстрая постановка и снятие банки)
11-693	贴棉法	[tiē mián fǎ]	лечение банками, вакуумная постановка которых происходит путем поджигания ватного тампона
11-694	滴酒法	[dī jiǔ fǎ]	лечение банками, вакуумная постановка которых происходит путем поджигания спирта
11-695	煮罐法	[zhǔ guàn fǎ]	техника вываривания банок
11-696	抽气罐法	[chōu qì guàn fǎ]	техника вакуумных банок
11-697	留罐	[liú guàn]	оставление лечебной банки
11-698	坐罐	[zuò guàn]	оставление лечебной банки
11-699	走罐	[zǒu guàn]	«блуждающие» лечебные банки
11-700	推罐	[tuī guàn]	передвигать лечебную банку
11-701	闪罐	[shǎn guàn]	лечение бамками «мерцание огня» (переменная быстрая постановка и снятие банки)
11-702	留针拔罐	[liú zhēn bá guàn]	использование лечебных банок на месте поставленной иглы
11-703	刺血拔罐	[cì xuè bá guàn]	кровопускание с последующей постановкой банки

编码 номер	中文 китайский язык	拼音 пиньинь	俄文 русский язык
11-704	刺络拔罐	[cì luò bá guàn]	кровопускание с последующей постановкой банки
11-705	药罐	[yào guàn]	лекарственные банки
11-706	药筒拔法	[yào tǒng bá fǎ]	бамбуковые лекарственные банки
11-707	疮疡消法	[chuāng yáng xiāo fǎ]	рассасывающий метод лечения нарывов и язв
11-708	疮疡托法	[chuāng yáng tuō fǎ]	метод лечения нарывов и язв путем укрепления жизненной Ци
11-709	疮疡托里法	[chuāng yáng tuō lǐ fǎ]	метод лечения нарывов и язв путем укрепления жизненной Ци и устранения эндогенных токсинов
11-710	疮疡补法	[chuāng yáng bǔ fǎ]	лечения нарывов и язв путем восполнения
11-711	疮疡补益法	[chuāng yáng bǔ yì fǎ]	тонизирующий метод лечения нарывов и язв
11-712	疮疡解表法	[chuāng yáng jiě biǎo fǎ]	метод лечения нарывов и язв путем очищения поверхностного
11-713	疮疡通里法	[chuāng yáng tōng lǐ fǎ]	метод лечения нарывов и язв слабительными препаратами
11-714	疮疡清热法	[chuāng yáng qīng rè fǎ]	метод лечения нарывов и язв путем очищения жара
11-715	疮疡温通法	[chuāng yáng wēn tōng fǎ]	метод лечения нарывов и язв путем прогревания и дренирования
11-716	疮疡祛痰法	[chuāng yáng qū tán fǎ]	метод лечения нарывов и язв путем удаления флегмы
11-717	疮疡理湿法	[chuāng yáng lǐ shī fǎ]	метод лечения нарывов и язв путем выведения сырости
11-718	疮疡行气法	[chuāng yáng xíng qì fǎ]	метод лечения нарывов и язв путем стимуляции движения Ци
11-719	疮疡和营法	[chuāng yáng hé yíng fǎ]	метод лечения нарывов и язв техниками регуляции питательной Ци

编码 номер	中文 китайский язык	拼音 пиньинь	俄文 русский язык
11-720	疮疡透脓法	[chuāng yáng tòu nóng fǎ]	метод лечения нарывов и язв путем выведения гноя
11-721	敛疮生肌	[liǎn chuāng shēng jī]	заживление и восстановление тканей
11-722	排脓	[pái nóng]	выведение гноя
11-723	拔毒	[bá dú]	выведение токсинов
11-724	化腐	[huà fǔ]	удаление гноя
11-725	金针拨内障	[jīn zhēn bō nèi zhàng]	устранение катаракты металлической иглой для акупунктуры
11-726	白内障针拨术	[bái nèi zhàng zhēn bō shù]	устранение катаракты металлической иглой для акупунктуры
11-727	钩割法	[gōu gē fǎ]	техника надрезов с предварительным захватом ткани
11-728	退翳明目	[tuì yì míng mù]	устарнение катаракты и просветление взора
11-729	通鼻窍	[tōng bí qiào]	устранение заложенности в носу
11-730	通窍	[tōng qiào]	очищение отверстий
11-731	正骨手法	[zhèng gǔ shǒu fǎ]	метод лечения путем вправления костей
11-732	正骨八法	[zhèng gǔ bā fǎ]	метод лечения путем вправления костей за 8 движений
11-733	手摸心会	[shǒu mō xīn huì]	пальпация
11-734	拔伸牵引	[bá shēn qiān yǐn]	техника вытяжения
11-735	旋转屈伸	[xuán zhuǎn qū shēn]	вертеть, крутить, сгибать, разгибать
11-736	提按端挤	[tí àn duān jǐ]	поднимать, сжимать, держать, сдавливать
11-737	摇摆触碰	[yáo bǎi chù pèng]	качать, сгибать, прикасаться, дотрагиваться
11-738	夹挤分骨	[jiā jǐ fēn gǔ]	сжатие костей

编码 номер	中文 китайский язык	拼音 пиньинь	俄文 русский язык
11-739	折顶回旋	[zhé dǐng huí xuán]	техника нажатие и вращение на сломанную кость
11-740	解剖复位	[jiě pōu fù wèi]	анатомическая репозиция
11-741	功能复位	[gōng néng fù wèi]	функциональная репозиция
11-742	端提捺正	[duān tí nà zhèng]	удерживать, поднимать и вправлять в нужное местоположение
11-743	杠杆支撑	[gàng gǎn zhī chēng]	опора на рычаг
11-744	足蹬膝顶	[zú dēng xī dǐng]	техника вправления вывихов суставов
11-745	膝顶法	[xī dǐng fǎ]	техника вправления вывихов суставов
11-746	旋转复位法	[xuán zhuǎn fù wèi fǎ]	метод вправления вращением
11-747	颈椎侧旋提推法	[jǐng zhuī cè xuán tí tuī fǎ]	толчково-вращательный метод лечения шейного отдела позвоночника
11-748	颈椎角度复位法	[jǐng zhuī jiǎo dù fù wèi fǎ]	вправление шейного отдела позвоночника путем изменения градуса наклона позвонков
11-749	颈椎单人旋转复位法	[jǐng zhuī dān rén xuán zhuǎn fù wèi fǎ]	лечение шейного отдела позвоночника путем вращения
11-750	理筋手法	[lǐ jīn shǒu fǎ]	метод регуляции сухожилий
11-751	弹筋法	[tán jīn fǎ]	регуляция сухожилий струнной техникой
11-752	挤压法	[jǐ yā fǎ]	техника надавливания
11-753	屈伸法	[qū shēn fǎ]	техника растяжкения
11-754	旋转法	[xuán zhuǎn fǎ]	техника вращения
11-755	外固定	[wài gù dìng]	внешняя фиксация
11-756	夹板固定	[jiā bǎn gù dìng]	шинирование
11-757	扎带	[zhā dài]	бандаж
11-758	固定垫	[gù dìng diàn]	фиксирующая прокладка

编码 номер	中文 китайский язык	拼音 пиньинь	俄文 русский язык
11-759	一垫治法	[yī diàn zhì fǎ]	фиксация одной пластиной
11-760	二垫治法	[èr diàn zhì fǎ]	фиксация двумя пластинами
11-761	三垫治法	[sān diàn zhì fǎ]	фиксация тремя пластинами
11-762	外固定器固定	[wài gù dìng qì gù dìng]	прочная внешняя фиксация
11-763	牵引疗法	[qiān yǐn liáo fǎ]	лечение вытяжением
11-764	皮肤牵引	[pí fū qiān yǐn]	растяжение кожного покрова
11-765	骨牵引	[gǔ qiān yǐn]	тракция (скелетное вытяжение)
11-766	颅骨牵引	[lú gǔ qiān yǐn]	вытяжение за кости черепа
11-767	尺骨鹰嘴牵引	[chǐ gǔ yīng zuǐ qiān yǐn]	вытяжение локтевого отростка локтевой кости
11-768	股骨下端牵引	[gǔ gǔ xià duān qiān yǐn]	вытяжение нижней части бедренной кости
11-769	胫骨结节牵引	[jìng gǔ jié jié qiān yǐn]	вытяжение бугристости большеберцовой кости
11-770	跟骨牵引	[gēn gǔ qiān yǐn]	вытяжение пяточной кости
11-771	肋骨牵引	[lèi gǔ qiān yǐn]	вытяжение реберных костей
11-772	布托牵引	[bù tuō qiān yǐn]	метод Бхутто; метод лечения заболеваний шейного отдела позвоночника, при котором одновременно используются иглоукалывание и техники вытяжения позвонков
11-773	颌枕带牵引	[hé zhěn dài qiān yǐn]	вытяжение за верхнюю челюсть
11-774	骨盆悬吊牵引	[gǔ pén xuán diào qiān yǐn]	вытяжение с подвешиванием тазовой кости
11-775	骨盆牵引带牵引	[gǔ pén qiān yǐn dài qiān yǐn]	вытяжение тазовой кости
11-776	内固定	[nèi gù dìng]	внутрикостная фиксация; интрамедуллярный остеосинтез

编码 номер	中文 китайский язык	拼音 пиньинь	俄文 русский язык
11-777	眼保健操	[yǎn bǎo jiàn cāo]	глазная гимнастика
11-778	膏摩	[gāo mó]	натирание мазью
11-779	按摩	[àn mó]	массаж
11-780	推拿	[tuī ná]	массаж толкательными движениями
11-781	一指禅推法	[yī zhǐ chán tuī fǎ]	манипуляции одним пальцем
11-782	缠扎法	[chán zhā fǎ]	лигирование
11-783	滚法	[gǔn fǎ]	перекатывающее движения
11-784	揉法	[róu fǎ]	разминающее движения
11-785	摩法	[mó fǎ]	поглаживающее движение
11-786	擦法	[cā fǎ]	растирающее движение
11-787	推法	[tuī fǎ]	толкающее движение
11-788	掌推法	[zhǎng tuī fǎ]	толкающее движения ладонью
11-789	搓法	[cuō fǎ]	растирающее движение
11-790	抖法	[dǒu fǎ]	встряхивающее движение
11-791	按法	[àn fǎ]	надавливающее движение
11-792	点刺法	[diǎn cì fǎ]	метод надавливания на точки
11-793	捏法	[niē fǎ]	пощипывающее движение
11-794	捏脊	[niē jǐ]	хиропрактика
11-795	拿法	[ná fǎ]	захватывающее и оттягивающее движение
11-796	踩跷法	[cǎi qiào fǎ]	техника массажа стопами
11-797	叩击法	[kòu jī fǎ]	простукивающие движения
11-798	拍击法	[pāi jī fǎ]	простукивания слегка согнутой ладонью
11-799	弹法	[tán fǎ]	оттягивающее движение
11-800	搓滚舒筋	[cuō gǔn shū jīn]	скручивающие и перекатывающие движения на сухожилия
11-801	摇法	[yáo fǎ]	вращающие движения

編码 номер	中文 китайский язык	拼音 пиньинь	俄文 русский язык
11-802	背法	[bèi fǎ]	метод ухода за спиной
11-803	扳法	[bān fǎ]	тянущее движение
11-804	后伸扳法	[hòu shēn bān fǎ]	оттягивание назад
11-805	斜扳法	[xié bān fǎ]	метод наклонного оттягивания
11-806	手术疗法	[shǒu shù liáo fǎ]	операционное вмешательство

12 中　药

Лекарственные средства Традиционной Китайской Медицины

编码 номер	中文 китайский язык	拼音 пиньинь	拼音名 название на пиньинь	俄文 русский язык	拉丁药名 латинское название
12-001	药	[yào]		лекарство, лекарственный препарат, медикамент	
12-002	中药	[zhōng yào]		лекарственные средства традиционной китайской медицины	
12-003	地道药材	[dì dào yào cái]		региональное лекарственное сырьё	
12-004	中药性能	[zhōng yào xìng néng]		характер, свойства и действие лекарственных средств традиционной китайской медицины	
12-005	升降浮沉	[shēng jiàng fú chén]		восходящий, нисходящий, плавающий, тонущий	
12-006	归经	[guī jīng]		тропизм каналов	
12-007	配伍	[pèi wǔ]		совместимость лекарств, фармакологическая сочетаемость	
12-008	四气	[sì qì]		четыре свойства лекарственных трав (холодное, горячее, теплое, прохладное)	
12-009	道地药材	[dào dì yào cái]		региональное лекарственное сырье	

编码 номер	中文 китайский язык	拼音 пиньинь	拼音名 название на пиньинь	俄文 русский язык	拉丁药名 латинское название
12-010	方寸匕	[fāng cùn bǐ]		ложечка для отмеривания лекарства размером в 1 цунь	
12-011	炮制	[páo zhì]		процесс приготовления лекарства методом вываривания	
12-012	修治	[xiū zhì]		процесс устранения посторонних примесей из лекарственного сырья	
12-013	修事	[xiū shì]		процесс приготовления лекарства методом вываривания	
12-014	挑	[tiāo]		выбирать, отбирать	
12-015	拣	[jiǎn]		выбирать, отбирать	
12-016	簸	[bǒ]		просеивать, очищать веянием	
12-017	筛	[shāi]		отсеивать, просеивать	
12-018	刮	[guā]		скоблить, счищать, очищать	
12-019	刷	[shuā]		чистить, вычищать	
12-020	捣	[dǎo]		дробить, измельчать	
12-021	碾	[niǎn]		измельчать, перемалывать, обращать в порошок	
12-022	镑	[bàng]		лущение, обращение в хлопья	
12-023	锉	[cuò]		шлифовка, распиливание	
12-024	锉散	[cuò sǎn]		обращение в порошок посредством распиливания или дробления	
12-025	切	[qiē]		резать, рассекать	
12-026	铡	[zhá]		нарезать	
12-027	水制	[shuǐ zhì]		заливать сырье водой с целью очищения и размягчения	

编码 номер	中文 китайский язык	拼音 пиньинь	拼音名 название на пиньинь	俄文 русский язык	拉丁药名 латинское название
12-028	洗	[xǐ]		мыть, промывать	
12-029	淋	[lín]		увлажнять, промывать	
12-030	泡	[pào]		вымачивать, настаивать	
12-031	润	[rùn]		смачивать, увлажнять	
12-032	漂	[piǎo]		промывать	
12-033	水飞	[shuǐ fēi]		перемалывать лекарственные травы с добавлением воды	
12-034	火制	[huǒ zhì]		обработка сырья огнем, обжиг	
12-035	炒	[chǎo]		сушить, обжаривать,	
12-036	清炒	[qīng chǎo]		чистая обжарка	
12-037	炒黄	[chǎo huáng]		обжаривание до золотистого цвета	
12-038	炒焦	[chǎo jiāo]		обжаривание до коричневого цвета	
12-039	炒炭	[chǎo tàn]		обугливание	
12-040	加辅料炒	[jiā fǔ liào chǎo]		обжаривание с добавлением вспомогательных веществ	
12-041	烫	[tàng]		кипятить, ошпаривать	
12-042	炙	[zhì]		сушить, обжаривать с добавлением жидкости	
12-043	炮炙	[páo zhì]		обжаривание в специальной сковороде	
12-044	煨	[wēi]		запекать, калить	
12-045	烘焙	[hōng bèi]		сушить, горячая сушка, прокаливание	
12-046	煅	[duàn]		обжиг, прокаливание	
12-047	水火共制	[shuǐ huǒ gòng zhì]		приготовление с использованием воды и огня одновременно	

编码 номер	中文 китайский язык	拼音 пиньинь	拼音名 название на пиньинь	俄文 русский язык	拉丁药名 латинское название
12-048	煮	[zhǔ]		варить	
12-049	蒸	[zhēng]		выпаривать, готовить на пару	
12-050	淬	[cuì]		охлаждение в воде, закалка	
12-051	制霜	[zhì shuāng]		выделение лекарственных компонентов из растений с последующим их обезвоживанием до состояния кристаллов	
12-052	发酵	[fā jiào]		ферментация, брожение	
12-053	闷	[mēn]		томить, настаивать	
12-054	伏	[fú]		замачивание в закрытом сосуде	
12-055	发芽	[fā yá]		проращивать, давать ростки	
12-056	咀	[jǔ]		пережевывать	
12-057	去火毒	[qù huǒ dú]		устранение токсинов огня	
12-058	粗末	[cū mò]		грубый необработанный шмых (отходы)	
12-059	药性	[yào xìng]		действие (целебные свойства) лекарства	
12-060	滋而不腻	[zī ér bù nì]		питательный, но не вязкий (жирный)	
12-061	润而不腻	[rùn ér bù nì]		увлажняющий, но не вязкий (жирный)	
12-062	辛而不烈	[xīn ér bù liè]		острый и теплый, но не сухой	
12-063	四性	[sì xìng]		4 характера лекарственных компонентов ТКМ	
12-064	毒性反应	[dú xìng fǎn yìng]		токсическая реакция	

编码 номер	中文 китайский язык	拼音 пиньинь	拼音名 название на пиньинь	俄文 русский язык	拉丁药名 латинское название
12-065	副作用	[fù zuò yòng]		побочное действие	
12-066	食忌	[shí jì]		противопоказание по приему продуктов питания	
12-067	服药食忌	[fú yào shí jì]		противопоказание по приему продуктов питания во время приема лекарственных средств	
12-068	妊娠禁忌 药	[rèn shēn jìn jì yào]		препараты, запрещенные в период беременности	
12-069	十九畏	[shí jiǔ wèi]		19 несовместимых сочетаний лекарственных веществ	
12-070	十八反	[shí bā fǎn]		18 основных взаимонесовместимых лекарственных средств	
12-071	配伍禁忌	[pèi wǔ jìn jì]		несовместимости, запрещённые комбинации при составлении рецепта	
12-072	相反	[xiāng fǎn]		несовместимость, противоборство	
12-073	相恶	[xiāng wù]		взаимное подавление	
12-074	相杀	[xiāng shā]		взаимная детоксикация	
12-075	相畏	[xiāng wèi]		взаимное сдерживание	
12-076	相使	[xiāng shǐ]		взаимное содействие, взаимное усиление действия лекарственных компонентов в составе рецепта	
12-077	相须	[xiāng xū]		взаимное усиление действия	
12-078	剂量	[jì liàng]		доза лекарства, дозировка	
12-079	刀圭	[dāo guī]		1/10 от мерной ложки в 1 цунь	

编码 номер	中文 китайский язык	拼音 пиньинь	拼音名 название на пиньинь	俄文 русский язык	拉丁药名 латинское название
12-080	一钱匕	[yī qián bǐ]		количество лекарственного порошка размером с монету (древний способ дозировки лекарственных средств)	
12-081	一字	[yī zì]		количество лекарственного порошка размером с четверть монеты (древний способ дозировки лекарственных средств)	
解表药	**Лекарственные компоненты для рассеивания поверхностного; потогонное средство**				
12-082	解表药	[jiě biǎo yào]		лекарственные компоненты для рассеивания поверхностного; потогонное средство	
12-083	发表药	[fā biǎo yào]		лекарственные компоненты для рассеивания поверхностного; средство, стимулирующее потоотделение	
12-084	发散风寒药	[fā sàn fēng hán yào]		лекарственные средства, рассеивающие ветер и холод	
12-085	辛温解表药	[xīn wēn jiě biǎo yào]		теплые и острые по характеру лекарственные компоненты для рассеивания поверхностного	
12-086	白芷	[bái zhǐ]	Baizhi	бай чжи, корень дудника китайского	Radix Angelicae Dahuricae
12-087	西河柳	[xī hé liǔ]	Xiheliu	си хэ лю, гребенщик (тамарикс) китайский	Cacumen Tamaricis
12-088	防风	[fáng fēng]	Fangfeng	фан фэн, корень сапожниковии растопыренной	Radix Saposhnikoviae

编码 номер	中文 китайский язык	拼音 пиньинь	拼音名 название на пиньинь	俄文 русский язык	拉丁药名 латинское название
12-089	苍耳子	[cāng ěr zǐ]	Cangerzi	цан эр цзы, плоды дурнишника сибирского	Fructus Xanthii
12-090	辛夷	[xīn yí]	Xinyi	синь и, цветы магнолии лилиецветковой	Flos Magnoliae
12-091	羌活	[qiāng huó]	Qianghuo	цян хо, корневище и корень нотоптеригии	Rhizoma et Radix Notopterygii
12-092	细辛	[xì xīn]	Xixin	си синь, копытень Зибольда	Radix et Rhizoma Asari
12-093	荆芥	[jīng jiè]	Jingjie	цзин цзе, схизонепета многонадрезная	Herba Schizonepetae
12-094	香薷	[xiāng rú]	Xiangru	сян жу, эльсгольция Патрэна	Herba Moslae
12-095	蛇蜕	[shé tuì]	Shetui	шэ туй, кожа змеи, сброшенная во время линьки	Periostracum Serpentis
12-096	麻黄	[má huáng]	Mahuang	ма хуан, эфедра китайская	Herba Ephedrae
12-097	紫苏叶	[zǐ sū yè]	Zisuye	цзы су е, листья периллы кустарниковой	Folium Perillae
12-098	鹅不食草	[é bù shí cǎo]	Ebushicao	э бу ши цао, центипеда малая	Herba Centipedae
12-099	藁本	[gāo běn]	Gaoben	гао бэнь, корневище лигустикума	Rhizoma Ligustici
12-100	胡荽	[hú suī]	Husui	ху суй, кориандр	Herba Coriandri Sativi
12-101	罗勒	[luó lè]	Luole	ло лэ, базилик камфорный	Herba Ocimi Basilici
12-102	六月寒	[liù yuè hán]	Liuyuehan	лю юэ хань, трава кариоптериса	Herba Caryopteridis Terniflorae

编码 номер	中文 китайский язык	拼音 пиньинь	拼音名 название на пиньинь	俄文 русский язык	拉丁药名 латинское название
12-103	桂枝	[guì zhī]	Guizhi	гуй чжи, порослевый побег коричника китайского	Ramulus Cinnamomi
12-104	发散风热药	[fà sàn fēng rè yào]		лекарственное стредство, обладающее свойствами рассеивания ветра и утранения жара	
12-105	辛凉解表药	[xīn liáng jiě biǎo yào]		острые и холодные по характеру лекарственные компоненты для избавления от поверхностных синдромов	
12-106	桉叶	[ān yè]	Anye	ань е, лист эвкалипта	Folium Eucalypti
12-107	薄荷油	[bò he yóu]	Boheyou	бо хэ ю, мятное масло	Oleum Menthae
12-108	薄荷	[bò he]	Bohe	бо хэ, мята	Herba Menthae
12-109	蝉蜕	[chán tuì]	Chantui	чан туй, оболочка личинки цикады	Periostracum Cicadae
12-110	蔓荆子	[màn jīng zǐ]	Manjingzi	мань цзин цзы, плоды прутняка	Fructus Viticis
12-111	葛根	[gé gēn]	Gegen	гэ гэнь, корень пуэрарии	Radix Puerariae
12-112	淡豆豉	[dàn dòu chǐ]	Dandouchi	дань доу чи, семя сои	Semen Sojae Praeparatum
12-113	升麻	[shēng má]	Shengma	шэн ма, корневище клопогона	Rhizoma Cimicifugae
12-114	牛蒡子	[niú bàng zǐ]	Niubangzi	ню бан цзы, плод лопуха	Fructus Arctii
12-115	木贼	[mù zéi]	Muzei	му цзэй, хвощ полевой	Herba Equiseti Hiemalis

编码 номер	中文 китайский язык	拼音 пиньинь	拼音名 название на пиньинь	俄文 русский язык	拉丁药名 латинское название
12-116	浮萍	[fú píng]	Fuping	фу пин, Трава многокоренника, ряска	Herba Spirodelae
12-117	柴胡	[chái hú]	Chaihu	чай ху, высушенные корни володушки серповидной	Radix Bupleuri
12-118	葛花	[gé huā]	Gehua	гэ хуа, цветы пуерарии	Flos Puerariae
12-119	桑叶	[sāng yè]	Sangye	сан е, лист шелковицы	Folium Mori
12-120	菊花	[jú huā]	Juhua	цзюй хуа, цветы хризантемы	Flos Chrysanthemi
清热药 **Лекарственное средство, обладающее свойствами очищения жара**					
12-121	清热药	[qīng rè yào]		лекарственное средство, обладающее свойствами очищения жара	
12-122	清热泻火药	[qīng rè xiè huǒ yào]		лекарственное средство, обладающее свойствами рассеивания жара и огня	
12-123	石膏	[shí gāo]	Shigao	ши гао, гипс	Gypsum Fibrosum
12-124	寒水石	[hán shuǐ shí]	Hanshuishi	хань шуй ши, гипс, кальцит, известковый шпат	Calcitum
12-125	知母	[zhī mǔ]	Zhimu	джи му, корневище анемаррены	Zhimu Rhizoma Anemarrhenae
12-126	芦根	[lú gēn]	Lugen	лу гэнь, корень тростника обыкновенного	Rhizoma Phragmitis
12-127	天花粉	[tiān huā fěn]	Tianhuafen	тянь хуа фэнь, порошок из корня трихозанта	Radix Trichosanthis
12-128	淡竹叶	[dàn zhú yè]	Danzhuye	дань чжу е, наземная часть лофатерума тонкого	Herba Lophatheri
12-129	夏枯草	[xià kū cǎo]	Xiakucao	ся ку цао, колос черноголовки	Spica Prunellae

编码 номер	中文 китайский язык	拼音 пиньинь	拼音名 название на пиньинь	俄文 русский язык	拉丁药名 латинское название
12-130	栀子	[zhī zǐ]	Zhizi	чжи цзы, плоды гардении	Fructus Gardeniae
12-131	青葙子	[qīng xiāng zǐ]	Qingxiangzi	цин сян цзы, семя целозии	Semen Celosiae
12-132	谷精草	[gǔ jīng cǎo]	Gujingcao	гу цзин цао, высушенные соцветия шерстестебельника с цветоносами, эриокаулон	Flos Eriocauli
12-133	决明子	[jué míng zǐ]	Juemingzi	цзюэ мин цзы, семена кассии	Semen Cassiae
12-134	密蒙花	[mì méng huā]	Mimenghua	ми мэн хуа, бутон будлеи лекарственной	Flos Buddlejae
12-135	蕤仁	[ruí rén]	Ruiren	жуй жэнь, принсепия (плоскосемянник) китайская	Nux Prinsepiae
12-136	夜明砂	[yè míng shā]	Yemingsha	е мин ша, лекарства из помета летучих мышей	Feaces Vespertilio
12-137	清热燥湿药	[qīng rè zào shī yào]		лекарственное средство, обладающее свойствами рассеивания жара и избавления от сырости	
12-138	黄芩	[huáng qín]	Huangqin	хуан цинь, корень шлемника байкальского	Radix Scutellariae
12-139	黄连	[huáng lián]	Huanglian	хуан лянь, корневище коптиса	Rhizoma Coptidis
12-140	黄柏	[huáng bǎi]	Huangbai	хуан бай, кора бархатного дерева	Cortex Phellodendri
12-141	龙胆	[lóng dǎn]	Longdan	лун дань, корень горечавки шероховатая	Radix et Rhizoma Gentianae
12-142	秦皮	[qín pí]	Qinpi	цинь пи, кора ясеня бунге	Cortex Fraxini
12-143	苦参	[kǔ shēn]	Kushen	ку шэнь , корень софоры желтоватой	Radix Sophorae Flavescentis

编码 номер	中文 китайский язык	拼音 пиньинь	拼音名 название на пиньинь	俄文 русский язык	拉丁药名 латинское название
12-144	白鲜皮	[bái xiān pí]	Baixianpi	бай сянь пи, кора корня ясенца	Cortex Dictamni
12-145	椿皮	[chūn pí]	Chunpi	чунь пи, кора айланта	Cortex Ailanthi
12-146	功劳叶	[gōng láo yè]	Gonglaoye	гун лао е, листья падуба остролистного	Folium Ilex
12-147	松花粉	[sōng huā fěn]	Songhuafen	сун хуа фэнь, сосновая пыльца	Pollen Pini
12-148	茶油	[chá yóu]	Chayou	ча ю, чайное масло (из семян масличной камелии)	Oleum Camelliae
12-149	清热解毒药	[qīng rè jiě dú yào]		лекарственное средство, обладающее свойствами рассеивания жара и выведения токсинов	
12-150	蒲公英	[pú gōng yīng]	Pugongying	пу гун ин, одуванчик лекарственный	Herba Taraxaci
12-151	紫花地丁	[zǐ huā dì dīng]	Zihuadiding	цзы хуа ди дин, трава фиалки	Herba Violae
12-152	野菊花	[yě jú huā]	Yejuhua	е цзюй хуа, цветы хризантемы дикой	Flos Chrysanthemi Indici
12-153	穿心莲	[chuān xīn lián]	Chuanxinlian	чуан синь лянь, андрографис метельчатый	Herba Andrographis
12-154	大青叶	[dà qīng yè]	Daqingye	да цин е, листья вайды красильной	Folium Isatidis
12-155	板蓝根	[bǎn lán gēn]	Banlangen	бань лань гэнь, корень вайды красильной	Radix Isatidis
12-156	青黛	[qīng dài]	Qingdai	цин дай, индиго натуральный	Indigo Naturalis
12-157	贯众	[guàn zhòng]	Guanzhong	гуань чжун, корневище папоротника	Rhizoma Blechni

编码 номер	中文 китайский язык	拼音 пиньинь	拼音名 название на пиньинь	俄文 русский язык	拉丁药名 латинское название
12-158	鱼腥草	[yú xīng cǎo]	Yuxingcao	юй син цао, трава гуттуинии	Herba Houttuyniae
12-159	鸦胆子	[yā dǎn zǐ]	Yadanzi	я дань цзы, бруцея яванская	Fructus Bruceae
12-160	白花蛇舌草	[bái huā shé shé cǎo]	Baihuashe shecao	бай хуа шэ шэ цао, олденландия диффузная, гедиотис	Herba Hedyotis
12-161	半枝莲	[bàn zhī lián]	Banzhilian	бань чжи лянь, лобелия укореняющаяся	Herba Scutellariae Barbatae
12-162	土茯苓	[tǔ fú líng]	Tufuling	ту фу лин, корневище смилакса, сассапариль	Rhizoma Smilacis glabrae
12-163	熊胆	[xióng dǎn]	Xiongdan	сюн дань, медвежья желчь	Fel Ursi
12-164	白蔹	[bái liǎn]	Bailian	бай лянь, корневище виноградовника	Radix Ampelopsis
12-165	山慈菇	[shān cí gū]	Shancigu	шань гу, ифигения индийская, тюльпан сьедобный	Pseudobulbus Cremastrae seu Pleiones
12-166	北豆根	[běi dòu gēn]	Beidougen	бэй доу гэнь, луносемянник	Rhizoma Menispermi
12-167	七叶一枝花	[qī yè yī zhī huā]	Qiyeyizhihua	ци е и чжи хуа, цветы вороньего глаза многолистного	Rhizoma Paridis
12-168	虎杖	[hǔ zhàng]	Huzhang	ху чжан, корневище горца отроконечного	Rhizoma Polygoni Cuspidati
12-169	马勃	[mǎ bó]	Mabo	ма бо, спорофор головача	Lasiosphaera Seu Calvatia
12-170	马齿苋	[mǎ chǐ xiàn]	Machixian	ма чи сянь, трава портулака	Herba Portulacae

编码 номер	中文 китайский язык	拼音 пиньинь	拼音名 название на пиньинь	俄文 русский язык	拉丁药名 латинское название
12-171	山豆根	[shān dòu gēn]	Shandougen	шань доу гэнь, корень эухресты японской	Radix Sophorae Tonkinensis
12-172	白头翁	[bái tóu wēng]	Baitouweng	бай тоу вэн, корень прострела	Radix Pulsatillae
12-173	金果榄	[jīn guǒ lǎn]	Jinguolan	цзинь го лань, корни тиноспоры сердцелистной, капиллипедиум сизый	Radix Tinosporae
12-174	青果	[qīng guǒ]	Qingguo	цин го, плоды канариума белого, олива китайская	Fructus Canarii
12-175	鸡骨草	[jī gǔ cǎo]	Jigucao	цзи гу цао, бобы молитвенные	canton love-pea vine
12-176	忍冬藤	[rěn dōng téng]	Rendongteng	жэнь дун тэн, стебель жимолости	Caulis Lonicerae
12-177	地锦草	[dì jǐn cǎo]	Dijincao	ди цзинь цао, трава молочая стелющегося	Herba Euphorbiae Humifusae
12-178	半边莲	[bàn biān lián]	Banbianlian	бань бянь лянь, трава лобелии	Herba Lobeliae Chinensis
12-179	水牛角	[shuǐ niú jiǎo]	Shuiniujiao	шуй ню цзяо, рог буйвола	Cornu Bubali
12-180	木鳖子	[mù biē zǐ]	Mubiezi	му бе цзы, семена момордики	Semen Momordicae
12-181	天葵子	[tiān kuí zǐ]	Tiankuizi	тянь куй цзы, корни семиаквилегии	Radix Semiaquilegiae
12-182	大血藤	[dà xuè téng]	Daxueteng	да сюэ тэн, лоза сарджентодоксы, сагентодокс	Caulis Sargentodoxae
12-183	龙葵	[lóng kuí]	Longkui	лун куй, трава паслена дольчатого резаная	Herba Solani Nigri
12-184	白英	[bái yīng]	Baiying	бай ин, паслен дольчатый	Herba Solani

编码 номер	中文 китайский язык	拼音 пиньинь	拼音名 название на пиньинь	俄文 русский язык	拉丁药名 латинское название
12-185	杠板归	[gāng bǎn guī]	Gangbangui	ган бань гуй, трава водяного перца, полигонум	Herba Polygoni Perfoliati
12-186	木芙蓉叶	[mù fú róng yè]	Mufurongye	му фу жун е, листья гибискуса изменчивого	Folium Hibisci Mutabilis
12-187	雪胆	[xuě dǎn]	Xuedan	сюэ дань, корень гемслеи	Radix Hemsleyae
12-188	铁苋	[tiě xiàn]	Tiexian	те сянь, акалифа	Herba Acalyphae
12-189	朱砂莲	[zhū shā lián]	Zhushalian	чжу ша лянь, корень кирказона	Radix Aristolochiae Kaempferi
12-190	鸭跖草	[yā zhǐ cǎo]	Yazhicao	я чжи цао, трава коммелины	Herba Commelinae
12-191	夏天无	[xià tiān wú]	Xiatianwu	ся тянь у, высушенные клубни хохлатки лежачей	Rhizoma Corydalis Decumbentis
12-192	委陵菜	[wěi líng cài]	Weilingcai	вэй лин цай, трава лапчатки серебристой	Herba Potentillae Chinensis
12-193	重楼	[chóng lóu]	Chonglou	чун лоу, высушенные корневища вороньего глаза многолистного китайского	Rhizoma Paridis
12-194	硼砂	[péng shā]	Pengsha	пэн ша, бура	Borax
12-195	三白草	[sān bái cǎo]	Sanbaicao	сань бай цао, саурурус китайский	Rhizoma seu Herba Saururi Chinensis
12-196	漏芦	[lòu lú]	Loulu	лоу лу, корень рапонтикума или мордовника	Radix Rhapontici

编码 номер	中文 китайский язык	拼音 пиньинь	拼音名 название на пиньинь	俄文 русский язык	拉丁药名 латинское название
12-197	锦灯笼	[jǐn dēng long]	Jindenglong	цзинь дэн лун, высушенные неопадающие чашечки физалиса или чашечки вместе с заключенными в них плодами	Calyx seu Fructus Physalis
12-198	拳参	[quán shēn]	Quanshen	цюань шэнь, корневище горца змеиного	Rhizoma Bistortae
12-199	射干	[shè gān]	Shegan	шэ гань, корневище беламканды	Rhizoma Belamcandae
12-200	橄榄	[gǎn lǎn]	Ganlan	гань лань, канариум белый, оливковое дерево	Fructus Canarii Albi
12-201	金银花	[jīn yín huā]	Jinyinhua	цзинь инь хуа, бутон жимолости японской	Flos Lonicerae
12-202	连翘	[lián qiào]	Lianqiao	лянь цяо, плод форсайтии	Fructus Forsythiae
12-203	清热凉血药	[qīng rè liáng xuè yào]		лекарственное средство, обладающее свойствами очищения жара и охлаждения крови	
12-204	紫草	[zǐ cǎo]	Zicao	цзы цао, корень воробейника или арнебии	① Radix Arnebiae ② Radix Lithospermi
12-205	余甘子	[yú gān zǐ]	Yuganzi	юй гань цзы, плоды филлантуса	Fructus Phyllanthi
12-206	牡丹皮	[mǔ dān pí]	Mudanpi	му дань пи, кора корня пиона древовидного	Cortex Moutan Radicis
12-207	赤芍	[chì sháo]	Chishao	чи шао, корень пиона красного	Radix Paeoniae Rubra

编码 номер	中文 КИТАЙСКИЙ ЯЗЫК	拼音 ПИНЬИНЬ	拼音名 название на пиньинь	俄文 русский язык	拉丁药名 латинское название
12-208	生地黄	[shēng dì huáng]	Shengdihuang	шэн ди хуан, корень ремании	Radix Rehmanniae
12-209	清虚热药	[qīng xū rè yào]		лекарственное средство, обладающее свойствами очищения астенического жара	
12-210	银柴胡	[yín chái hú]	Yinchaihu	инь чай ху, звездчатка вильчатая	Radix Stellariae
12-211	胡黄连	[hú huáng lián]	Huhuanglian	ху хуан лянь, корень пикроризы	Rhizoma Picrorhizae
12-212	青蒿	[qīng hāo]	Qinghao	цин хао, трава полыни однолетней	Herba Artemisiae Annuae
12-213	地骨皮	[dì gǔ pí]	Digupi	ди гу пи, кора корня дерезы китайской	Cortex Lycii
12-214	白薇	[bái wēi]	Baiwei	бай вэй, корень ластовня черноватого	Radix Cynanchi Atrati
12-215	十大功劳叶	[shí dà gōng láo yè]	Shidagong laoye	ши да гун лао е, листья магонии Фортюна	Folium Mahoniae

泻下药 **Лекарственные средства, обладающие слабительным действием**

编码 номер	中文 КИТАЙСКИЙ ЯЗЫК	拼音 ПИНЬИНЬ	拼音名 название на пиньинь	俄文 русский язык	拉丁药名 латинское название
12-216	泻下药	[xiè xià yào]		лекарственные средства, обладающие слабительным действием	
12-217	温下药	[wēn xià yào]		теплые слабительные средства	
12-218	攻下药	[gōng xià yào]		лекарственное средство, обладающее сильным слабительным действием	

编码 номер	中文 китайский язык	拼音 пиньинь	拼音名 название на пиньинь	俄文 русский язык	拉丁药名 латинское название
12-219	快药	[kuài yào]		лекарственное средство, обладающее быстрым и интенсивным слабительным действием	
12-220	番泻叶	[fān xiè yè]	Fanxieye	фань се е, листья сенны	Folium Sennae
12-221	芦荟	[lú huì]	Luhui	лу хуэй, алоэ	Aloe
12-222	芒硝	[máng xiāo]	Mangxiao	ман сяо, мирабилит (глауберова соль)	Natrii Sulfas
12-223	大黄	[dà huáng]	Dahuang	да хуан, корень и корневище ревеня	Radix et Rhizoma Rhei
12-224	润下药	[rùn xià yào]		слабительное средство увлажняющего действия	
12-225	麻油	[má yóu]	Mayou	ма ю, кунжутное масло	Oleum Sesami
12-226	蜂蜜	[fēng mì]	Fengmi	фэн ми, мед	Mel
12-227	郁李仁	[yù lǐ rén]	Yuliren	юй ли жэнь, семя сливы	Semen Pruni
12-228	亚麻子	[yà má zǐ]	Yamazi	я ма цзы, семя льна	Semen Lini
12-229	火麻仁	[huǒ má rén]	Huomaren	хо ма жэнь, семя конопли	Fructus Cannabis
12-230	峻下逐水药	[jùn xià zhú shuǐ yào]		сильнодействующее слабительное средство, сопровождающееся мочегонным действием	
12-231	千金子	[qiān jīn zǐ]	Qianjinzi	цянь цзинь цзы, семя молочая чины	Semen Euphorbiae
12-232	商陆	[shāng lù]	Shanglu	шан лу, корень лаконоса	Radix Phytolaccae
12-233	牵牛子	[qiān niú zǐ]	Qianniuzi	цянь ню цзы, семя фарбитиса	Semen Pharbitidis
12-234	京大戟	[jīng dà jǐ]	Jingdaji	цзин да ди, корень молочая пекинского	Radix Euphorbiae Pekinensis

编码 номер	中文 КИТАЙСКИЙ язык	拼音 пиньинь	拼音名 название на пиньинь	俄文 русский язык	拉丁药名 латинское название
12-235	芫花	[yuán huā]	Yuanhua	юань хуа, цветок волчника генква	Flos Genkwa
12-236	甘遂	[gān suì]	Gansui	гань суй, корень молочая	Radix Euphorbiae Kansui
12-237	巴豆	[bā dòu]	Badou	ба доу, семя кротона	Fructus Crotonis
12-238	黑丑	[hēi chǒu]	Heichou	хэй чоу, высушенные зрелые семена ипомеи	Semen Pharbitidis
12-239	白丑	[bái chǒu]	Baichou	бай чоу, высушенные зрелые семена ипомеи	Semen Pharbitidis

祛风湿药 Лекраственное средство, обладающее свойством устранения ветра и сырости

12-240	祛风湿药	[qū fēng shī yào]		лекраственное средство, обладающее свойством устранения ветра и сырости (лекарство от ревматизма)	
12-241	祛风湿散寒药	[qū fēng shī sàn hán yào]		лекраственное средство, обладающее свойством устранения ветра и сырости и рассеивания холода	
12-242	熨药	[yùn yào]		лекарственное средство, предназначенное для горячих компрессов	
12-243	坎离砂	[kǎn lí shā]	Kanlisha	кань ли ша, порошок каньли, приготвленный из дудника разнообразного, лигустикума сычуаньского, лазурника растопыренного, фримы тонкокистевой	Kanlisha Kanli Coarse Powder
12-244	闹洋花	[nào yáng huā]	Naoyanghua	нао ян хуа, цветы рододендрона мягкого	Flos Rhododendri Mollis

编码 номер	中文 китайский язык	拼音 пиньинь	拼音名 название на пиньинь	俄文 русский язык	拉丁药名 латинское название
12-245	丁公藤	[dīng gōng téng]	Dinggongteng	дин гун тэн, эрициба генри	Caulis Erycibes
12-246	千年健	[qiān nián jiàn]	Qiannianjian	цянь нянь цзянь, тетрапанакс бумажный	Rhizoma Homalomenae
12-247	川乌	[chuān wū]	Chuanwu	чуань у, корень аконита Карминхеля	Radix Aconiti
12-248	木瓜	[mù guā]	Mugua	му гуа, созревший плод хеномелес прекрасной	Fructus Chaenomelis
12-249	乌梢蛇	[wū shāo shé]	Wushaoshe	у шао шэ, зондский корифодон, змея чернохвостая	Zaocys
12-250	老鹳草	[lǎo guán cǎo]	Laoguancao	лао цюань цао, герань Уилфорда, журавельник	Herba Erodii seu Geranii
12-251	两头尖	[liǎng tóu jiān]	Liangtoujian	лян тоу цзянь, высушенные корневища ветреницы Радде	Rhizoma Anemones Raddenae
12-252	金钱白花蛇	[jīn qián bái huā shé]	Jinqianbaihuashe	цзинь цянь бай хуа шэ, сушеный зммееныш южнокитайского многополосого крайта	Bungarus Parvus
12-253	雪上一枝蒿	[xuě shàng yì zhī hāo]	Xueshangyizhihao	сюэ шань и чжи хао, корень аконита альпийского	Radix Aconiti Kongboensis
12-254	威灵仙	[wēi líng xiān]	Weilingxian	вэй лин сянь, корень ломоноса	Radix Clematidis
12-255	独活	[dú huó]	Duhuo	ду хо, корень дудника многочленистого	Radix Angelicae Pubescentis
12-256	徐长卿	[xú cháng qīng]	Xuchangqing	сюй чан цин, корень пикностельма китайского, цинанхум метелконосный	Radix Cynanchi Paniculati

编码 номер	中文 китайский язык	拼音 пиньинь	拼音名 название на пиньинь	俄文 русский язык	拉丁药名 латинское название
12-257	鹿衔草	[lù xián cǎo]	Luxiancao	лу сянь цао, высушенная трава грушанки декоративной	Herba Pyrolae
12-258	路路通	[lù lù tōng]	Lulutong	лу лу тун, плод ликвидамбара тайваньского	Fructus Liquidambaris
12-259	蕲蛇	[qí shé]	Qishe	ци шэ, агкистродон	Agkistrodon
12-260	松节	[sōng jié]	Songjie	сун цзе, узловатая ветвь сосны	Lignum Pini Nodi
12-261	蚕沙	[cán shā]	Cansha	цань ша, экскременты шелковичного червя	Excrementum Bombycis Mori
12-262	伸筋草	[shēn jīn cǎo]	Shenjincao	шэнь цзинь цао, плаун булавовидный	Herba Lycopodii
12-263	祛风湿清热药	[qū fēng shī qīng rè yào]		лекарственные средства для удаления ветра и влаги и очищения жара	
12-264	雷公藤	[léi gōng téng]	Leigongteng	лэй гун тэн, триптеригиум Вильфорда	Radix Folium seu Flos Tripterygii Wilfordii
12-265	槲寄生	[hú jì shēng]	Hujisheng	ху цзи шэн, омела белая	Herba Visci
12-266	豨莶草	[xī xiān cǎo]	Xixiancao	си сянь цао, трава сигезбекии восточной	Herba Siegesbeckiae
12-267	桑枝	[sāng zhī]	Sangzhi	сан чжи, ветки тутовника	Ramulus Mori
12-268	海风藤	[hǎi fēng téng]	Haifengteng	хай фэн тэн, перец футокадзура	Caulis Piperis Kadsurae
12-269	秦艽	[qín jiāo]	Qinjiao	цинь цзяо, корень горечавки крупнолистной	Radix Gentianae Macrophyllae
12-270	络石藤	[luò shí téng]	Luoshiteng	ло ши тэн, стебель трахелоспермума	Caulis Trachelospermi

编码 номер	中文 китайский язык	拼音 пиньинь	拼音名 название на пиньинь	俄文 русский язык	拉丁药名 латинское название
12-271	青风藤	[qīng fēng téng]	Qingfengteng	цин фэн тэн, синомениум	Caulis Sinomenii
12-272	防己	[fáng jǐ]	Fangji	фан цзи, корень стефании	Radix Stephaniae Tetrandrae
12-273	丝瓜络	[sī guā luò]	Sigualuo	сы гуа ло, волокно плода люффы	Retinervus Luffae Fructus
12-274	广防己	[guǎng fáng jǐ]	Guangfangji	гуан фан цзи, корень стефании четырехтычинковой	Radix Aristolochiae Fangchi
12-275	祛风湿强筋骨药	[qū fēng shī qiáng jīn gǔ yào]		лекарственные средства, обладающие свойствами избавления от ветра и сырости (ревматизма) и для укрепления сухожилий и костей	
12-276	雪莲花	[xuě lián huā]	Xuelianhua	сюэ лянь хуа, цветы соссюреи обернутой	Herba Saussureae cum Flore
12-277	桑寄生	[sāng jì shēng]	Sangjisheng	сан цзи шэн, ветвь ремнецветника	Herba Taxilli
12-278	狗脊	[gǒu jǐ]	Gouji	гоу цзи, корневище циботиума	Rhizoma Cibotii
12-279	五加皮	[wǔ jiā pí]	Wujiapi	у цзя пи, кора корня акантопанакса	Cortex Acanthopanax Radicis

化湿药 Лекарственное средство, обладающее свойствами растворения сырости

编码	中文	拼音	拼音名	俄文	拉丁药名
12-280	化湿药	[huà shī yào]		лекарственное средство, обладающее свойствами растворения сырости	
12-281	砂仁	[shā rén]	Sharen	ша жэнь, плод амомума	Fructus Amomi Villosi

编码 номер	中文 КИТАЙСКИЙ ЯЗЫК	拼音 ПИНЬИНЬ	拼音名 название на ПИНЬИНЬ	俄文 русский язык	拉丁药名 латинское название
12-282	草果	[cǎo guǒ]	Caoguo	цао го, кардамон черный	Fructus Tsaoko
12-283	草豆蔻	[cǎo dòu kòu]	Caodoukou	цао доу коу, семена амомума ребристого	Semen Alpiniae Katsumadai
12-284	佩兰	[pèi lán]	Peilan	пэй лань, трава посконника, кумуруна душистая	Herba Eupatorii
12-285	苍术	[cāng zhú]	Cangzhu	цан чжу, атрактилодес яйцевидный	Rhizoma Atractylodis
12-286	豆蔻	[dòu kòu]	Doukou	бай доу коу, плод кардамона	Fructus Ammomi Rotundus
12-287	红豆蔻	[hóng dòu kòu]	Hongdoukou	хун доу коу, плоды альпинии куматаке	Fructus Alpiniae Galangae
12-288	藿香	[huò xiāng]	Huoxiang	хо сян, трава многоколосника, лофантус морщинистый	Herba Pogostemonis

利水渗湿药 Лекарственное средство, обладающее диуретическими свойствами с целью выведения сырости

12-289	利水渗湿药	[lì shuǐ shèn shī yào]		лекарственное средство, обладающее диуретическими свойствами с целью выведения сырости	
12-290	利湿药	[lì shī yào]		лекарственное средство, обладающее свойствами выведения сырости	
12-291	利水消肿药	[lì shuǐ xiāo zhǒng yào]		лекарственное средство, обладающее свойствами выведения жидкости и устранения отеков	

编码 номер	中文 китайский язык	拼音 пиньинь	拼音名 название на пиньинь	俄文 русский язык	拉丁药名 латинское название
12-292	泽泻	[zé xiè]	Zexie	цзе се, корневище частухи	Rhizoma Alismatis
12-293	大豆黄卷	[dà dòu huáng juǎn]	Dadouhuang juan	да доу хуан цзюань, проростки сои щетинистой	Semen Glycines Siccus
12-294	硝石	[xiāo shí]	Xiaoshi	сяо ши, калийная селитра	Sal Nitri
12-295	薏苡仁	[yì yǐ rén]	Yiyiren	и и жэнь, семя бусенника, коикс	Semen Coicis
12-296	猪苓	[zhū líng]	Zhuling	чжу лин, трутовик зонтичный	Polyporus Umbellatus
12-297	香加皮	[xiāng jiā pí]	Xiangjiapi	сян цзя пи, кора корней обвойника	Cortex Periplocae
12-298	茯苓	[fú líng]	Fuling	фу лин, пория кокосовидная	Poria
12-299	赤小豆	[chì xiǎo dòu]	Chixiaodou	чи сяо доу, фасоль шпорцевая	Semen Leveloli
12-300	冬瓜皮	[dōng guā pí]	Dongguapi	дун гуа пи, кожура восковой тыквы	Exocarpium Benincasae
12-301	利尿通淋药	[lì niào tōng lìn yào]		лекарственное средство, обладающее мочегонным действием при лечении болезненного мочеиспускания	
12-302	通淋药	[tōng lìn yào]		лекарственное средство, обладающее мочегонным действием	
12-303	萹蓄	[biān xù]	Bianxu	бянь сюй, горец птичий	Herba Polygoni Avicularis
12-304	车前子	[chē qián zǐ]	Cheqianzi	че цянь цзы, семя подорожника	Semen Plantaginis

编码 номер	中文 китайский язык	拼音 пиньинь	拼音名 название на пиньинь	俄文 русский язык	拉丁药名 латинское название
12-305	车前草	[chē qián cǎo]	Cheqiancao	че цянь цао, трава подорожника	Herba Plantaginis
12-306	石韦	[shí wéi]	Shiwei	ши вэй, кругонос обыкновенный	Folium Pyrrosiae
12-307	灯心草	[dēng xīn cǎo]	Dengxincao	дэн синь цао, ситник развесистый	Medulla Junci
12-308	关木通	[guān mù tōng]	Guanmutong	гуань му тун, кирказон маньчжурский	Caulis Aristolochiae Manshuriensis
12-309	连钱草	[lián qián cǎo]	Lianqiancao	лянь цянь цао, будра плющевидная	Herba Glechomae
12-310	川木通	[chuān mù tōng]	Chuanmutong	чуань му тун, акебия пятерная	Caulis Clematis Armanoii
12-311	通草	[tōng cǎo]	Tongcao	тун цао, тетрапанакс бумажный	Medulla Junci
12-312	菊苣	[jú qǔ]	Juqu	цзюй цюй, надземная часть (трава) цикория	Herba Cichorii
12-313	滑石	[huá shí]	Huashi	хуа ши, тальк	Talcum
12-314	瞿麦	[qú mài]	Qumai	цюй май, трава гвоздики	Herba Dianthi
12-315	粉萆薢	[fěn bì xiè]	Fenbixie	фэнь би се, корневище диоскореи сизоватой	Rhizoma Dioscoreae Hypoglaucae
12-316	绵萆薢	[mián bì xiè]	Mianbixie	мянь би се, диоскорея семилопастная	Rhizoma Dioscoreae Septemlobae
12-317	广金钱草	[guǎng jīn qián cǎo]	Guangjinqiancao	гуан цзинь цянь цао, десмодиум стираксолистный	Herba Desmodii
12-318	小通草	[xiǎo tōng cǎo]	Xiaotongcao	сяо тун цао, сердцевина стебля стахиуруса раннего	Medulla Stachyuri

编码 номер	中文 китайский язык	拼音 пиньинь	拼音名 название на пиньинь	俄文 русский язык	拉丁药名 латинское название
12-319	青叶胆	[qīng yè dǎn]	Qingyedan	цин е дань, трава сверции	Herba Swertiae Mileensis
12-320	积雪草	[jī xuě cǎo]	Jixuecao	цзи сюэ цао, высушенная трава центеллы	Herba Centellae
12-321	海金沙	[hǎi jīn shā]	Haijinsha	хай цзинь ша, спора лигодиума	Spora Lygodii
12-322	地肤子	[dì fū zǐ]	Difuzi	ди фу цзы, плод кохии	Fructus Kochiae
12-323	利湿退黄药	[lì shī tuì huáng yào]		лекарственное средство, обладающее свойствами выведения сырости и антижелтушным действием	
12-324	溪黄草	[xī huáng cǎo]	Xihuangcao	си хуан цао, трава рабдозии	Herba Rabdosiae Serrae
12-325	茵陈	[yīn chén]	Yinchen	инь чэнь, трава полыни волосяной	Herba Artemisiae Scopariae
12-326	金钱草	[jīn qián cǎo]	Jinqiancao	цзинь цянь цао, трава вербейника	Herba Lysimachiae
12-327	垂盆草	[chuí pén cǎo]	Chuipencao	чуй пэнь цао, трава очитка большого	Herba Sedi

温里药 Лекарственное средство, обладающее свойствами внутреннего согревания

编码	中文	拼音	拼音名	俄文	拉丁药名
12-328	温里药	[wēn lǐ yào]		лекарственное средство, обладающее свойствами внутреннего согревания	
12-329	山奈	[shān nài]	Shannai	шань най, кемпферия галанга	Rhizoma Kaempferiae
12-330	八角茴香	[bā jiǎo huí xiāng]	Bajiaohuixiang	ба цзяо хуэй сян, китайский анис	Fructus Anisi Stellati

编码 номер	中文 китайский язык	拼音 пиньинь	拼音名 название на пиньинь	俄文 русский язык	拉丁药名 латинское название
12-331	高良姜	[gāo liáng jiāng]	Gaoliangjiang	гао лян цзян, корневище альпинии лекарственной	Rhizoma Alpiniae Officinarum
12-332	荜澄茄	[bì chéng qié]	Bichengqie	би чэн це, плоды литсеи, кубеба	Fructus Litseae
12-333	荜茇	[bì bá]	Biba	би бо, плоды перца длиного	Fructus Piperis Longi
12-334	胡椒	[hú jiāo]	Hujiao	ху цзяо, плод перца черного	Fructus Piperis Nigri
12-335	附子	[fù zǐ]	Fuzi	фу цзы, обработанный корень аконита	Radix Aconiti Lateralis Praeparata
12-336	吴茱萸	[wú zhū yú]	Wuzhuyu	у чжу юй, плод эводии	Fructus Evodiae
12-337	花椒	[huā jiāo]	Huajiao	хуа цзяо, околоплодник зантоксилума	Pericarpium Zanthoxyli
12-338	艾叶	[ài yè]	Aiye	ай е, лист полыни арги	Folium Artemisiae Argyi
12-339	小茴香	[xiǎo huí xiāng]	Xiaohuixiang	сяо хуэй сян, плод фенхеля	Fructus Foeniculi
12-340	炮姜	[páo jiāng]	Paojiang	пао цзян, высушенный имбирь	Rhizoma Zingiberis Praeparata
12-341	干姜	[gān jiāng]	Ganjiang	гань цзян, высушенный имбирь	Rhizoma Zingiberis
12-342	丁香	[dīng xiāng]	Dingxiang	дин сян, цветы гвоздики, сирень	Flos Caryophylli
理气药 Лекарственное средство, обладающее свойством регуляции Ци					
12-343	理气药	[lǐ qì yào]		лекарственное средство, обладающее свойством регуляции Ци	

编码 номер	中文 китайский язык	拼音 пиньинь	拼音名 название на пиньинь	俄文 русский язык	拉丁药名 латинское название
12-344	木香	[mù xiāng]	Muxiang	му сян, роза Бэнкс	Radix Aucklandiae
12-345	青木香	[qīng mù xiāng]	Qingmuxiang	цин му сян, корень розы Бэнкс	Radix Aristolochiae
12-346	玫瑰花	[méi gui huā]	Meiguihua	мэй гуй хуа, цветочный бутон розы морщинистой	Flos Rosae Rugosae
12-347	陈皮	[chén pí]	Chenpi	чэн пи, померанцевая корка	Pericarpium Citri Reticulatae
12-348	沉香	[chén xiāng]	Chenxiang	чэнь сян, смолистая древесина аквиларии	Lignum Aquilariae Resinatum
12-349	佛手	[fó shǒu]	Foshou	фо шоу, цитрон мясистопальчатый	Fructus Citri Sarcodactylis
12-350	甘松	[gān sōng]	Gansong	гань сун, валериана лекарственная	Radix et Rhizoma Nardostachyos
12-351	乌药	[wū yào]	Wuyao	у яо, линдера чилибухолистная	Radix Linderae
12-352	木蝴蝶	[mù hú dié]	Muhudie	му ху де, ороксилум	Semen Oroxyli
12-353	枳壳	[zhǐ qiào]	Zhiqiao	чжи цяо, понцирус позднего сбора	Fructus Aurantii
12-354	天仙藤	[tiān xiān téng]	Tianxianteng	тянь сянь тэн, высушенная надземная часть (трава) кирказона	Herba Aristolochiae
12-355	天仙子	[tiān xiān zǐ]	Tianxianzi	тянь сянь цзы, высушенные зрелые семена кирказона	Semen Hyoscyami
12-356	川楝子	[chuān liàn zǐ]	Chuanlianzi	чуань лянь цзы, плод мелии тузендан	Fructus Meliae Toosendan
12-357	大腹皮	[dà fù pí]	Dafupi	да фу пи, околоплодник пальмы ареки	Pericarpium Arecae

编码 номер	中文 китайский язык	拼音 пиньинь	拼音名 название на пиньинь	俄文 русский язык	拉丁药名 латинское название
12-358	九香虫	[jiǔ xiāng chóng]	Jiuxiangchong	цзю сян чун, аспонгопус	Aspongopus
12-359	九里香	[jiǔ lǐ xiāng]	Jiulixiang	цзю ли сян, муррайя	Folium et Cacumen Murrayae
12-360	化橘红	[huà jú hóng]	Huajuhong	хуа цзюй хун, высушенный внешний слой кожуры плодов грейпфрута	Exocarpium Citri Grandis
12-361	紫苏梗	[zǐ sū gěng]	Zisugeng	цзы су гэн, стебель периллы нанкинской	Caulis Perillae
12-362	猫爪草	[māo zhǎo cǎo]	Maozhaocao	мао чжао цао, лютик трахенс	Radix Ranunculi Ternati
12-363	娑罗子	[suō luó zǐ]	Suoluozi	со ло цзы, семена каштана конского	Semen Aesculi
12-364	土木香	[tǔ mù xiāng]	Tumuxiang	ту му сян, высушенные корни девясила высокого	Radix Inulae
12-365	厚朴花	[hòu pò huā]	Houpohua	хоу по хуа, цветы магнолии	Flos Magnoliae Officinalis
12-366	刀豆	[dāo dòu]	Daodou	дао доу, канавалия мечевидная	Semen Canavaliae
12-367	檀香	[tán xiāng]	Tanxiang	тань сян, сандаловое дерево	Lignum Santali Albi
12-368	薤白	[xiè bái]	Xiebai	се бай, луковица лука крупнотычинкового	Bulbus Allii Macrostemonis
12-369	青皮	[qīng pí]	Qingpi	цин пи, кожура незрелого мандарина	Pericarpium Citri Reticulatae Viride
12-370	郁金	[yù jīn]	Yujin	юй цзинь, корень куркумы ароматной	Radix Curcumae

编码 номер	中文 китайский язык	拼音 пиньинь	拼音名 название на пиньинь	俄文 русский язык	拉丁药名 латинское название
12-371	莱菔子	[lái fú zǐ]	Laifuzi	лай фу цзы, семена редьки	Semen Raphani
12-372	香橼	[xiāng yuán]	Xiangyuan	сян юань, цитрон	Fructus Citri
12-373	香附	[xiāng fù]	Xiangfu	сян фу, корневище сыти	Rhizoma Cyperi
12-374	厚朴	[hòu pò]	Houpo	хоу по, кора магнолии	Cortex Magnoliae Officinalis
12-375	荔枝核	[lì zhī hé]	Lizhihe	ли чжи хэ, семя личи китайской	Semen Litchi
12-376	柿蒂	[shì dì]	Shidi	ши ди, чашечки цветка хурмы	Calyx Kaki
12-377	枳实	[zhǐ shí]	Zhishi	чжи ши, незрелый плод померанца	Fructus Aurantii Immaturus
12-378	预知子	[yù zhī zǐ]	Yuzhizi	юй чжи цзы, высушенные плоды акебии пятилисточковой	Fructus Akebiae
12-379	橘核	[jú hé]	Juhe	цзюй хэ, мандариновое семя	Semen Citri Reticulatae
消食药 Лекарственные средства, стимулирующие переваривание пищи					
12-380	消食药	[xiāo shí yào]		лекарственные средства, стимулирующие переваривание пищи	
12-381	消导药	[xiāo dǎo yào]		лекарственные средства, устраняющие застой пищи	
12-382	麦芽	[mài yá]	Maiya	май я, сушеные ростки ячменя	Fructus Hordei Germinatus

编码 номер	中文 китайский язык	拼音 пиньинь	拼音名 название на пиньинь	俄文 русский язык	拉丁药名 латинское название
12-383	鸡矢藤	[jī shǐ téng]	Jishiteng	цзи ши тэн, стебедь паэдарии	Caulis Paederiae
12-384	隔山消	[gé shān xiāo]	Geshanxiao	гэ шань сяо, корень цинанхума лекарственного	Radix Cynanchi Auriculati
12-385	稻芽	[dào yá]	Daoya	дао я, сушеные ростки риса посевного	Fructus Oryzae Germinatus
12-386	鸡内金	[jī nèi jīn]	Jineijin	цзи нэй цзинь, внутренняя оболочка куриного жевательного желудка	Endothelium Corneum Galli Gigerii
12-387	谷芽	[gǔ yá]	Guya	гу я, сушеные ростки риса	Fructus Setariae Germinatus
12-388	山楂	[shān zhā]	Shanzha	шань чжа, плод боярышника	Fructus Crataegi
12-389	驱虫药	[qū chóng yào]		лекарственные средства, обладающие антигельминтическими свойствами	
12-390	槟榔	[bīn láng]	Binlang	бин лан, семя ареки	Semen Arecae
12-391	榧子	[fěi zǐ]	Feizi	фэй цзи, орехи торреи	Semen Torreyae
12-392	雷丸	[léi wán]	Leiwan	лэй вань, склероций полипоруса	Omphalia

止血药   Лекарственные средства, обладающие кровоостанавливающим действием

编码 номер	中文 китайский язык	拼音 пиньинь	拼音名 название на пиньинь	俄文 русский язык	拉丁药名 латинское название
12-393	止血药	[zhǐ xuè yào]		лекарственные средства, обладающие кровоостанавливающим действием	

编码 номер	中文 китайский язык	拼音 пиньинь	拼音名 название на пиньинь	俄文 русский язык	拉丁药名 латинское название
12-394	凉血止血 药	[liáng xuè zhǐ xuè yào]		лекарственные средства, охлаждащие кровь и обладающие кровоостанавливающим действием	
12-395	槐角	[huái jiǎo]	Huaijiao	хуай цзяо, стручки софоры японской	Fructus Sophorae
12-396	槐花	[huái huā]	Huaihua	хуай хуа, бутоны софоры японской	Flos Sophorae
12-397	荷叶	[hé yè]	Heye	хэ е, листья лотоса	Folium Nelumbinis
12-398	茜草	[qiàn cǎo]	Qiancao	цянь цао, марена сердцелистная	Radix Rubiae
12-399	侧柏叶	[cè bǎi yè]	Cebaiye	цэ бай е, облиственная ветвь туи восточной	Cacumen Platycladi
12-400	地榆	[dì yú]	Diyu	ди юй, корень кровохлебки	Radix Sanguisorbae
12-401	白茅根	[bái máo gēn]	Baimaogen	бай мао гэнь, корневище имераты	Rhizoma Imperatae
12-402	小蓟	[xiǎo jì]	Xiaoji	сяо цзи, трава волчеца	Herba Cirsii
12-403	大蓟	[dà jì]	Daji	да цзи, трава или корень бодяка японского	Herba Cirsii Japonici
12-404	化瘀止血 药	[huà yū zhǐ xuè yào]		лекарственные средства, растворяющие застой крови и обладающие кровоостанавливающим действием	
12-405	卷柏	[juǎn bǎi]	Juanbai	цзюань бай, плаунок завертывающийся	Herba Selaginellae
12-406	藕节	[ǒu jié]	Oujie	оу цзе, узлы корневища лотоса	Nodus Nelumbinis Rhizomatis

编码 номер	中文 китайский язык	拼音 пиньинь	拼音名 название на пиньинь	俄文 русский язык	拉丁药名 латинское название
12-407	蒲黄	[pú huáng]	Puhuang	пу хуан, пыльца рогоза	Pollen Typhae
12-408	降香	[jiàng xiāng]	Jiangxiang	цзян сян, смола алойного дерева	Lignum Dalbergiae Odoriferae
12-409	花蕊石	[huā ruǐ shí]	Huaruishi	хуа жуй ши, офикальцит	Ophicalcitum
12-410	收敛止血药	[shōu liǎn zhǐ xuè yào]		лекарственное средство, обладающее вяжущим и кровоостанавливающим действием	
12-411	棕榈炭	[zōng lǘ tàn]	Zonglütan	цзун люй тань, уголь из трахикарпуса	Petiolus Trachycarpi Carbonisatus
12-412	鸡冠花	[jī guān huā]	Jiguanhua	цзи гуань хуа, высушенные соцветия целозии гребенчатой	Flos Celosiae Cristatae
12-413	血余炭	[xuè yú tàn]	Xueyutan	сюэ юй тань, жженый волос человека	Crinis Carbonisatus
12-414	白及	[bái jí]	Baiji	бай цзи, корневище блетиллы	Rhizoma Bletillae
12-415	仙鹤草	[xiān hè cǎo]	Xianhecao	сянь хэ цао, трава репейничка	Herba Agrimoniae
12-416	温经止血药	[wēn jīng zhǐ xuè yào]		лекарственное средство, обладающее свойствами согревания меридианов и кровоостанавливающим действием	
12-417	灶心土	[zào xīn tǔ]	Zaoxintu	цзао синь ту, обожженная глина кухонного очага	Terra Flava Usta
12-418	伏龙肝	[fú lóng gān]	Fulonggan	фу лун гань, обожжённая часть глины в кухонном очаге	Terra Flava Usta

编码 номер	中文 китайский язык	拼音 пиньинь	拼音名 название на пиньинь	俄文 русский язык	拉丁药名 латинское название
			活血化瘀药	Лекарственное средство, обладающее активизирующим кровообращением и рассеивающим застой действием	
12-419	活血化瘀药	[huó xuè huà yū yào]		лекарственное средство, обладающее активизирующим кровообращением и рассеивающим застой действием	
12-420	活血祛瘀药	[huó xuè qū yū yào]		лекарственное средство, обладающее активизирующим кровообращением и устраняющим застой действием	
12-421	活血行气药	[huó xuè xíng qì yào]		лекарственное средство, обладающее активизирующим кровообращением и двигающим Ци действием	
12-422	活血止痛药	[huó xuè zhǐ tòng yào]		лекарственное средство, обладающее активизирующим кровообращением и обезболивающим действием	
12-423	鼠妇	[shǔ fù]	Shufu	шу фу, мокрица-броненосец обыкновенная	Armadillidium Vulgare
12-424	无名异	[wú míng yì]	Wumingyi	у мин и, бурый железняк	Pyrolusitum
12-425	银杏叶	[yín xìng yè]	Yinxingye	инь син е, высушенные листья гинкго	Folium Ginkgo
12-426	硇砂	[náo shā]	Naosha	нао ша, нашатырь, хлористый аммоний	Sal Ammoniac

编码 номер	中文 китайский язык	拼音 пиньинь	拼音名 название на пиньинь	俄文 русский язык	拉丁药名 латинское название
12-427	乳香	[rǔ xiāng]	Ruxiang	жу сян, смола босвеллии	Olibanum
12-428	没药	[mò yào]	Moyao	мо яо, мирра	Myrrha
12-429	姜黄	[jiāng huáng]	Jianghuang	цзян хуан, корневище куркумы длинной	Rhizoma Curcumae Longae
12-430	枫香脂	[fēng xiāng zhī]	Fengxiangzhi	фэн сян чжи, ликвидамбар смолоносный	Resina Liquidambaris
12-431	两面针	[liǎng miàn zhēn]	Liangmian zhen	лян мянь чжэнь, корень зантоксилума	Radix Zanthoxyli
12-432	延胡索	[yán hú suǒ]	Yanhusuo	янь ху со, хохлатка обманчивая	Rhizoma Corydalis
12-433	川芎	[chuān xiōng]	Chuanxiong	чуань сюн, корневище гирчовника влагалищного	Rhizoma Chuanxiong
12-434	活血调经药	[huó xuè tiáo jīng yào]		лекарственное средство, активизирующее кровообращение и регулируюшее менструальный цикл	
12-435	红曲	[hóng qū]	Hongqu	хун цюй, красные дрожжи, рисовая закваска	Monascus in Oryzae Fructus
12-436	凌霄花	[líng xiāo huā]	Lingxiaohua	лин сяо хуа, цветы кампсиса китайского	Flos Campsis
12-437	月季花	[yuè jì huā]	Yuejihua	юэ цзи хуа, цветы розы китайской	Flos Rosae Chinensis
12-438	益母草	[yì mǔ cǎo]	Yimucao	и му цао, трава пустырника	Herba Leonuri
12-439	桃仁	[táo rén]	Taoren	тао жэнь, семя персика	Semen Persicae

编码 номер	中文 китайский язык	拼音 пиньинь	拼音名 название на пиньинь	俄文 русский язык	拉丁药名 латинское название
12-440	茺蔚子	[chōng wèi zǐ]	Chongweizi	чун вэй цзы, семя пустырника сибирского	Fructus Leonuri
12-441	泽兰	[zé lán]	Zelan	цзэ лань, высушенная надземная часть (трава) зюзника блестящего жестковолосистого	Herba Lycopi
12-442	红花	[hóng huā]	Honghua	хун хуа, сафлор красильный	Flos Carthami
12-443	西红花	[xī hóng huā]	Xihonghua	си хун хуа, высушенные рыльца шафрана	Stigma Croci
12-444	丹参	[dān shēn]	Danshen	дань шэнь, корень шалфея многокорневищного	Radix Salviae Miltiorrhizae
12-445	王不留行	[wáng bù liú xíng]	Wangbuliu xing	ван бу лю син, семя тысячеголова посевного	Semen Vaccariae
12-446	马鞭草	[mǎ biān cǎo]	Mabiancao	ма бянь цао, вербена аптечная	Herba Verbenae
12-447	川牛膝	[chuān niú xī]	Chuanniuxi	чуань ню си, корень соломоцвета двузубого	Radix Cyathulae
12-448	活血疗伤药	[huó xuè liáo shāng yào]		лекарственноесредство, обладающее свойствами активизации кровообращения и заживления повреждений на коже	
12-449	脆蛇	[cuì shé]	Cuishe	цуй шэ, панцирная веретенница	Ophisaurus
12-450	血竭	[xuè jié]	Xuejie	сюэ цзе, смола драконового дерева	Sanguis Draconis
12-451	骨碎补	[gǔ suì bǔ]	Gusuibu	гу суй бу, стебель дринарии	Rhizoma Drynariae

编码 номер	中文 китайский язык	拼音 пиньинь	拼音名 название на пиньинь	俄文 русский язык	拉丁药名 латинское название
12-452	苏木	[sū mù]	Sumu	су му, древесина цезальпинии саппан	Lignum Sappan
12-453	自然铜	[zì rán tóng]	Zirantong	цзы жань тун, самородная медь	Pyritum
12-454	马钱子	[mǎ qián zǐ]	Maqianzi	ма цянь цзы, семя стрихноса	Semen Strychni
12-455	土鳖虫	[tǔ biē chóng]	Tubiechong	ту бе чун, высушенное тело жужелицы	Eupolyphaga Seu Steleophaga
12-456	儿茶	[ér chá]	Ercha	эр ча, акация катеху	Catechu
12-457	亚乎奴	[yà hū nú]	Yahunu	я ху ну, трава Циссампелоса	Herba Cissampelotis
12-458	破血消癥药	[pò xuè xiāo zhēng yào]		лекарственное средство, обладающее свойствами освобождения и выведения застойной крови	
12-459	急性子	[jí xìng zǐ]	Jixingzi	цзи син цзы, недотрога бальзаминовая	Semen Impatientis
12-460	水红花子	[shuǐ hóng huā zǐ]	Shuihong huazi	шуй хун хуа цзы, высушенные зрелые семена горца восточного	Fructus Polygoni Orientalis
12-461	虻虫	[méng chóng]	Mengchong	мэн чун, слепень	Tabanus
12-462	干漆	[gān qī]	Ganqi	гань ци, смола токсикодендрона	Resina Toxicodendri
12-463	莪术	[é zhú]	Ezhu	э чжу, куркума зедоария	Rhizoma Curcumae
12-464	穿山甲	[chuān shān jiǎ]	Chuanshanjia	чуань шань цзя, чешуя панголина	Squama Manis
12-465	水蛭	[shuǐ zhì]	Shuizhi	шуй чжи, пиявка	Hirudo

编码 номер	中文 китайский язык	拼音 пиньинь	拼音名 название на пиньинь	俄文 русский язык	拉丁药名 латинское название
12-466	三棱	[sān léng]	Sanleng	сань лэн, корневище ежеголовника	Rhizoma Sparganii
12-467	三七	[sān qī]	Sanqi	сань ци, корень псевдоженьшеня	Radix Notoginseng

化痰药　Лекарственное средство, обладающее устраняющим мокроту действием

12-468	化痰药	[huà tán yào]		лекарственное средство, обладающее устраняющим мокроту действием	
12-469	半夏	[bàn xià]	Banxia	бань ся, корневище пинеллии	Rhizoma Pinelliae
12-470	川贝母	[chuān bèi mǔ]	Chuanbeimu	чуань бэй му, луковица рябчика усатого	Bulbus Fritillariae Cirrhosae
12-471	罗汉果	[luó hàn guǒ]	Luohanguo	ло хань го, архат	Fructus Momordicae
12-472	昆布	[kūn bù]	Kunbu	кунь бу, слоевище ламинарии или эклонии	①Thallus Laminariae ②Thallus Eckloniae
12-473	青礞石	[qīng méng shí]	Qingmengshi	цин мэн ши, хлоритовый сланец	Lapis Chloriti
12-474	皂角刺	[zào jiǎo cì]	Zaojiaoci	цзао цзяо цы, высушенные колючки гледичии китайской	Spina Gleditsiae
12-475	胆南星	[dǎn nán xīng]	Dannanxing	дань нань син, аризема с желчью	Rhizoma Arisaematis Cum Bile
12-476	竹茹	[zhú rú]	Zhuru	чжу жу, луб бамбука	Caulis Bambusae in Taenia

编码 номер	中文 китайский язык	拼音 пиньинь	拼音名 название на пиньинь	俄文 русский язык	拉丁药名 латинское название
12-477	胖大海	[pàng dà hǎi]	Pangdahai	пан да хай, семена стеркулии	Semen Sterculiae Lychnophorae
12-478	瓜蒌	[guā lóu]	Guolou	гуа лоу, плод трихозанта	Fructus Trichosanthis
12-479	白前	[bái qián]	Baiqian	бай цянь, ластовень краснеющий	Rhizoma Cynanchi Stauntonii
12-480	禹白附	[yǔ bái fù]	Yubaifu	юй бай фу, клубень тифониума	Rhizoma Typhonii
12-481	瓦楞子	[wǎ léng zǐ]	Walengzi	ва лэн цзы, устрица, устричная раковина	Concha Arcae
12-482	天南星	[tiān nán xīng]	Tiannanxing	тянь нань син, корневище аризомы	Rhizoma Arisaematis
12-483	天竺黄	[tiān zhú huáng]	Tianzhuhuang	тянь чжу хуан, кремнистые выделения, образующиеся внутри стебля бамбука плеточного	Concretio Silicea Bambusae
12-484	芥子	[jiè zǐ]	Jiezi	бай цзе цзы, семя горчицы белой	Semen Sinapis Albae
12-485	乌蛇胆	[wū shé dǎn]	Wushedan	у шэ дань, желчь ужа подвязочника	Fel Zaocydis
12-486	黄药子	[huáng yào zǐ]	Huangyaozi	хуан яо цзы, корневище ломоноса метельчатого	Rhizoma Dioscoreae Bulbiferae
12-487	满山红	[mǎn shān hóng]	Manshanhong	мань шань хун, лист рододендрона	Folium Rhododendri Daurici

编码 номер	中文 китайский язык	拼音 пиньинь	拼音名 название на пиньинь	俄文 русский язык	拉丁药名 латинское название
12-488	金沸草	[jīn fèi cǎo]	Jinfeicao	цзинь фэй цао, высушенная надземная часть девясила японского	Herba Inulae
12-489	岩白菜	[yán bái cài]	Yanbaicai	янь бай цай, бадан пурпурный	Herba Bergeniae
12-490	牡荆叶	[mǔ jīng yè]	Mujingye	му цзин е, листья прутняка коноплеволистного	Folium Viticis Negundo
12-491	金礞石	[jīn méng shí]	Jinmengshi	цзинь мэн ши, хлоритовый сланец	Lapis Micae Aureus
12-492	土贝母	[tǔ bèi mǔ]	Tubeimu	ту бэй му, корневище норичника	Rhizoma Bolbostemmatis
12-493	半夏曲	[bàn xià qū]	Banxiaqu	бань ся цюй, сброженная масса корневища пинеллии	Rhizoma Pinelliae Fermentata
12-494	蛤壳	[gé qiào]	Geqiao	гэ цяо, раковина устрицы	Concha Meretricis seu Cyclinae
12-495	旋覆花	[xuán fù huā]	Xuanfuhua	сюань фу хуа, высушенные соцветия девясила	Flos Inulae
12-496	海藻	[hǎi zǎo]	Haizao	хай цзао, трава водоросли саргассум	Sargassum
12-497	浙贝母	[zhé bèi mǔ]	Zhebeimu	чже бэй му, рябчик Тунберга	Bulbus Fritillariae Thunbergii
12-498	桔梗	[jié gěng]	Jiegeng	цзе гэн, корень платикодона	Radix Platycodonis
12-499	前胡	[qián hú]	Qianhu	цянь ху, высушенные корни горичника низбегающего	Radix Peucedani
12-500	华山参	[huà shān shēn]	Huashanshen	хуа шань шэнь, корневище пузырницы	Radix Physochlainae

编码 номер	中文 китайский язык	拼音 пиньинь	拼音名 название на пиньинь	俄文 русский язык	拉丁药名 латинское название
				止咳平喘药 **Лекарственное средство, обладающее противокашлевым действием и нормализующее дыхание**	
12-501	止咳平喘药	[zhǐ ké píng chuǎn yào]		лекарственное средство, обладающее противокашлевым действием и нормализующее дыхание	
12-502	紫金牛	[zǐ jīn niú]	Zijinniu	цзы цзинь ню, ардизия японская	Caulis et Folium Ardisiae Japonicae
12-503	紫菀	[zǐ wǎn]	Ziwan	цзы вань, корень астры	Radix Asteris
12-504	葶苈子	[tíng lì zǐ]	Tinglizi	тин ли цзы, семя дескурейнии или клоповника, крупка перелесковая	①Semen Lepidii ②Semen Descurainiae
12-505	款冬花	[kuǎn dōng huā]	Kuandonghua	куань дун хуа, бутон мать-и-мачехи	Flos Farfarae
12-506	桑白皮	[sāng bái pí]	Sangbaipi	сан бай пи, кора корня шелковицы	Cortex Mori
12-507	洋金花	[yáng jīn huā]	Yangjinhua	ян цзинь хуа, цветы дурмана индейского	Flos Daturae
12-508	百部	[bǎi bù]	Baibu	бай бу, корень стемоны	Radix Stemonae
12-509	白果	[bái guǒ]	Baiguo	бай го, семя гинкго	Semen Ginkgo
12-510	马兜铃	[mǎ dōu líng]	Madouling	ма доу лин, высушенные зрелые плоды кирказона	Fructus Aristolochiae
12-511	枇杷叶	[pí pa yè]	Pipaye	пи па е, лист мушмулы	Folium Eriobotryae

编码 номер	中文 китайский язык	拼音 пиньинь	拼音名 название на пиньинь	俄文 русский язык	拉丁药名 латинское название
12-512	苦杏仁	[kǔ xìng rén]	Kuxingren	ку син жэнь, семя абрикоса горького	Semen Armeniacae Amarum
安神药　Лекарственные средства, успокаивающие дух Шэнь					
12-513	安神药	[ān shén yào]		лекарственные средства, успокаивающие дух Шэнь	
12-514	镇静安神药	[zhèn jìng ān shén yào]		лекарственные средства, обладающие седативным действием	
12-515	镇惊安神药	[zhèn jīng ān shén yào]		лекарственные средства, обладающие седативным и избавляющим от судорог действием	
12-516	重镇安神药	[zhòng zhèn ān shén yào]		лекарственные средства, обладающие успокаивающим действием	
12-517	琥珀	[hǔ pò]	Hupo	ху по, янтарь	Succinum
12-518	磁石	[cí shí]	Cishi	ци ши, магнетит	Magnetitum
12-519	珍珠	[zhēn zhū]	Zhenzhu	чжэнь чжу, жемчужина	Margarita
12-520	朱砂	[zhū shā]	Zhusha	чжу ша, киноварь	Cinnabaris
12-521	养心安神药	[yǎng xīn ān shén yào]		лекарственные средства, обладающие свойствами питания сердца и успокоения духа Шэнь	
12-522	酸枣仁	[suān zǎo rén]	Suanzaoren	суань цзао жэнь, семя зизифуса колючего	Semen Ziziphi Spinosae
12-523	柏子仁	[bǎi zǐ rén]	Baiziren	бай цзы жэнь, семя туи, платикладус кипарисный	Semen Platycladi
12-524	远志	[yuǎn zhì]	Yuanzhi	юань чжи, корень истода	Radix Polygalae

编码 номер	中文 китайский язык	拼音 пиньинь	拼音名 название на пиньинь	俄文 русский язык	拉丁药名 латинское название
12-525	合欢皮	[hé huān pí]	Hehuanpi	хэ хуань пи, кора альбиции	Cortex Albiziae
12-526	茯神	[fú shén]	Fushen	фу шэнь, губка корневая	Sclerotium Poriae Circum Radicem Pini

平肝息风药 Лекарственные средства, успокаивающие печень и рассеивающие ветер

12-527	平肝息风药	[píng gān xī fēng yào]		лекарственные средства, успокаивающие печень и рассеивающие ветер	
12-528	平肝药	[píng gān yào]		лекарственное средство, успокаивающее печень	
12-529	白蒺藜	[bái jí lí]	Baijili	бай цзи ли, плод якорцов	Fructus Tribuli
12-530	龙骨	[lóng gǔ]	Longgu	лун гу, кости ископаемых млекопитающих	Os Draconis
12-531	蒺藜	[jí lí]	Jili	цзи ли, якорцы стелющиеся	Fructus Tribuli
12-532	珍珠母	[zhēn zhū mǔ]	Zhenzhumu	чжэнь чжу му, перламутровый слой раковины жемчужницы	Concha Margaritifera
12-533	罗布麻叶	[luó bù má yè]	Luobumaye	ло бу ма е, листья кендырь синеватый	Folium Apocyni Veneti
12-534	牡蛎	[mǔ lì]	Muli	му ли, раковина устрицы	Concha Ostreae
12-535	石决明	[shí jué míng]	Shijueming	ши цзюэ мин, раковина морского ушка	Concha Haliotidis
12-536	息风止痉药	[xī fēng zhǐ jìng yào]		лекарственное средство, рассеивающее ветер и избавляющее от судорог	
12-537	僵蚕	[jiāng cán]	Jiangcan	цзян цань, засохший шелковичный червь, погибший до образования кокона	Bombyx Batryticatus
12-538	蜈蚣	[wú gōng]	Wugong	у гун, сколопендра	Scolopendra

编码 номер	中文 КИТАЙСКИЙ ЯЗЫК	拼音 ПИНЬИНЬ	拼音名 название на пиньинь	俄文 русский язык	拉丁药名 латинское название
12-539	羚羊角	[líng yáng jiǎo]	Lingyangjiao	лин ян цзяо, рога сайгака	Cornu Saigae Tataricae
12-540	钩藤	[gōu téng]	Gouteng	гоу тэн, ункария клюволистная	Ramulus Uncariae cum Uncis
12-541	地龙	[dì lóng]	Dilong	ди лун, дождевой червь	Lumbricus
12-542	玳瑁	[dài mào]	Daimao	дай мао, панцирь черепахи Каретта	Carapax Eretmochelydis
12-543	全蝎	[quán xiē]	Quanxie	цюань се, скорпион	Scorpio
12-544	天麻	[tiān má]	Tianma	тянь ма, корневище гастродии	Rhizoma gastrodiae
12-545	牛黄	[niú huáng]	Niuhuang	ню хуан, камень коровьего желчного пузыря; безоар	Calculus Bovis

开窍药　Лекарственное средство, обладающее свойствами открытия отверстий

12-546	开窍药	[kāi qiào yào]		лекарственное средство, обладающее свойствами открытия отверстий	
12-547	麝香	[shè xiāng]	Shexiang	шэ сян, мускус	Moschus
12-548	蟾酥	[chán sū]	Chansu	чань су, яд кожных желёз жабы	Venenum Bufonis
12-549	猪牙皂	[zhū yá zào]	Zhuyazao	чжу я цзао, высушенные немного недозрелые плоды гледичии	Fructus Gleditsiae Abnormalis
12-550	苏合香	[sū hé xiāng]	Suhexiang	су хэ сян, смола ликвидамбара	Styrax
12-551	安息香	[ān xī xiāng]	Anxixiang	ань си сян, бензоин, росный ладан	Benzoinum
12-552	冰片	[bīng piàn]	Bingpian	бин пянь, борнеол	Bomeolum Syntheticum

编码 номер	中文 китайский язык	拼音 пиньинь	拼音名 название на пиньинь	俄文 русский язык	拉丁药名 латинское название
12-553	石菖蒲	[shí chāng pú]	Shichangpu	ши чан пу, корневище аира злакового	Rhizoma Acori Tatarinowii

补虚药 Лекарственное средство, восполняющее пустоту

编码 номер	中文 китайский язык	拼音 пиньинь	拼音名 название на пиньинь	俄文 русский язык	拉丁药名 латинское название
12-554	补虚药	[bǔ xū yào]		лекарственное средство, восполняющее пустоту	
12-555	补养药	[bǔ yǎng yào]		питательное лекарственное средство	
12-556	补益药	[bǔ yì yào]		тонизирующее лекарственное средство	
12-557	补气药	[bǔ qì yào]		лекарственное средство, восполняющее Ци	
12-558	绞股蓝	[jiǎo gǔ lán]	Jiaogulan	цзяо гу лань, гиностемма пятилистная	Herba Gynostemmae Pentaphilli
12-559	菌灵芝	[jūn líng zhī]	Junlingzhi	цзюнь лин чжи, ганодерма лакированная японская	Ganoderma Lucidum seu Japonicum
12-560	竹节参	[zhú jié shēn]	Zhujieshen	чжу цзе шэнь, коленце бамбука	Rhizoma Panacis Japonici
12-561	红景天	[hóng jǐng tiān]	Hongjingtian	хун цзин тянь, родиола розовая	Herba Rhodiolae
12-562	黄芪	[huáng qí]	Huangqi	хуан ци, корень астрагала	Radix Astragali seu Hedysari
12-563	党参	[dǎng shēn]	Dangshen	дан шэнь, корень кодонопсиса мелковолосистого	Radix Codonopsis

编码 номер	中文 китайский язык	拼音 пиньинь	拼音名 название на пиньинь	俄文 русский язык	拉丁药名 латинское название
12-564	白扁豆	[bái biǎn dòu]	Baibiandou	бай бянь доу, семя гиацинтового боба	Semen Dolichoris Album
12-565	白术	[bái zhú]	Baizhu	бай шу, корневище атрактилодеса крупноголового	Rhizoma Atractylodis Macrocephalae
12-566	甘草	[gān cǎo]	Gancao	гань цао, корень солодки	Radix et Rhizoma Glycyrrhizae
12-567	太子参	[tài zǐ shēn]	Taizishen	тай цзы шэнь, ложнозвездчатка редькокорневая	Radix Pseudostellariae
12-568	山药	[shān yào]	Shanyao	шань яо, корневище диоскореи китайской	Rhizoma Dioscoreae
12-569	大枣	[dà zǎo]	Dazao	да цзао, финик китайский	Fructus Jujubae
12-570	人参	[rén shēn]	Renshen	жэнь шэнь, корень женьшеня	Radix Ginseng
12-571	补血药	[bǔ xuè yào]		лекарственное средство, восполняющее запасы крови	
12-572	养血药	[yǎng xuè yào]		лекарственное средство, питающее кровь	
12-573	柔肝药	[róu gān yào]		лекарственное средство, размягчающее печень	
12-574	鹿角胶	[lù jiǎo jiāo]	Lujiaojiao	лу цзяо цзяо, пантокринная эмульсия, желатин из оленьих рогов	Colla Corni Cervi
12-575	桑椹	[sāng shèn]	Sangshen	сан шэнь, высушенные плоды шелковицы	Fructus Mori

编码 номер	中文 КИТАЙСКИЙ язык	拼音 пиньинь	拼音名 название на пиньинь	俄文 русский язык	拉丁药名 латинское название
12-576	首乌藤	[shǒu wū téng]	Shouwuteng	шоу у тэн, высушенные стебли горца многоцветкового	Caulis Polygoni Multiflori
12-577	鸡血藤	[jī xuè téng]	Jixueteng	цзи сюэ тэн, милеттия сетчатая	Caulis Spatholobi
12-578	何首乌	[hé shǒu wū]	Heshouwu	хэ шоу у, корень горца многоцветкового	Radix Polygoni Multiflori
12-579	当归	[dāng guī]	Danggui	дан гуй, корень дудника китайского	Radix Angelicae Sinensis
12-580	熟地黄	[shú dì huáng]	Shudihuang	шу ди хуан, обработанный корень ремании	Radix Rehmanniae Praeparata
12-581	白芍	[bái sháo]	Baishao	бай шао, корень пиона белого	Radix Paeoniae Alba
12-582	龙眼肉	[lóng yǎn ròu]	Longyanrou	лун янь жоу, сушеная мякоть лонгана (драконов глаз)	Arillus Longan
12-583	补阳药	[bǔ yáng yào]		лекарственное средство, восполняющее Ян	
12-584	补肾阳药	[bǔ shèn yáng yào]		лекарственное средство, восполняющее Ян почек	
12-585	菟丝子	[tù sī zǐ]	Tusizi	ту си цзы, семя повилики	Semen Cuscutae
12-586	淫羊藿	[yín yáng huò]	Yinyanghuo	инь ян хо, трава эпимедиума	Herba Epimedii
12-587	巴戟天	[bā jǐ tiān]	Bajitian	ба цзи тянь, корень моринды	Radix Morindae Officinalis

编码 номер	中文 КИТАЙСКИЙ ЯЗЫК	拼音 ПИНЬИНЬ	拼音名 название на ПИНЬИНЬ	俄文 русский язык	拉丁药名 латинское название
12-588	仙茅	[xiān máo]	Xianmao	сянь мао, куркулига орхидеевидная	Rhizoma Curculigins
12-589	冬虫夏草	[dōng chóng xià cǎo]	Dongchong xiacao	дун чун ся цао, кордицепс китайский	Cordyceps
12-590	肉苁蓉	[ròu cōng róng]	Roucongrong	жоу цун жун, трава цистанхе, бошнякия голая	Herba Cistanches
12-591	肉桂	[ròu guì]	Rougui	жоу гуй, кора коричника	Cortex Cinnamomi
12-592	杜仲	[dù zhòng]	Duzhong	ду чжун, кора эвкоммии	Cortex Eucommiae
12-593	补骨脂	[bǔ gǔ zhī]	Buguzhi	бу гу чжи, плод псоралеи	Fructus Psoraleae
12-594	刺五加	[cì wǔ jiā]	Ciwujia	цы у цзя, высушенные корни и корневища элеутерококка, анкантопанакс шиповатый	Radix et Caulis Acanthopanacis Senticosi
12-595	韭菜子	[jiǔ cài zǐ]	Jiucaizi	цзю сай цзы, семя лука душистого	Semen Allii Tuberosi
12-596	仙灵脾	[xiān líng pí]	Xianlingpi	сянь лин пи, горянка крупноцветковая	Herba Epimedii
12-597	海马	[hǎi mǎ]	Haima	хай ма, гиппокамп, морской конек	Hippocampus
12-598	胡芦巴	[hú lú bā]	Huluba	ху лу ба, семена пажитника сенного	Semen Trigonellae
12-599	蛇床子	[shé chuáng zǐ]	Shechuangzi	шэ чуан цзы, плод жгун-корня	Fructus Cnidii
12-600	鹿角	[lù jiǎo]	Lujiao	лу цзяо, оленьи рога; панты	Cornu Cervi
12-601	鹿茸	[lù róng]	Lurong	лу жун, панты	Cornu Cervi Pantotrichum
12-602	鹿角霜	[lù jiǎo shuāng]	Lujiaoshuang	лу цзяо шуан, пантокрин (в порошке)	Cornu Cervi Degelatinatum

编码 номер	中文 китайский язык	拼音 пиньинь	拼音名 название на пиньинь	俄文 русский язык	拉丁药名 латинское название
12-603	续断	[xù duàn]	Xuduan	сюй дуань, корень ворсянки	Radix Dipsaci
12-604	紫石英	[zǐ shí yīng]	Zishiying	цзы ши ин, аметист	Fluoritum
12-605	紫河车	[zǐ hé chē]	Ziheche	цзы хэ че, лекарство из последа (человеческой плаценты, стимулирует половую деятельность)	Placenta Hominis
12-606	蛤蚧	[gé jiè]	Gejie	гэ цзе, геккон	Gecko
12-607	锁阳	[suǒ yáng]	Suoyang	со ян, высушенная надземная часть (трава) циномория	Herba Cynomorii
12-608	钟乳石	[zhōng rǔ shí]	Zhongrushi	чжу жу ши, сталактит	Stalactitum
12-609	沙苑子	[shā yuàn zǐ]	Shayuanzi	ша юань цзы, семена астрагала	Semen Astragali Complanati
12-610	核桃仁	[hé táo rén]	Hetaoren	хэ тао жэнь, сердцевина (ядро) грецкого ореха	Semen Juglandis
12-611	补阴药	[bǔ yīn yào]		лекарственное средство, восполняющее Инь	
12-612	滋阴药	[zī yīn yào]		лекарственное средство, увлажняющее Инь	
12-613	养阴药	[yǎng yīn yào]		лекарственное средство, питающее Инь	
12-614	枸杞子	[gǒu qí zǐ]	Gouqizi	гоу ци цзы, плод дерезы	Fructus Lycii
12-615	西洋参	[xī yáng shēn]	Xiyangshen	си ян шэнь, европейский женьшень	Radix Panacis Quinquefolii
12-616	女贞子	[nǚ zhēn zǐ]	Nüzhenzi	ню чжэнь цзы, плод бирючины блестящей	Fructus Ligustri Lucidi

编码 номер	中文 китайский язык	拼音 пиньинь	拼音名 название на пиньинь	俄文 русский язык	拉丁药名 латинское название
12-617	天冬	[tiān dōng]	Tiandong	тянь дун, корень спаржи	Radix Asparagi
12-618	玉竹	[yù zhú]	Yuzhu	юй чжу, корневище купены душистой	Rhizoma Polygonati Odorati
12-619	石斛	[shí hú]	Shihu	ши ху, стебель дендробиума	Herba Dendrobii
12-620	北沙参	[běi shā shēn]	Beishashen	бэй ша шэнь, высушенные корни гления прибрежной	Radix Glehniae
12-621	玄参	[xuán shēn]	Xuanshen	сюань шэнь, корень норичника	Radix Scrophulariae
12-622	百合	[bǎi hé]	Baihe	бай хэ, луковица лилии	Bulbus Lilii
12-623	龟甲	[guī jiǎ]	Guijia	гуй цзя, лекарство из щита черепахи	Carapax et Plastrum Testudinis
12-624	黑芝麻	[hēi zhī má]	Heizhima	хэй чжи ма, семя кунжута черного	Semen Sesami Nigri
12-625	南沙参	[nán shā shēn]	Nanshashen	нань ша шэнь, корень бубенчика	Radix Adenophorae
12-626	珠子参	[zhū zǐ shēn]	Zhuzishen	чжу цзы шэнь, корневище женьшеня настоящего	Rhizoma Panacis Majoris
12-627	楮实子	[chǔ shí zǐ]	Chushizi	чу ши цзы, женьшень ползучий, бруссонетика	Fructus Broussonetiae
12-628	墨旱莲	[mò hàn lián]	Mohanlian	мо хань лянь, высушенная надземная часть (трава) эклипты распростертой	Herba Ecliptae
12-629	鳖甲	[biē jiǎ]	Biejia	бе цзя, лекарство, приготовленное из панциря черепахи	Carapax Trionycis

编码 номер	中文 китайский язык	拼音 пиньинь	拼音名 название на пиньинь	俄文 русский язык	拉丁药名 латинское название
12-630	沙棘	[shā jí]	Shaji	ша цзи, плод облепихи	Fructus Hippophae
12-631	明党参	[míng dǎng shēn]	Mingdang shen	мин дан шэнь, корень кодонопсиса мелковолосистого	Radix Changii
12-632	枸骨叶	[gǒu gǔ yè]	Gouguye	гоу гу е, листья османтуса Фортюна	Folium Ilicis Cornutae
12-633	哈蟆油	[há má yóu]	Hamayou	ха ма ю, масло лягушки древесной	Oviductus Ranae
12-634	麦冬	[mài dōng]	Maidong	май дун, лириопе злаковидное, офиопогон японский	Radix Ophiopogonis
收涩药 **Вяжущее лекарственное средство**					
12-635	收涩药	[shōu sè yào]		вяжущее лекарственное средство	
12-636	固涩药	[gù sè yào]		вяжущее лекарственное средство	
12-637	固表止汗药	[gù biǎo zhǐ hàn yào]		лекарственное средство, укрепляющее поверхностное и останавливающее потоотделение	
12-638	敛汗固表药	[liǎn hàn gù biǎo yào]		лекарственное средство, останавливающее потоотделение и укрепляющее поверхностное	
12-639	麻黄根	[má huáng gēn]	Mahuanggen	ма хуан гэнь, корень эфедры	Radix Ephedrae
12-640	敛肺涩肠药	[liǎn fèi sè cháng yào]		лекарственное средство, обладающее вяжущим действием на легкие и кишечник	

编码 номер	中文 КИТАЙСКИЙ ЯЗЫК	拼音 ПИНЬИНЬ	拼音名 название на ПИНЬИНЬ	俄文 русский язык	拉丁药名 латинское название
12-641	罂粟壳	[yīng sù qiào]	Yingsuqiao	ин су цяо, коробочки мака снотворного	Pericarpium Papaveris
12-642	益智仁	[yì zhì rén]	Yizhiren	и чжи жэнь, плоды альпинии остролистной	Fructus Alpiniae Oxyphyllae
12-643	禹余粮	[yǔ yú liáng]	Yuyuliang	юй юй лян, осока большеголовая	Limonitum
12-644	诃子	[hē zǐ]	Hezi	хэ цзы, терминария хэбула	Fructus Chebulae
12-645	赤石脂	[chì shí zhī]	Chishizhi	чи ши чжи, галлаизит красный	Halloysitum Rubrum
12-646	肉豆蔻	[ròu dòu kòu]	Roudoukou	жоу доу коу, миристика душистая	Semen Myristicae
12-647	虫白蜡	[chóng bái là]	Chongbaila	чун бай ла, белый воск	Cera Chinensis
12-648	石榴皮	[shí liú pí]	Shiliupi	ши лю пи, гранатник	Pericarpium Granati
12-649	乌梅	[wū méi]	Wumei	у мэй, слива муме	Fructus Mume
12-650	五倍子	[wǔ bèi zǐ]	Wubeizi	у бэй цзы, чернильные орешки	Galla Chinensis
12-651	五味子	[wǔ wèi zǐ]	Wuweizi	у вэй цзы, лимонник китайский	Fructus Schisandrae Chinensis
12-652	固精缩尿止带药	[gù jīng suō niào zhǐ dài yào]		лекарственное средство, укрепляющее эссенцию Цзин и избавляющее от ночных поллюций, расстройства мочеиспускания и обильных белей	

编码 номер	中文 китайский язык	拼音 пиньинь	拼音名 название на пиньинь	俄文 русский язык	拉丁药名 латинское название
12-653	覆盆子	[fù pén zǐ]	Fupenzi	фу пэнь цзы, малина обыкновенная	Fructus Rubi
12-654	桑螵蛸	[sāng piāo xiāo]	Sangpiaoxiao	сян пяо сяо, богомол	Ootheca Mantidis
12-655	海螵蛸	[hǎi piāo xiāo]	Haipiaoxiao	хай пяо сяо, раковина каракатицы	Os Sepiellae seu Sepiae
12-656	莲须	[lián xū]	Lianxu	лян сюй, тычинки цветка лотоса	Stamen Nelumbinis
12-657	莲子心	[lián zǐ xīn]	Lianzixin	лян цзы синь, сердцевина плода лотоса	Plumula Nelumbinis
12-658	莲子	[lián zǐ]	Lianzi	лянь цзы, семена лотоса	Semen Nelumbinis
12-659	金樱子	[jīn yīng zǐ]	Jinyingzi	цзинь ин цзы, селезеночник очереднолистный	Fructus Rosae Laevigatae
12-660	芡实	[qiàn shí]	Qianshi	цянь ши, эвриала устрашающая	Semen Euryales
12-661	山茱萸	[shān zhū yú]	Shanzhuyu	шань чжу юй, корнус лекарственный	Fructus Corni
涌吐药 **Лекарственное средство, обладающее рвотным действием**					
12-662	涌吐药	[yǒng tù yào]		лекарственное средство, обладающее рвотным действием	
12-663	催吐药	[cuī tù yào]		лекарственное средство, обладающее рвотным действием	
12-664	胆矾	[dǎn fán]	Danfan	дань фань, медный купорос	Chalcanthitum
12-665	相思子	[xiāng sī zǐ]	Xiangsizi	сян сы цзы, абрус, четочник	Semen Abri Precatorii
12-666	常山	[cháng shān]	Changshan	чан шань, орикса японская, дихора противолихорадочная	Radix Dichroae

编码 номер	中文 китайский язык	拼音 пиньинь	拼音名 название на пиньинь	俄文 русский язык	拉丁药名 латинское название
		外用药及其他	Лекарственные средства для внешнего применения и другое		
12-667	解毒杀虫 燥湿止痒 药	[jiě dú shā chóng zào shī zhǐ yǎng yào]		лекарственное средство, обладающее инсектицидным и противозудным действиями, свойствами детоксикации и осушения сырости	
12-668	铅丹	[qiān dān]	Qiandan	цянь дань, свинцовый сурик	Minium
12-669	樟脑	[zhāng nǎo]	Zhangnao	чжан нао, камфора	Camphora
12-670	蜂蜡	[fēng là]	Fengla	фэн ла, натуральный пчелиный воск	Cera Flava
12-671	蜂房	[fēng fáng]	Fengfang	фэн фан, пчелиное гнездо	Nidus Vespae
12-672	雄黄	[xióng huáng]	Xionghuang	сюн хуан , реальгар	Realgar
12-673	硫黄	[liú huáng]	Liuhuang	лю хуан, сера	Sulfur
12-674	斑蝥	[bān máo]	Banmao	бань мао, скакун (межняк) китайский	Mylabris
12-675	轻粉	[qīng fěn]	Qingfen	цин фэнь, хлористая ртуть	Calomelas
12-676	鹤虱	[hè shī]	Heshi	хэ ши, семена дикой моркови	Fructus Carpesii
12-677	使君子	[shǐ jūn zǐ]	Shijunzi	ши цзюнь цзы, плод квискsérie	Fructus Quisqualis
12-678	苦楝皮	[kǔ liàn pí]	Kulianpi	ку лянь пи, кора мелии	Cortex Meliae
12-679	阿魏	[ā wèi]	Awei	а вэй, асафетида, ферула вонючая	Resina Ferulae
12-680	白矾	[bái fán]	Baifan	бай фань, белый купорос, калиалюминиевые квасцы	Alumen
12-681	土荆皮	[tǔ jīng pí]	Tujingpi	ту цзин пи, золотая кора лиственницы, псевдорафис	Cortex Pseudolaricis

编码 номер	中文 китайский язык	拼音 пиньинь	拼音名 название на пиньинь	俄文 русский язык	拉丁药名 латинское название
12-682	密陀僧	[mì tuó sēng]	Mituoseng	ми то сэн, окись свинца, глет	Lithargyrum
12-683	拔毒化腐生肌药	[bá dú huà fǔ shēng jī yào]		лекарственное средство, обладающее свойствами детоксикации, устранения гнойных образований и стимулирующие мышечный рост	
12-684	腐蚀药	[fǔ shí yào]		лекарственное средство, выводящее гной из нарывов и стимулирующее заживдение язв	
12-685	箍围药	[gū wéi yào]		лекарственные пластыри	
12-686	提脓祛腐药	[tí nóng qū fǔ yào]		лекарственное средство, устраняющее гнойные образования	
12-687	生肌收口药	[shēng jī shōu kǒu yào]		лекарственное средство, способствующее восстановлению тканей и заживлению ран	
12-688	平胬药	[píng nǔ yào]		лекарственное средство, способствующее заживлению ран	
12-689	炉甘石	[lú gān shí]	Luganshi	лу гань ши, смитсонит (цинковый шпат)	Calamina
12-690	催乳	[cuī rǔ]		стимуляция лактации	
12-691	排脓托毒	[pái nóng tuō dú]		лекарственное средство, направленное на выведение гноя из нарывов и обезвреживание токсинов	
12-692	安胎药	[ān tāi yào]		лекарственные средства для предупреждения выкидыша	

13 方　剂

Предписанный рецепт, рецептура

编码 номер	中文 китайский язык	拼音 пиньинь	拼音名 название на пиньинь	俄文 русский язык
13-001	方剂	[fāng jì]		предписанный рецепт, рецептура
13-002	经方	[jīng fāng]		классический рецепт
13-003	汤方	[tāng fāng]		рецепт лекарственного отвара
13-004	汤头	[tāng tóu]		состав лекарственного отвара
13-005	方从法出	[fāng cóng fǎ chū]		терапевтические техники составления рецепта
13-006	理法方药	[lǐ fǎ fāng yào]		основные принципы составления рецептов
13-007	方	[fāng]		рецепт
13-008	大方	[dà fāng]		объемный рецепт
13-009	小方	[xiǎo fāng]		небольшой рецепт
13-010	缓方	[huǎn fāng]		рецепт мягкого и медленного действия
13-011	急方	[jí fāng]		рецепт экстренного действия
13-012	奇方	[jī fāng]		рецепт из нечетного количества ингредиентов
13-013	偶方	[ǒu fāng]		рецепт из четного количества ингредиентов

编码 номер	中文 китайский язык	拼音 пиньинь	拼音名 название на пиньинь	俄文 русский язык
13-014	复方	[fù fāng]		сложный рецепт
13-015	缓剂	[huǎn jì]		рецепт мягкого и медленного действия
13-016	十剂	[shí jì]		десять категорий лекарственных средств
13-017	宣剂	[xuān jì]		рецепт с рассеивающим действием
13-018	通剂	[tōng jì]		1. рецепт, способствующий устранению застоя; 2. рецепт, обладающий дренирующим эффектом
13-019	补剂	[bǔ jì]		рецепт восполняющего действия
13-020	泄剂	[xiè jì]		рецепт очищающего, рассеивающего действия
13-021	轻剂	[qīng jì]		рецепт легкого патогонного действия
13-022	重剂	[zhòng jì]		рецепт сильного патогонного действия
13-023	涩剂	[sè jì]		рецепт вяжущего действия
13-024	滑剂	[huá jì]		рецепт увлажняющего действия
13-025	燥剂	[zào jì]		рецепт осушающего действия
13-026	湿剂	[shī jì]		рецепт увлажняющего действия

编码 номер	中文 китайский язык	拼音 пиньинь	拼音名 название на пиньинь	俄文 русский язык
13-027	八阵	[bā zhèn]		восемь тактичесских расстановок при составлении рецепта
13-028	八略	[bā lüè]		восемь методик
13-029	君臣佐使	[jūn chén zuǒ shǐ]		цзюнь чэнь цзо ши: монарх, министр, их помошники и посланцы (четыре категории—главные и второстепенные—лекарств, применяемых в ТКМ)
13-030	君药	[jūn yào]		лекарство-монарх—главный ингредиент, действующий на патогенный фактор или основные симптомы и играющий главную роль в лечении
13-031	臣药	[chén yào]		лекарство-министр—лекарство, усиливающее действие главного лекарства
13-032	佐药	[zuǒ yào]		помощник, вспомогательное лекарственное вещество
13-033	使药	[shǐ yào]		«проводящее» лекарство (вспомогательный ингредиент, который доводит основу лекарства до нужного места)

编码 номер	中文 китайский язык	拼音 пиньинь	拼音名 название на пиньинь	俄文 русский язык
13-034	反佐	[fǎn zuǒ]		использование лекарственных компонентов при составлении отвара, противоположных по характеру синдрому, например, добавление холодных компонентов в согревающий отвар, или горячих компонентов в охлаждающий отвар
13-035	寒热格拒	[hán rè gé jù]		сопротивление жару и холоду между лекарственными компонентами и симптомами
13-036	剂型	[jì xíng]		форма препарата
13-037	汤剂	[tāng jì]		лекарственный отвар
13-038	煎剂	[jiān jì]		лекарственный отвар
13-039	片剂	[piàn jì]		таблетка
13-040	线剂	[xiàn jì]		медицинская нить
13-041	条剂	[tiáo jì]		лекарственный катышек
13-042	露剂	[lù jì]		лекарственная настойка
13-043	膏剂	[gāo jì]		лекарственная паста
13-044	散剂	[sǎn jì]		лекарственный порошок
13-045	丸剂	[wán jì]		лекарственная пилюля
13-046	颗粒剂	[kē lì jì]		лекарственные гранулы
13-047	冲剂	[chōng jì]		растворимое гранулированное лекарственное средство
13-048	胶囊剂	[jiāo náng jì]		желатиновые капсулы

编码 номер	中文 китайский язык	拼音 пиньинь	拼音名 название на пиньинь	俄文 русский язык
13-049	茶剂	[chá jì]		лекарственный чай
13-050	针剂	[zhēn jì]		лекарственное средство для инъекций
13-051	栓剂	[shuān jì]		лекарственная свеча
13-052	擦剂	[cā jì]		лекарственная настойка для втирания
13-053	锭剂	[dìng jì]		лекарственная пастилка
13-054	熏洗剂	[xūn xǐ jì]		лекарственное средство для фумигаций (окуривание, воздействие сухим дымом с лечебной целью)
13-055	气雾剂	[qì wù jì]		лекарственное средство в форме аэрозоля
13-056	灌肠剂	[guàn cháng jì]		средство для клизм
13-057	熨剂	[yùn jì]		лекарственное средство для горячих компрессов
13-058	注射剂	[zhù shè jì]		лекарственное средство для инъекций
13-059	丹剂	[dān jì]		форма выпуска препаратов,в виде пилюли
13-060	酊剂	[dīng jì]		настойка, тинктура
13-061	酒剂	[jiǔ jì]		спиртовая настойка
13-062	搐鼻剂	[chù bí jì]		лекарственное средство для втягивания носом
13-063	掺药	[chān yào]		лекарственный порошок
13-064	洗剂	[xǐ jì]		лекарственная примочка, средство для промывания
13-065	膏药	[gāo yào]		лекарственный пластырь
13-066	药膏	[yào gāo]		лекарственная мазь

编码 номер	中文 китайский язык	拼音 пиньинь	拼音名 название на пиньинь	俄文 русский язык
13-067	油膏	[yóu gāo]		лекарственная мазь
13-068	浸膏	[jìn gāo]		лекарственная вытяжка (экстракт)
13-069	流浸膏	[liú jìn gāo]		жидкий лекарственный экстракт
13-070	煎膏	[jiān gāo]		мягкий экстракт
13-071	软膏	[ruǎn gāo]		мазь
13-072	粉膏剂	[fěn gāo jì]		концентрированная пилюля
13-073	硬膏	[yìng gāo]		пластырь
13-074	溶液	[róng yè]		раствор
13-075	汤液	[tāng yè]		лекарственный отвар
13-076	汤液醪醴	[tāng yè láo lǐ]		густой сладкий лекарственный отвар
13-077	药酒	[yào jiǔ]		лекарственная спиртовая настройка
13-078	酒醴	[jiǔ lǐ]		лекарственная настойка
13-079	薄贴	[bó tiē]		лекарственный пластырь
13-080	药露	[yào lù]		дистиллированный лекарственный настой, декокт
13-081	蜡丸	[là wán]		восковая пилюля
13-082	糊丸	[hú wán]		клейкая пилюля, приготовленная из смеси воды и лекарственного порошка
13-083	水泛丸	[shuǐ fàn wán]		водная пилюля— пилюля, изготовленная из лекарственного порошка и пшеничного или рисового крахмала с водой

编码 номер	中文 китайский язык	拼音 пиньинь	拼音名 название на пиньинь	俄文 русский язык
13-084	水丸	[shuǐ wán]		водная пилюля—пилюля, изготовленная из лекарственного порошка и пшеничного или рисового крахмала с водой
13-085	蜜丸	[mì wán]		лекарственная пилюля на меду
13-086	滴丸	[dī wán]		мелкая пилюля
13-087	浓缩丸	[nóng suō wán]		концентрированная пилюля
13-088	微丸	[wēi wán]		пеллеты
13-089	糖浆	[táng jiāng]		сироп
13-090	药捻	[yào niǎn]		лекарственный жгут
13-091	坐药	[zuò yào]		лечебный суппозиторий
13-092	药线	[yào xiàn]		медицинская нить
13-093	丹药	[dān yào]		1. пилюля бессмертия; 2. лекарственный препарат в виде пилюли на основе минералов
13-094	泡腾片	[pào téng piàn]		быстрорастворимая таблетка
13-095	温粉	[wēn fěn]		теплые порошки, порошки теплого характера
13-096	煎药法	[jiān yào fǎ]		метод вываривания
13-097	水煎	[shuǐ jiān]		вываривание в воде
13-098	先煎	[xiān jiān]		первичное вываривание
13-099	后下	[hòu xià]		последующее вываривание

编码 номер	中文 китайский язык	拼音 пиньинь	拼音名 название на пиньинь	俄文 русский язык
13-100	包煎	[bāo jiān]		вываривание лекарственных компонентов, завернутых в специальный мешочек
13-101	另煎	[lìng jiān]		приготовление отвара путем вываривания компонентов по отдельности
13-102	单煎	[dān jiān]		одиночное вываривание
13-103	酒煎	[jiǔ jiān]		вываривание лекарственных компонентов в алкоголе
13-104	溶化	[róng huà]		расстворять
13-105	冲服	[chōng fú]		принимать лекарство, смешивая его с водой
13-106	别煮	[bié zhǔ]		отдельное вываривание компонентов
13-107	熬	[áo]		томить на огне
13-108	顿服	[dùn fú]		одна доза лекарства
13-109	烊化	[yáng huà]		топить на пару, растапливать на водяной бане
13-110	潦水	[liáo shuǐ]		дождевая вода
13-111	代茶饮	[dài chá yǐn]		употреблять в качестве чая
13-112	噙化	[qín huà]		растворять во рту
13-113	火候	[huǒ hou]		контроль времени и интенсивности огня во время приготовления препарата

编码 номер	中文 китайский язык	拼音 пиньинь	拼音名 название на пиньинь	俄文 русский язык
13-114	临睡服	[lín shuì fú]		прием препарата перед сном
13-115	服药法	[fú yào fǎ]		способ приема препарата
13-116	平旦服	[píng dàn fú]		прием препарата перед завтраком
13-117	百沸汤	[bǎi fèi tāng]		густой кипяток
13-118	太和汤	[tài hé tāng]		только что закипевшая вода
13-119	麻沸汤	[má fèi tāng]		почти закипевшая вода
13-120	流水	[liú shuǐ]		проточная вода
13-121	煎药用水	[jiān yào yòng shuǐ]		вода для приготовления лекарственных отваров
13-122	周时	[zhōu shí]		продолжительность и интенсивность процесса приготовления препарата
13-123	文火	[wén huǒ]		медленный слабый огонь
13-124	武火	[wǔ huǒ]		сильный интенсивный огонь
13-125	慢火	[màn huǒ]		медленный огонь
13-126	急火	[jí huǒ]		интенсивный огонь

解表剂   Лекарственное средство для разрешения поверхностного синдрома стимуляцией потоотделения

编码	中文	拼音	拼音名	俄文
13-127	解表剂	[jiě biǎo jì]		лекарственное средство для разрешения поверхностного синдрома стимуляцией потоотделения
13-128	发表剂	[fā biǎo jì]		рецепт, обладающий свойствами избавления от внешних патогенов

编码 номер	中文 китайский язык	拼音 пиньинь	拼音名 название на пиньинь	俄文 русский язык
13-129	麻黄汤	[má huáng tāng]	Mahuang Tang	ма хуан тан; отвар из хвойника эфедра
13-130	麻黄杏仁薏苡甘草汤	[má huáng xìng rén yì yǐ gān cǎo tāng]	Mahuang Xingren Yiyi Gancao Tang	ма хуан син жэнь и и гань цао тан; отвар из хвойника китайского, миндаля, коиска и солодки уральской
13-131	华盖散	[huá gài sǎn]	Huagai San	хуа гай сань; порошок «шелковый зонт»
13-132	桂枝汤	[guì zhī tāng]	Guizhi Tang	гуй чжи тан; отвар из веточек коричника
13-133	止嗽散	[zhǐ sòu sǎn]	Zhisou San	чжи соу сань; порошок для лечения кашля
13-134	葛根汤	[gé gēn tāng]	Gegen Tang	гэ гэнь тан; отвар из корня пуэрарии волосистой
13-135	午时茶	[wǔ shí chá]	Wushi Cha	у ши ча; полуденный чай
13-136	至宝锭	[zhì bǎo dìng]	Zhibao Ding	чжи бао дин; «великое сокровище» (отвар из янтарной пудры и других компонентов. Просхождение: «Сто вопросов о детских болезнях». Основное действие: устраняет жар, изгоняет простуду, растворяет флегму)
13-137	辛凉轻剂	[xīn liáng qīng jì]		синь лян цин цзи, острый, прохладный и мягкий по характеру рецепт
13-138	辛凉平剂	[xīn liáng píng jì]		синь лян пин цзи, острый, прохладный и умеренный по характеру рецепт

编码 номер	中文 китайский язык	拼音 пиньинь	拼音名 название на пиньинь	俄文 русский язык
13-139	辛凉重剂	[xīn liáng zhòng jì]		синь лян чжун цзи, острый, прохладный и интенсивный по характеру рецепт
13-140	银翘散	[yín qiào sǎn]	Yinqiao San	инь цяо сань; порошок из пестрянки жимолостной и форзиции обыкновенной, порошок «Серебряное перо»
13-141	桑菊饮	[sāng jú yǐn]	Sangju Yin	сан цзюй инь; напиток из шелковицы белой и хризантемы шелковицелистной
13-142	麻黄杏仁甘草石膏汤	[má huáng xìng rén gān cǎo shí gāo tāng]	Mahuang Xingren Gancao Shigao Tang	ма хуан син жэнь гань цао ши гао тан; отвар из хвойника китайского, миндаля, солодки уральской и гипса
13-143	越婢汤	[yuè bì tāng]	Yuebi Tang	юэ би тан; отвар «Юэ би» из веточек эфедры, гипса, свежего имбиря, солодки и финика для выведения сырости
13-144	柴葛解肌汤	[chái gé jiě jī tāng]	Chaige Jieji Tang	чай гэ цзе цзи тан; отвар из володушки и пуэрарии для питания мышц
13-145	升麻葛根汤	[shēng má gé gēn tāng]	Shengma Gegen Tang	шэн ма гэ гэнь тан; отвар из клопогона и корня пуэрарии
13-146	竹叶柳蒡汤	[zhú yè liǔ bàng tāng]	Zhuye Liubang Tang	чжу е лю бан тан; отвар из листьев бамбука, репейника и коры тамариска

编码 номер	中文 китайский язык	拼音 пиньинь	拼音名 название на пиньинь	俄文 русский язык
13-147	宣毒发表汤	[xuān dú fā biǎo tāng]	Xuandu Fabiao Tang	сюань ду фа бяо тан; отвар со свойствами детоксикации, устранения внешних патогенов
13-148	大青龙汤	[dà qīng lóng tāng]	Daqinglong Tang	да цин лун тан; отвар «Великий голубой дракон» из веточек эфедры, веточек коричника, миндаля, солоки, сырого гипса, свежего имбиря и финика для рассеивания поверхностного
13-149	参苏饮	[shēn sū yǐn]	Shensu Yin	шэнь су инь; напиток из женьшеня и periллы многолетней
13-150	麻黄细辛附子汤	[má huáng xì xīn fù zǐ tāng]	Mahuang Xixin Fuzi Tang	ма хуан си синь фу цзы тан; отвар из хвойника китайского, копытеня Зибольда, аконита Карминхеля
13-151	加减葳蕤汤	[jiā jiǎn wēi ruí tāng]	Jiajian Weirui Tang	цзя цзянь вэй жуй тан; отвар из купены душистой с модификациями
清热剂 **Цин жэ цзи, препарат, устраняющий жар**				
13-152	清热剂	[qīng rè jì]		цин жэ цзи, препарат, устраняющий жар
13-153	泻火剂	[xiè huǒ jì]		се хо цзи, рецепт, устраняющий жар посредством послабляющего действия

编码 номер	中文 китайский язык	拼音 пиньинь	拼音名 название на пиньинь	俄文 русский язык
13-154	白虎汤	[bái hǔ tāng]	Baihu Tang	бай ху тан; отвар «Белый тигр»
13-155	白虎加桂枝汤	[bái hǔ jiā guì zhī tāng]	Baihu Jia Guizhi Tang	бай ху цзя гуй тан; отвар «Белый тигр» с добавлением ветвей коричного дерева
13-156	白虎加苍术汤	[bái hǔ jiā cāng zhú tāng]	Baihu Jia Cangzhu Tang	бай ху цзя цан чжу тан; отвар «Белый тигр» с добавлением атрактилиса яйцевидного
13-157	白虎加人参汤	[bái hǔ jiā rén shēn tāng]	Baihu Jia Renshen Tang	бай ху цзя жэнь шень тан; отвар «Белый тигр» с добавлением женьшеня
13-158	竹叶石膏汤	[zhú yè shí gāo tāng]	Zhuye Shigao Tang	чжу е ши гао тан; отвар из бамбуковых листьев и гипса
13-159	清营汤	[qīng yíng tāng]	Qingying Tang	цин ин тан; очищающий питательный отвар
13-160	清宫汤	[qīng gōng tāng]	Qinggong Tang	цин гун тан; отвар для очищения матки
13-161	黄连解毒汤	[huáng lián jiě dú tāng]	Huanglian Jiedu Tang	хуан лянь цзе ду тан; отвар из коптиса китайского для выведения токсинов
13-162	普济消毒饮子	[pǔ jì xiāo dú yǐn zi]	Puji Xiaodu Yinzi	пу цзи сяо ду инь цзы; универсальный напиток для выведения токсинов
13-163	凉膈散	[liáng gé sǎn]	Liangge San	лян гэ сань; порошок для охлаждения диафрагмы
13-164	仙方活命饮	[xiān fāng huó mìng yǐn]	Xianfang Huoming Yin	сянь фан хо мин инь; чудодейственный рецепт напитка для поддержания жизни

编码 номер	中文 китайский язык	拼音 пиньинь	拼音名 название на пиньинь	俄文 русский язык
13-165	牛黄解毒丸	[niú huáng jiě dú wán]	Niuhuang Jiedu Wan	ню хуан цзе ду вань; пилюли из беозара бычьего для выведения токсинов
13-166	四妙勇安汤	[sì miào yǒng ān tāng]	Simiao Yong'an Tang	сы мяо юн ань тан; отвар из четырех компонентов для красоты, храбрости и спокойствия
13-167	五味消毒饮	[wǔ wèi xiāo dú yǐn]	Wuwei Xiaodu Yin	у вэй сяо ду инь; напиток из пяти ингредиентов для очищения от токсинов
13-168	牛黄上清丸	[niú huáng shàng qīng wán]	Niuhuang Shangqing Wan	ню хуан шан цин вань; пилюли из бычьего беозара для очищения верхней части тела
13-169	薏苡附子败酱散	[yì yǐ fù zǐ bài jiàng sǎn]	Yiyi Fuzi Baijiang San	и и фу цзы бай цзян сань; порошок из коикса, корней аконита и патринии
13-170	犀黄丸	[xī huáng wán]	Xihuang Wan	си хуан вань; пилюли из беозара носорога
13-171	六神丸	[liù shén wán]	Liushen Wan	лю шэнь вань; волшебные пилюли из 6 ингредиентов
13-172	神犀丹	[shén xī dān]	Shenxi Dan	шэнь си дань, волшебные пилюли из рога носорога
13-173	二味拔毒散	[èr wèi bá dú sǎn]	Erwei Badu San	эр вэй ба ду сань; порошок из двух ингредиентов для выведения токсинов
13-174	一字金丹	[yī zì jīn dān]	Yizijin Dan	и цзи цзинь дань; золотой эликсир из фиалки китайской, вороньего глаза и ифигении индийской

编码 номер	中文 китайский язык	拼音 пиньинь	拼音名 название на пиньинь	俄文 русский язык
13-175	拔毒膏	[bá dú gāo]	Badu Gao	ба ду гао; паста для выведения токсинов
13-176	三品一条枪	[sān pǐn yī tiáo qiāng]	Sanpin Yitiaoqiang	сань пинь и тяо цян; лекарственный жгут из трех компонентов
13-177	三黄丸	[sān huáng wán]	Sanhuang Wan	сань хуан вань; три желтых пилюли
13-178	儿茶散	[ér chá sǎn]	Ercha San	эр ча сань; порошок из акации катеху
13-179	九华膏	[jiǔ huá gāo]	Jiuhua Gao	цзю хуа гао; паста из жимолости
13-180	八二丹	[bā èr dān]	Baer Dan	ба эр дань; лекарственная паста из двух компонентов (горячего гипса и ртути), которая используется при внешних повреждениях кожи и нарывах
13-181	透脓散	[tòu nóng sǎn]	Tounong San	тоу нун сань; порошок для выведения гнойных образований
13-182	化腐生肌散	[huà fǔ shēng jī sǎn]	Huafu Shengji San	хуа фу шэн цзи сань; порошок для предотвращения нагноения и для восстановления мышц
13-183	牛黄噙化丸	[niú huáng qín huà wán]	Niuhuang Qinhua Wan	ню хуан цинь хуа вань; пилюли для рассасывания во рту на основе беозара бычьего
13-184	人中白散	[rén zhōng bái sǎn]	Renzhongbai San	жэнь чжун бай сань; порошок для лечения жара в верхнем цзяо у детей

编码 номер	中文 китайский язык	拼音 пиньинь	拼音名 название на пиньинь	俄文 русский язык
13-185	黄连上清丸	[huáng lián shàng qīng wán]	Huanglian Shang qing Wan	хуан лянь шан цин вань; пилюли из коптиса китайского для чищения верхнего цзяо
13-186	薯蓣丸	[shǔ yù wán]	Shuyu Wan	шу юй вань; пилюли из диоскореи японской
13-187	吹喉散	[chuī hóu sǎn]	Chuihou San	чуй хоу сань; ларингеальное вдувание порошка
13-188	冰硼散	[bīng péng sǎn]	Bingpeng San	бин пэн сань; порошок из борнеола и бура
13-189	白降丹	[bái jiàng dān]	Baijiang Dan	бай цзян дань; пилюля из ртутно хлористого композитума
13-190	梅花点舌丹	[méi huā diǎn shé dān]	Meihua Dianshe Dan	мэй хуа дянь шэ дань; болеутоляющие пилюли из соцветий сливы
13-191	银花解毒汤	[yín huā jiě dú tāng]	Yinhua Jiedu Tang	инь хуа цзе ду тан; отвар из белых цветков жимолости для выведения токсинов
13-192	黄连西瓜霜眼药	[huáng lián xī guā shuāng yǎn yào]	Huanglian Xiguashuang Yanyao	хуан лянь си гуа шуан янь яо; глазное лекарство из коптиса китайского и порошка из сухой корки арбуза
13-193	通脾泻胃汤	[tōng pí xiè wèi tāng]	Tongpi Xiewei Tang	тун пи се вэй тан; отвар для устранения застоя селезенки и очищения желудка
13-194	泻脑汤	[xiè nǎo tāng]	Xienao Tang	се нао тан; отвар для устранения токсичного жара из мозга

编码 номер	中文 китайский язык	拼音 пиньинь	拼音名 название на пиньинь	俄文 русский язык
13-195	八宝眼药	[bā bǎo yǎn yào]	Babao Yanyao	ба бао янь яо; глазное лекарство из восьми волшебных ингредиентов
13-196	导赤散	[dǎo chì sǎn]	Daochi San	дао чи сань; порошок для устранения избыточного жара меридиана сердца
13-197	清心莲子饮	[qīng xīn lián zǐ yǐn]	Qingxin Lianzi Yin	цин синь лянь цзы инь; напиток из семян лотоса для очищения сердца
13-198	龙胆泻肝汤	[lóng dǎn xiè gān tāng]	Longdan Xiegan Tang	лун дань се гань тан; отвар из высушенных корней и корневища горечавки для очищения печени
13-199	泻青丸	[xiè qīng wán]	Xieqing Wan	се цин вань; пилюли для очищения печени
13-200	当归龙荟丸	[dāng guī lóng huì wán]	Danggui Long Hui Wan	дан гуй лун хуэй вань; пилюли Дангуй лунхуэй
13-201	左金丸	[zuǒ jīn wán]	Zuojin Wan	цзо цзинь вань; пилюли из золотого кизила для очищения огня печени и регуляции желудка
13-202	金铃子散	[jīn líng zǐ sǎn]	Jinlingzi San	цзинь лин цзы сань; порошок из золотого колокольчика
13-203	泻肝汤	[xiè gān tāng]	Xiegan Tang	се гань тан; отвар для очищения печени
13-204	羊肝丸	[yáng gān wán]	Yanggan Wan	ян гань вань; пилюли из печени ягненка
13-205	泻白散	[xiè bái sǎn]	Xiebai San	се бай сань; порошок для очищения жара легких

编码 номер	中文 китайский язык	拼音 пиньинь	拼音名 название на пиньинь	俄文 русский язык
13-206	葶苈大枣泻肺汤	[tíng lì dà zǎo xiè fèi tāng]	Tingli Dazao Xiefei Tang	тин ли да цзао се фэй тан; отвар из крупки перелесковой, финика китайского для очищения легких
13-207	泻肺汤	[xiè fèi tāng]	Xiefei Tang	се фэй тан; отвар для очищения легких
13-208	二母宁嗽汤	[èr mǔ níng sòu tāng]	Ermu Ningsou Tang	ар му нин соу тан; отвар из анемаррены асфоделовидной и рябчика мутовчатого для лечения кашля
13-209	甘桔汤	[gān jié tāng]	Gan Jie Tang	гань цзе тан; отвар из солодки и платикодона
13-210	芍药汤	[sháo yào tāng]	Shaoyao Tang	шао яо тан; отвар из пиона
13-211	大香连丸	[dà xiāng lián wán]	Da Xiang Lian Wan	да сян лянь вань; пилюли из коптиса китайского и розы Бэнкса
13-212	黄芩汤	[huáng qín tāng]	Huangqin Tang	хуан цинь тан; отвар из шлемника байкальского
13-213	白头翁汤	[bái tóu wēng tāng]	Baitouweng Tang	бай тоу вэн тан; отвар из прострела китайского
13-214	葛根黄芩黄连汤	[gé gēn huáng qín huáng lián tāng]	Gegen Huangqin Huanglian Tang	гэ гэнь хуан цинь хуан лянь тан; отвар из корня пуэрарии, шлемника байкальского и коптиса китайского
13-215	玉女煎	[yù nǚ jiān]	Yunü Jian	юй нюй цзянь; отвар «Небожительница», состоящий из гипса, корня наперстянки, анемаррены асфоделовидной, лириопе злаковидной, соломоцвета двузубого

编码 номер	中文 китайский язык	拼音 пиньинь	拼音名 название на пиньинь	俄文 русский язык
13-216	石斛清胃散	[shí hú qīng wèi sǎn]	Shihu Qingwei San	ши ху цин вэй сань; порошок из дендробиума благородного для очищения желудка
13-217	清脾散	[qīng pí sǎn]	Qingpi San	цин пи сань; порошок для очищения селезенки
13-218	清胃汤	[qīng wèi tāng]	Qingwei Tang	цин вэй тан; отвар для очищения желудка
13-219	清胃散	[qīng wèi sǎn]	Qingwei San	цин вэй сань; порошок для очищения желудка
13-220	九制大黄丸	[jiǔ zhì dà huáng wán]	Jiuzhi Dahuang Wan	цзю чжи да хуан вань; пилюли из ревня для очищения желудка и кишечника и устранения застоя пищи
13-221	泻黄散	[xiè huáng sǎn]	Xiehuang San	се хуан сань; порошок для устарнения желтушности
13-222	牙疳散	[yá gān sǎn]	Yagan San	я гань сань; порошок для лечения альвеолярной пиорреи (пародонтоза)
13-223	白虎承气汤	[bái hǔ chéng qì tāng]	Baihu Chengqi Tang	бай ху чэн ци тан; отвар «Белый тигр», обладающий слабительным действием
13-224	升降散	[shēng jiàng sǎn]	Shengjiang San	шэн цзян сань; порошок для стимуляции восхождения и опускания
13-225	栀子豉汤	[zhī zǐ chǐ tāng]	Zhizi Chi Tang	чжи цзы чи тан; отвар из гардении жасминовидной и соевых бобов для очижения от жара и устранения раздражения

编码 номер	中文 китайский язык	拼音 пиньинь	拼音名 название на пиньинь	俄文 русский язык
13-226	新制柴连汤	[xīn zhì chái lián tāng]	Xinzhi Chai Lian Tang	синь чжи чай лянь тан; отвар из володушки и коптиса
13-227	滋膵汤	[zī cuì tāng]	Zicui Tang	цзы цуй тан; отвар для питания поджелудочной железы
13-228	消翳汤	[xiāo yì tāng]	Xiaoyi Tang	сяо и тан; отвар для устарнения белковых выделений из глаз и ощущения тумана перед глазами
13-229	石决明散	[shí jué míng sǎn]	Shijueming San	ши цзюэ мин сань; порошок из раковины абалона
13-230	立效散	[lì xiào sǎn]	Lixiao San	ли сяо сань; порошок моментального действия
13-231	瓜子眼药	[guā zǐ yǎn yào]	Guazi Yanyao	гуа цзы янь яо; глазные капли для лечения воспалительных болезней глаз
13-232	奔豚汤	[bēn tún tāng]	Bentun Tang	бэнь тунь тан; отвар для лечения резкого восхождения Ци к груди, характеризующееся острой болью в животе, перемежающейся лихорадкой
13-233	退赤散	[tuì chì sǎn]	Tuichi San	туй чи сань; порошок для устранения покраснения глаз
清暑剂				**Рецепт для очищения синдромов летнего жара**
13-234	清暑剂	[qīng shǔ jì]		рецепт для очищения синдромов летнего жара

编码 номер	中文 китайский язык	拼音 пиньинь	拼音名 название на пиньинь	俄文 русский язык
13-235	祛暑剂	[qū shǔ jì]		рецепт для устранения синдромов летнего жара
13-236	清暑益气汤	[qīng shǔ yì qì tāng]	Qingshu Yiqi Tang	цин шу и ци тан; отвар для очищения летнего жара и укрепления Ци
13-237	六一散	[liù yī sǎn]	Liuyi San	лю и сань; порошок из смеси шести мер талька с одной мерой солодки
13-238	无极丹	[wú jí dān]	Wuji Dan	у цзи дань; пилюля У-Цзи
13-239	清骨散	[qīng gǔ sǎn]	Qinggu San	цин гу сань; порошок для очищения костей
13-240	黄连阿胶汤	[huáng lián ē jiāo tāng]	Huanglian Ejiao Tang	хуан лянь э цзяо тан; отвар из коптиса китайского и желатина из ослиной кожи
13-241	青蒿鳖甲汤	[qīng hāo biē jiǎ tāng]	Qinghao Biejia Tang	цин хао бе цзя тан; отвар из полыни и панциря черепахи
13-242	当归六黄汤	[dāng guī liù huáng tāng]	Danggui Liuhuang Tang	дан гуй лю хуан тан; отвар из дудника разнообразного и шести желтых ингредиентов

泻下剂　Рецепт слабительного действия

编码 номер	中文 китайский язык	拼音 пиньинь	拼音名 название на пиньинь	俄文 русский язык
13-243	泻下剂	[xiè xià jì]		рецепт слабительного действия
13-244	攻下剂	[gōng xià jì]		рецепт интенсивного слабительного действия
13-245	攻里剂	[gōng lǐ jì]		рецепт для избавления от эндогенных патогенов
13-246	峻剂	[jùn jì]		рецепт сильного действия

编码 номер	中文 китайский язык	拼音 пиньинь	拼音名 название на пиньинь	俄文 русский язык
13-247	寒下剂	[hán xià jì]		рецепт слабительного действия с холодным характером
13-248	大承气汤	[dà chéng qì tāng]	Da Chengqi Tang	да чэн ци тан; отвар сильного слабительного действия
13-249	小承气汤	[xiǎo chéng qì tāng]	Xiao Chengqi Tang	сяо чэн ци тан; отвар слабого слабительного действия
13-250	调胃承气汤	[tiáo wèi chéng qì tāng]	Tiaowei Chengqi Tang	тяо вэй чэн ци тан; отвар слабительного действия, регулирующий работу желудка
13-251	复方大承气汤	[fù fāng dà chéng qì tāng]	Fufang Da Chengqi Tang	фу фан да чэн ци тан; отвар комплексного слабительного действия
13-252	厚朴三物汤	[hòu pò sān wù tāng]	Houpo Sanwu Tang	хоу по сань у тан; отвар на основе магнолии лекарственной, ревня, понцируса
13-253	更衣丸	[gēng yī wán]	Gengyi Wan	гэн и вань; пилюли на основе сернистой ртути и алоэ, обладающие жаропонижающим действием посредством послабления
13-254	温下剂	[wēn xià jì]		рецепты слабительного действия теплого характера
13-255	温脾汤	[wēn pí tāng]	Wenpi Tang	вэнь пи тан; отвар, согревающий селезенку

编码 номер	中文 китайский язык	拼音 пиньинь	拼音名 название на пиньинь	俄文 русский язык
13-256	三物备急丸	[sān wù bèi jí wán]	Sanwu beiji Wan	сань у бэй цзи вань; пилюли экстренного слабительного действия, состоящие из ревня лекарственного, клещевины китайской, сухого имбиря, обладающие согревающим слабительным действием
13-257	润下剂	[rùn xià jì]		слабительный рецепт увлажняющего действия
13-258	五仁丸	[wǔ rén wán]	Wuren Wan	у жэнь вань; пилюли послабляющего действия, состоящие из пяти ядер (ядро персика, миндаль, кедровый орех, семя туи восточной, высушенные ядра зрелых плодов вишни японской)
13-259	通幽汤	[tōng yōu tāng]	Tongyou Tang	тун ю тан; отвар для открытия пилоруса (суженная часть желудка в месте ее перехода в двенадцатиперстную кишку)
13-260	济川煎	[jì chuān jiān]	Jichuan Jian	цзи чуань цзянь; отвар для восполнения жидкостей организма, обладает слабительным действием
13-261	麻子仁丸	[má zǐ rén wán]	Maziren Wan	ма цзы жэнь вань; пилюли из конопляного семени

编码 номер	中文 китайский язык	拼音 пиньинь	拼音名 название на пиньинь	俄文 русский язык
13-262	新加黄龙汤	[xīn jiā huáng lóng tāng]	Xinjia Huanglong Tang	синь цзя хуан лун тан; отвар слабительного действия с одновременным очищающим и тонизирующим действием
13-263	十枣汤	[shí zǎo tāng]	Shizao Tang	ши цзао тан; отвар «Десять фиников»
13-264	控涎丹	[kòng xián dān]	Kongxian Dan	кун сянь дань; пилюли, способствующие контролю жидкостей организма (слюны)
13-265	防己椒目葶苈大黄丸	[fáng jǐ jiāo mù tíng lì dà huáng wán]	Fangji Jiaomu Tingli Dahuang Wan	фан цзи цзяо му тин ли да хуан вань; пилюли из иномениума острого, горошин перца, крупки перелесковой и ревня
13-266	舟车丸	[zhōu chē wán]	Zhouche Wan	чжоу че вань; пилюли «Корабль и повозка» для лечения запоров и расстройства пищеварения
13-267	大陷胸汤	[dà xiàn xiōng tāng]	Daxianxiong Tang	да сянь сюн тан; отвар для устраненения лихорадки за счет послабления и мочегонного действия
和解剂　Гармонизирующий рецепт				
13-268	和解剂	[hé jiě jì]		гармонизирующий рецепт
13-269	小柴胡汤	[xiǎo chái hú tāng]	Xiao Chaihu Tang	сяо чай ху тан; отвар из высушенных корней володушки серповидной

编码 номер	中文 китайский язык	拼音 пиньинь	拼音名 название на пиньинь	俄文 русский язык
13-270	蒿芩清胆汤	[hāo qín qīng dǎn tāng]	Hao Qin Qingdan Tang	хао цинь цин дань тан; отвар на основе сладкой полыни и тростника японского для очищения желчного пузыря
13-271	达原饮	[dá yuán yǐn]	Dayuan Yin	да юань инь; напиток, способствующий устранению плевро-диафрагматических спаек и мутных скоплений
13-272	柴胡达原饮	[chái hú dá yuán yǐn]	Chaihu Dayuan Yin	чай ху да юань инь; напиток, способствующий устранению плевро-диафрагматических спаек и мутных скоплений на основе володушки серповидной
13-273	柴胡加龙骨牡蛎汤	[chái hú jiā lóng gǔ mǔ lì tāng]	Chaihu Jia Longgu Muli Tang	чай ху цзя лун гу му ли тан; отвар из володушки серповидной и толченных костей ископаемых животных и даляньваньской устрицы
13-274	痛泻要方	[tòng xiè yào fāng]	Tongxieyao Fang	тун се яо фан; рецепт для устранения болей и диареи на фоне дисгармонии селезенки и печени
13-275	逍遥散	[xiāo yáo sǎn]	Xiaoyao San	сяо яо сань; порошок «Безмятежность»

编码 номер	中文 китайский язык	拼音 пиньинь	拼音名 название на пиньинь	俄文 русский язык
13-276	戊己丸	[wù jǐ wán]	Wuji Wan	у цзи вань; пилюли «Пятого и шестого небесных стволов» для устранения огня печени и регуляции селезенки и желудка
13-277	附子泻心汤	[fù zǐ xiè xīn tāng]	Fuzi xiexin Tang	фу цзы се синь тан; отвар на основе аконита для очищения сердца
13-278	半夏泻心汤	[bàn xià xiè xīn tāng]	Banxia Xiexin Tang	бань ся се синь тан; отвар на основе пинеллии тройчатой для очищения сердца
13-279	生姜泻心汤	[shēng jiāng xiè xīn tāng]	Shengjiang Xiexin Tang	шэн цзян се синь тан; отвар на основе свежего имбиря для очищения сердца
13-280	甘草泻心汤	[gān cǎo xiè xīn tāng]	Gancao Xiexin Tang	гань цао се синь тан; отвар на основе солодки уральской для очищения сердца
13-281	连理汤	[lián lǐ tāng]	Lianli Tang	лянь ли тан; отвар на основе коптиса для регуляции селезенки и желудка и выведения холода
13-282	表里双解剂	[biǎo lǐ shuāng jiě jì]		рецепт для регуляции эндогенных и экзогенных факторов
13-283	防风通圣散	[fáng fēng tōng shèng sǎn]	Fangfeng Tongsheng San	фан фэн тун шэн сань; порошок из ледебуриеллы и лазурника растопыренного

编码 номер	中文 китайский язык	拼音 пиньинь	拼音名 название на пиньинь	俄文 русский язык
13-284	大柴胡汤	[dà chái hú tāng]	Da Chaihu Tang	да чай ху тан; большой отвар на основе володушки серповидной
13-285	疏凿饮子	[shū záo yǐn zi]	Shuzao Yinzi	шу цзао инь цзы; холодный лекарственный отвар для дренажа меридианов
13-286	温里剂	[wēn lǐ jì]		рецепт для согревания внутреннего
温里剂 Рецепт для согревания внутреннего				
13-287	祛寒剂	[qū hán jì]		рецепты для рассеивания холода
13-288	九痛丸	[jiǔ tòng wán]	Jiutong Wan	цзю тун вань; пилюли «9 типов боли»
13-289	小建中汤	[xiǎo jiàn zhōng tāng]	Xiao Jianzhong Tang	сяо цзянь чжун тан; отвар для лечения синдромов Тай Ян
13-290	理中丸	[lǐ zhōng wán]	Lizhong Wan	ли чжун вань; пилюли для регуляции среднего цзяо
13-291	附子理中丸	[fù zǐ lǐ zhōng wán]	Fuzi Lizhong Wan	фу цзы ли чжун вань; пилюли для регуляции среднего цзяо на основе корней аконита Карминхеля
13-292	良附丸	[liáng fù wán]	Liang Fu Wan	лян фу вань; пилюли на основе альпинии китайской и высушенных клубней сыти круглой
13-293	吴茱萸汤	[wú zhū yú tāng]	Wuzhuyu Tang	у чжу юй тан; отвар на основе эводии лекарственной

编码 номер	中文 китайский язык	拼音 пиньинь	拼音名 название на пиньинь	俄文 русский язык
13-294	当归建中汤	[dāng guī jiàn zhōng tāng]	Danggui Jianzhong Tang	дан гуй цзянь чжун тан; отвар на основе дудника разнообразного укрепляющий средний цзяо
13-295	大建中汤	[dà jiàn zhōng tāng]	Da Jianzhong Tang	да цзянь чжун тан; отвар для укрепления среднего цзяо
13-296	大半夏汤	[dà bàn xià tāng]	Da Banxia Tang	да бань ся тан; большой отвар на основе пинеллии тройчатой
13-297	四逆汤	[sì nì tāng]	Sini Tang	сы ни тан; отвар для согревания среднего цзяо и выведения холода, эффективен при коллапсе Ян
13-298	四逆加人参汤	[sì nì jiā rén shēn tāng]	Sini Jia Renshen Tang	сы ни цзя жэнь шэнь тан; отвар с добавлением женьшеня, эффективен при истощении и коллапсе Ян
13-299	回阳救急汤	[huí yáng jiù jí tāng]	Huiyang Jiuji Tang	хуэй ян цзю цзи тан; отвар экстренного действия для оживления Ян
13-300	急救回生丹	[jí jiù huí shēng dān]	Jijiu Huisheng Dan	цзи цзю хуэй шэн дань; пилюли экстренного действия для восстановления жизни
13-301	小温经汤	[xiǎo wēn jīng tāng]	Xiao Wenjing Tang	сяо вэнь цзин тан; маленький рецепт для согревания меридианов

编码 номер	中文 китайский язык	拼音 пиньинь	拼音名 название на пиньинь	俄文 русский язык
13-302	暖肝煎	[nuǎn gān jiān]	Nuangan Jian	нуань гань цзянь; отвар для согреваюния печени
13-303	黄芪桂枝五物汤	[huáng qí guì zhī wǔ wù tāng]	Huangqi Guizhi Wuwu Tang	хуан ци гуй чжи у у тан; отвар из пяти ингредиентов астрагала хуанчи, коричника, пиона, свежего имбиря, финика
13-304	附子汤	[fù zǐ tāng]	Fuzi Tang	фу цзы тан; отвар из аконита
13-305	阳和汤	[yáng hé tāng]	Yanghe Tang	ян хэ тан; отвар для гармонизации Ян
13-306	当归四逆汤	[dāng guī sì nì tāng]	Danggui Sini Tang	дан гуй сы ни тан; отвар с добавлением дудника разнообразного, эффективный при истощении и коллапсе Ян
13-307	三仙丹	[sān xiān dān]	Sanxian Dan	сань сянь дань; пилюли из трех ингредиентов (сброженная масса корневища пинеллии, аризема японская, высушенные клубни сыти круглой)
13-308	艾附暖宫丸	[ài fù nuǎn gōng wán]	Ai Fu Nuangong Wan	ай фу нуань гун вань; пилюли на основе листьев полыни и высушенных клубней сыти круглой для согревания матки
13-309	乌头汤	[wū tóu tāng]	Wutou Tang	у тоу тан; отвар на основе аконита китайского
补益剂 Рецепт, обладающий тонизирующим действием				
13-310	补益剂	[bǔ yì jì]		рецепт, обладающий тонизирующим действием

编码 номер	中文 китайский язык	拼音 пиньинь	拼音名 название на пиньинь	俄文 русский язык
13-311	补养剂	[bǔ yǎng jì]		рецепт, обладающий питательным действием
13-312	四君子汤	[sì jūn zǐ tāng]	Sijunzi Tang	сы цзюнь цзы тан; отвар «Четыре благородны» (женьшень, солодка уральская, гриб фулин, корневище атрактилодеса крупноголового)
13-313	补中益气汤	[bǔ zhōng yì qì tāng]	Buzhong Yiqi Tang	бу чжун и ци тан; отвар, восполняющий средний цзяо и тонизирующий Ци
13-314	举元煎	[jǔ yuán jiān]	Juyuan Jian	цзюй юань цзянь; отвар, способствующий восхождению изначальной Ци
13-315	升陷汤	[shēng xiàn tāng]	Shengxian Tang	шэн сянь тан; отвар, стимулирующий функцию восхождения
13-316	六君子汤	[liù jūn zǐ tāng]	Liujunzi Tang	лю цзюнь цзы тан; отвар из шести ингредиентов (женьшень, атрактилис большеголовый, гриб фулин, солодка уральская, цедра, пинеллия тройчатая), обладающий питающим Ци, стимулирующим селезенку и осушающим сырость действием
13-317	保元汤	[bǎo yuán tāng]	Baoyuan Tang	бао юань тан; отвар для сохранения изначальной Ци

编码 номер	中文 китайский язык	拼音 пиньинь	拼音名 название на пиньинь	俄文 русский язык
13-318	升阳益胃汤	[shēng yáng yì wèi tāng]	Shengyang Yiwei Tang	шэн ян и вэй тан; отвар, стимулирующий восхождение Ян и тонизирующий желудок
13-319	健脾丸	[jiàn pí wán]	Jianpi Wan	цзянь пи вань; пилюли для оздоровления селезенки
13-320	参苓白术散	[shēn líng bái zhú sǎn]	Shen Ling Baizhu San	шэнь лин бай чжу сань; порошок на основе женьшеня, гриба фулин и корневища атрактилодеса крупноголового
13-321	参苓平胃散	[shēn líng píng wèi sǎn]	Shen Ling Pingwei San	шэнь лин пин вэй сань; порошок, гармонизирующий желудок, в состав которого входят женьшень и гриб фулин
13-322	玉屏风散	[yù píng fēng sǎn]	Yupingfeng San	юй пин фэй сань; порошок «Нефритовый экран» на основе лазурника растопыренного, корневища атрактилодеса крупноголового, астрагала хуанчи
13-323	参芪膏	[shēn qí gāo]	Shen Qi Gao	шэнь ци гао; паста на основе женьшеня и астрагала хуанчи
13-324	人参丸	[rén shēn wán]	Renshen Wan	жэнь шэнь вань; пилюли из женьшеня
13-325	人参胡桃汤	[rén shēn hú táo tāng]	Renshen Hutao Tang	жэнь шэнь ху тао тан; отвар на основе женьшеня и грецкого ореха

编码 номер	中文 китайский язык	拼音 пиньинь	拼音名 название на пиньинь	俄文 русский язык
13-326	生脉散	[shēng mài sǎn]	Shengmai San	шэн май сань; порошок для восстановления пульса
13-327	益气聪明汤	[yì qì cōng míng tāng]	Yiqi Congming Tang	и ци цун мин тан; отвар, способствующий восполнению Ци и улучшению мозговой активности
13-328	黄芪内托散	[huáng qí nèi tuō sǎn]	Huangqi Neituo San	хуан ци нэй то сань; порошок на основе астрагала хуанчи, выводящий токсины из организма и одновременно укрепляющий Ци и кровь
13-329	四物汤	[sì wù tāng]	Siwu Tang	сы у тан; отвар из четырех ингридиентов (корень пиона белого, сычуаньский дудник, ремания клейкая обработанная, гирчовник влагалищный)
13-330	当归补血汤	[dāng guī bǔ xuè tāng]	Danggui Buxue Tang	дан гуй бу сюэ тан; отвар из дудника разнообразного для восполнения запасов крови
13-331	归脾汤	[guī pí tāng]	Guipi Tang	гуй пи тан; отвар для укрепления селезенки
13-332	当归芍药散	[dāng guī sháo yào sǎn]	Danggui Shaoyao San	дан гуй шао яо сань; порошок из дудника разнообразного и пиона
13-333	当归饮子	[dāng guī yǐn zi]	Danggui Yinzi	дан гуй инь цзы; отвар на основе дудника разнообразного

编码 номер	中文 китайский язык	拼音 пиньинь	拼音名 название на пиньинь	俄文 русский язык
13-334	除风益损汤	[chú fēng yì sǔn tāng]	Chufeng Yisun Tang	чу фэн и сунь тан; отвар для рассеивания ветра и заживления повреждений
13-335	小营煎	[xiǎo yíng jiān]	Xiaoying Jian	сяо ин цзянь; отвар для питания крови и увлажнения Инь
13-336	千金保胎丸	[qiān jīn bǎo tāi wán]	Qianjin Baotai Wan	цянь цзинь бао тай вань; пилюли для сохранения плода
13-337	止泪补肝散	[zhǐ lèi bǔ gān sǎn]	Zhilei Bugan San	чжи лэй бу гань сань; порошок для остановки ретенционного слезотечения и для восполнения печени
13-338	八珍汤	[bā zhēn tāng]	Bazhen Tang	ба чжэнь тан; тонизирующий отвар «Восемь сокровищ»
13-339	十全大补汤	[shí quán dà bǔ tāng]	Shiquan Dabu Tang	ши цюань да бу тан; тонизирующий отвар интенсивного действия
13-340	人参养荣汤	[rén shēn yǎng róng tāng]	Renshen Yangrong Tang	жэнь шэнь ян жун тан; питательный отвар на основе женьшеня
13-341	八珍益母丸	[bā zhēn yì mǔ wán]	Bazhen Yimu Wan	ба чжэнь и му вань; пилюли «Восемь волшебных ингредиентов» на основе пустырника
13-342	泰山磐石散	[tài shān pán shí sǎn]	Taishan Panshi San	тай шань пань ши сань; порошок укрепляющего и успокаивающего действия
13-343	圣愈汤	[shèng yù tāng]	Shengyu Tang	шэн юй тан; отвар для восполнения крови и Ци

编码 номер	中文 китайский язык	拼音 пиньинь	拼音名 название на пиньинь	俄文 русский язык
13-344	河车丸	[hé chē wán]	Heche Wan	хэ че вань; пилюли на основе плаценты
13-345	大补元煎	[dà bǔ yuán jiān]	Da Buyuan Jian	да бу юань цзянь; отвар для интенсивного восполнения изначальной Ци
13-346	大营煎	[dà yíng jiān]	Daying Jian	да ин цзянь; отвар интенсивного питательного действия
13-347	玉液汤	[yù yè tāng]	Yuye Tang	юй е тан; отвар «Нефритовая жидкость»
13-348	乌鸡丸	[wū jī wán]	Wuji Wan	у цзи вань; пилюли на основе мяса черной курицы
13-349	保产无忧散	[bǎo chǎn wú yōu sǎn]	Baochan Wuyou San	бао чань у ю сань; порошок для сохранения беременности седативного действия
13-350	何人饮	[hé rén yǐn]	He Ren Yin	хэ жэнь инь; напиток на основе горца и женьшеня
13-351	内托生肌散	[nèi tuō shēng jī sǎn]	Neituo Shengji San	нэй то шэн цзи сань; порошок для выведения токсинов из организма, одновременно укрепляющий жизненные силы и способствующий восстановлению тканей
13-352	内托黄芪散	[nèi tuō huáng qí sǎn]	Neituo Huangqi San	нэй то хуан ци сань; порошок на основе астрагала хуанчи для выведения токсинов из организма, одновременно укрепляющий жизненные силы

编码 номер	中文 китайский язык	拼音 пиньинь	拼音名 название на пиньинь	俄文 русский язык
13-353	内补黄芪汤	[nèi bǔ huáng qí tāng]	Neibu Huangqi Tang	нэй бу хуан ци тан; отвар на основе астрагала хуанчи для внутреннего восполнения
13-354	可保立苏汤	[kě bǎo lì sū tāng]	Kebao Lisu Tang	кэ бао ли су тан; отвар экстренного оживляющего действия
13-355	来复汤	[lái fù tāng]	Laifu Tang	лай фу тан; отвар вяжущего действия одновременно укрепляюший Ци и сдерживающий Инь
13-356	六味地黄丸	[liù wèi dì huáng wán]	Liuwei Dihuang Wan	лю вэй ди хуан вань; пилюли «Шесть вкусов земли желтой» (состав: корень ремании клейкой, корень ямса китайского, кора пиона полукустарникового, пория кокосовидная, плоды корнуса лекарственного, корневище частухи подорожниковой)
13-357	左归丸	[zuǒ guī wán]	Zuogui Wan	цзо гуй вань; пилюли для питания почек и восполнения Инь
13-358	左归饮	[zuǒ guī yǐn]	Zuogui Yin	цзо гуй инь; напиток для питания почек и восполнения Инь
13-359	百合固金汤	[bǎi hé gù jīn tāng]	Baihe Gujin Tang	бай хэ гу цзинь тан; отвар на основе лилии Брауна для укрепления стихии металл (легкие)

编码 номер	中文 китайский язык	拼音 пиньинь	拼音名 название на пиньинь	俄文 русский язык
13-360	大补阴丸	[dà bǔ yīn wán]	Da Buyin Wan	да бу инь вань; пилюли «Великое восстановление Инь»
13-361	养阴清肺汤	[yǎng yīn qīng fèi tāng]	Yangyin Qingfei Tang	ян инь цин фэй тан; отвар для питания Инь и очищения легких
13-362	麦门冬汤	[mài mén dōng tāng]	Maimendong Tang	май мэнь дун тан; отвар на основе лириопе злаковидной
13-363	月华丸	[yuè huá wán]	Yuehua Wan	юэ хуа вань; пилюли «Лунное сияние» для питания Инь и защиты легких
13-364	大补丸	[dà bǔ wán]	Da Bu Wan	да бу вань; «Великое восстановление»
13-365	天王补心丹	[tiān wáng bǔ xīn dān]	Tianwang Buxin Dan	тянь ван бу синь дань; пилюли, стимилирующие работу сердца
13-366	益胃汤	[yì wèi tāng]	Yiwei Tang	и вэй тан; отвар для укрепления желудка
13-367	人参固本丸	[rén shēn gù běn wán]	Renshen Guben Wan	жэнь шэнь гу бэнь вань; пилюли на основе женьшеня для укрепления врожденного корня
13-368	一阴煎	[yī yīn jiān]	Yiyin Jian	и инь цзянь; отвар для питания Инь и очищения жара
13-369	增液汤	[zēng yè tāng]	Zengye Tang	цзэн е тан; отвар для восполнения жидкостей организма
13-370	一贯煎	[yī guàn jiān]	Yiguan Jian	и гуань цзянь; отвар для питания Инь и опускания печени

编码 номер	中文 китайский язык	拼音 пиньинь	拼音名 название на пиньинь	俄文 русский язык
13-371	五汁饮	[wǔ zhī yǐn]	Wuzhi Yin	у чжи инь; напиток из груши, водяного каштана, корневища лотоса, лериопе злаковидной и свежих корней тростника
13-372	二阴煎	[èr yīn jiān]	Eryin Jian	ар инь цзянь; отвар для очищения огня и питания Инь
13-373	拯阴理劳汤	[zhěng yīn lǐ láo tāng]	Zhengyin Lilao Tang	чжэн инь ли лао тан; отвар для сохранения Инь и избавляющий от перенапряжения
13-374	固阴煎	[gù yīn jiān]	Guyin Jian	гу инь цзянь; отвар для стабилизации Инь
13-375	两地汤	[liǎng dì tāng]	Liangdi Tang	лян ди тан; отвар на основе корня ремании и высушенной коры корней дерезы
13-376	阿胶鸡子黄汤	[ē jiāo jī zǐ huáng tāng]	Ejiao Jizihuang Tang	э цзяо цзи цзы хуан тан; отвар на основе желатина из ослиной кожи и желтка куриного яйца
13-377	滋水清肝饮	[zī shuǐ qīng gān yǐn]	Zishui Qinggan Yin	цзы шуй цин гань инь; отвар, восполняющий запасы жидкостей и очищающий печень
13-378	二仙汤	[èr xiān tāng]	Erxian Tang	ар сянь тан; отвар на основе куркулиго орхидеевидного и горянки крупноцветковой

编码 номер	中文 китайский язык	拼音 пиньинь	拼音名 название на пиньинь	俄文 русский язык
13-379	虎潜丸	[hǔ qián wán]	Huqian Wan	ху цянь вань; пилюли для укрепления Инь и опускания огня, укрепления мышц и костей
13-380	耳聋左慈丸	[ěr lóng zuǒ cí wán]	Erlong Zuoci Wan	ар лун цзо цы вань; пилюли для питания почек и гармонизации печени
13-381	芍药甘草汤	[sháo yào gān cǎo tāng]	Shaoyao Gancao Tang	шао яо гань цао тан; отвар из пиона белоцветкового и солодки уральской
13-382	秦艽鳖甲散	[qín jiāo biē jiǎ sǎn]	Qinjiao Biejia San	цинь цзяо бе цзя сань; порошок на основе горчавки и панциря черепахи
13-383	八仙长寿丸	[bā xiān cháng shòu wán]	Baxian Changshou Wan	ба сянь чан шоу вань; пилюли долголетия «Восемь бессмертных ингредиентов»
13-384	肾气丸	[shèn qì wán]	Shenqi Wan	шэнь ци вань; пилюли для восполнения Ян почек
13-385	加味肾气丸	[jiā wèi shèn qì wán]	Jiawei Shenqi Wan	цзя вэй шэнь ци вань; пилюли для восполнения Ян почек с добавлением других компонентов
13-386	右归饮	[yòu guī yǐn]	Yougui Yin	ю гуй инь; отвар, согревающий и питающий почечную Ян
13-387	右归丸	[yòu guī wán]	Yougui Wan	ю гуй вань; пилюли, согревающие и питающие почечную Ян

编码 номер	中文 китайский язык	拼音 пиньинь	拼音名 название на пиньинь	俄文 русский язык
13-388	拯阳理劳汤	[zhěng yáng lǐ láo tāng]	Zhengyang Lilao Tang	чжэн ян ли лао тан; отвар для сохранения Ян и защиты от переутомлений
13-389	内补鹿茸丸	[nèi bǔ lù róng wán]	Neibu Lurong Wan	нэй бу лу жун вань; восполняющие пилюли на основе пантов
13-390	二至丸	[èr zhì wán]	Erzhi Wan	ар чжи вань; пилюли «Двойное солнцестояние»
13-391	参茸汤	[shēn róng tāng]	Shen Rong Tang	шэнь жун тан; отвар на основе женьшеня и пантов оленя
13-392	青娥丸	[qīng é wán]	Qing'e Wan	цин э вань; пилюли «Молодая дева» для восполнения почечной недостаточности
13-393	黑锡丹	[hēi xī dān]	Heixi Dan	хэй си дань; пилюли «Черный свинец»
13-394	定志丸	[dìng zhì wán]	Dingzhi Wan	дин чжи вань; пилюли для стабилизации духа
13-395	老奴丸	[lǎo nú wán]	Laonu Wan	лао ну вань; пилюли «Старый слуга»
13-396	地黄饮子	[dì huáng yǐn zi]	Dihuang Yinzi	ди хуан инь цзы; отвар на основе ремении клейкой
13-397	五子衍宗丸	[wǔ zǐ yǎn zōng wán]	Wuzi Yanzong Wan	у цзы янь цзун вань; пилюли из пяти семян для тонизирования почек и восполнения эссенции Цзин

编码 номер	中文 китайский язык	拼音 пиньинь	拼音名 название на пиньинь	俄文 русский язык
13-398	三才封髓丹	[sān cái fēng suǐ dān]	Sancai Fengsui Dan	сань цай фэн суй дань; пилюли сохранения трех начал (небо, земля, человек)
13-399	三才丸	[sān cái wán]	Sancai Wan	сань цай вань; пилюли трех начал (небо, земля, человек)
13-400	七宝美髯丹	[qī bǎo měi rán dān]	Qibao Meiran Dan	ци бао мэй жань дань; пилюли «Семь сокровищ» для восполнения печени и почек, улучшения состояния костей и волос
13-401	全鹿丸	[quán lù wán]	Quanlu Wan	цюань лу вань; пилюли для питания почек и восполнения эссенции Цзин
13-402	三肾丸	[sān shèn wán]	Sanshen Wan	сань шэнь вань; пилюли для восполнения почек и укрепления эссенции Цзин
13-403	生髓育麟丹	[shēng suǐ yù lín dān]	Shengsui Yulin Dan	шэн суй юй линь дань; пилюли, стимулирующие репродуктивную функцию и рождение костного мозга
13-404	桂枝加龙骨牡蛎汤	[guì zhī jiā lóng gǔ mǔ lì tāng]	Guizhi Jia Longgu Muli Tang	гуй цжи цзя лун гу му ли тан; отвар на основе порослевого побега коричника китайского, толченых костей ископаемых животных, даляньваньской устрицы

编码 номер	中文 китайский язык	拼音 пиньинь	拼音名 название на пиньинь	俄文 русский язык
		固涩剂 Терпкий по характеру рецепт		
13-405	固涩剂	[gù sè jì]		терпкий по характеру рецепт
13-406	收涩剂	[shōu sè jì]		рецепт вяжущего характера
13-407	牡蛎散	[mǔ lì sǎn]	Muli San	му ли сань; порошок из даляньваньской устрицы
13-408	九仙散	[jiǔ xiān sǎn]	Jiuxian San	цзю сянь сань; порошок «Девять бессмертий»
13-409	纯阳真人养脏汤	[chún yáng zhēn rén yǎng zàng tāng]	Chunyang Zhenren Yangzang Tang	чунь ян чжэнь жэнь ян цзан тан; отвар, питающий цзан органы
13-410	四神丸	[sì shén wán]	Sishen Wan	сы шэнь вань; пилюли «Четыре чуда»
13-411	固肠丸	[gù cháng wán]	Guchang Wan	гу чан вань; пилюли для укрепления кишечника
13-412	缩泉丸	[suō quán wán]	Suoquan Wan	со цюань вань; пилюли для уменьшения частоты и количества мочеиспускания
13-413	桑螵蛸散	[sāng piāo xiāo sǎn]	Sangpiaoxiao San	сан пяо сяо сань; порошок из гнезда богомола
13-414	水陆二仙丹	[shuǐ lù èr xiān dān]	Shuilu Erxian Dan	шуй лу эр сянь дань; пилюли «Два чуда Вода и Суша»
13-415	金锁固精丸	[jīn suǒ gù jīng wán]	Jinsuo Gujing Wan	цзинь со гу цзин вань; пилюли «Золотой замок» для укрепления почечной эссенции Цзин

编码 номер	中文 китайский язык	拼音 пиньинь	拼音名 название на пиньинь	俄文 русский язык
13-416	固精丸	[gù jīng wán]	Gujing Wan	гу цзин вань; пилюли, укрепляющие эссенцию Цзин
13-417	固胎丸	[gù tāi wán]	Gutai Wan	гу тай вань; пилюли, защищающие плод
13-418	固经丸	[gù jīng wán]	Gujing Wan	гу цзин вань; пилюли для стабилизации менструального цикла
13-419	固冲汤	[gù chōng tāng]	Guchong Tang	гу чун тан; отвар для стабилизации канала Чунмай
13-420	易黄汤	[yì huáng tāng]	Yihuang Tang	и хуан тан; отвар для регуляции гинекологических проблем у женщин
安神剂		Ань шэнь цзи, рецепты седативного действия		
13-421	安神剂	[ān shén jì]		ань шэнь цзи, рецепты седативного действия
13-422	生铁落饮	[shēng tiě luò yǐn]	Shengtieluo Yin	шэн те ло инь; напиток для успокоения сердца и духа Шэнь, очищения внутреннего жара
13-423	神曲丸	[shén qū wán]	Shenqu Wan	шэнь цюй вань; пилюли «Волшебная мелодия»
13-424	安神定志丸	[ān shén dìng zhì wán]	Anshen Dingzhi Wan	ань шэнь дин чжи вань; успокаивающие пилюли для стабилизации духа
13-425	朱雀丸	[zhū què wán]	Zhuque Wan	чжу цюэ вань; пилюли для успокоения сердца и духа Шэнь, гармонизации сердца и почек

编码 номер	中文 китайский язык	拼音 пиньинь	拼音名 название на пиньинь	俄文 русский язык
13-426	宁志丸	[níng zhì wán]	Ningzhi Wan	нин чжи вань; пилюли, успокаивающие дух
13-427	甘草小麦大枣汤	[gān cǎo xiǎo mài dà zǎo tāng]	Gancao Xiaomai Dazao Tang	гань цао сяо май да цзао тан; отвар на основе солодки уральской, пшеницы и финика китайского
13-428	孔子大圣知枕中方	[kǒng zǐ dà shèng zhī zhěn zhōng fāng]	Kongzi Dasheng Zhi Zhenzhong Fang	кун цзы да шэн чжи чжэнь чжун фан; рецепт «Мудрость великого Конфуция»
开窍剂 Рецепты для открытия отверстий				
13-429	开窍剂	[kāi qiào jì]		рецепты для открытия отверстий
13-430	牛黄清心丸	[niú huáng qīng xīn wán]	Niuhuang Qingxin Wan	ню хуан цин синь вань; пилюли на основе безоара для очищения сердца
13-431	紫雪	[zǐ xuě]	Zixue	цзы сюэ; «Пурпурный снег» (лекарственный порошок из золота, гипса, киновари, рога носорога и мускуса)
13-432	安宫牛黄丸	[ān gōng niú huáng wán]	Angong Niuhuang Wan	ань гун ню хуан вань; пилюли на основе безоара бычьего для успокоения матки
13-433	至宝丹	[zhì bǎo dān]	Zhibao Dan	цжи бао дань; пилюли «Бесценное сокровище»
13-434	紫金锭	[zǐ jīn dìng]	Zijin Ding	цзи цзинь дин; лекарственная лепешка «Пурпурное золото»

编码 номер	中文 китайский язык	拼音 пиньинь	拼音名 название на пиньинь	俄文 русский язык
13-435	苏合香丸	[sū hé xiāng wán]	Suhexiang Wan	су хэ сян вань; пилюли на основе ликвидамбара восточного

理气剂   Рецепты для регуляции Ци

13-436	理气剂	[lǐ qì jì]		рецепты для регуляции Ци
13-437	柴胡疏肝散	[chái hú shū gān sǎn]	Chaihu Shugan San	чай ху шу гань сань; порошок на основе володушки серповидной для очищения и успокоения печени
13-438	越鞠丸	[yuè jū wán]	Yueju Wan	юэ цзюй вань; пилюли для устранения уныния и угнетенного состояния
13-439	加味逍遥散	[jiā wèi xiāo yáo sǎn]	Jiawei Xiaoyao San	цзя вэй сяо яо сань; порошок «Безметежност» с модификациями
13-440	四逆散	[sì nì sǎn]	Sini San	сы ни сань; порошок с добавлением дудника разнообразного, эффективный при истощении и коллапсе Ян
13-441	四磨汤	[sì mó tāng]	Simo Tang	сы мо тан; отвар из четырех перемолотых ингредиентов
13-442	栝楼薤白半夏汤	[guā lóu xiè bái bàn xià tāng]	Gualou Xiebai Banxia Tang	гуа лоу се бай бань ся тан; отвар на основе змеиного огурца, луковицы лука крупнотычинкового, пинеллии тройчатой

编码 номер	中文 КИТАЙСКИЙ ЯЗЫК	拼音 ПИНЬИНЬ	拼音名 название на пиньинь	俄文 русский язык
13-443	栝楼薤白白酒汤	[guā lóu xiè bái bái jiǔ tāng]	Gualou Xiebai Baijiu Tang	гуа лоу се бай бай цзю тан; отвар на основе змеиного огурца, луковицы лука крупнотычинкового, гаоляновой водки
13-444	六郁汤	[liù yù tāng]	Liuyu Tang	лю юй тан; отвар для избавления от шести типов застоя
13-445	七气汤	[qī qì tāng]	Qiqi Tang	ци ци тан; отвар для семи типов Ци
13-446	大七气汤	[dà qī qì tāng]	Da Qiqi Tang	да ци ци тан; большой отвар для семи типов Ци
13-447	七制香附丸	[qī zhì xiāng fù wán]	Qizhi Xiangfu Wan	ци чжи сян фу вань; пилюли на основе высушенных клубней сыти круглой, претерпевшей семь типов обработки
13-448	木香分气汤	[mù xiāng fēn qì tāng]	Muxiang Fenqi Tang	му сян фэнь ци тан; отвар на основе розы Бэнкса устранения застоя Ци и выведения сырости
13-449	木香顺气散	[mù xiāng shùn qì sǎn]	Muxiang Shunqi San	му сян шунь ци сань; порошок на основе розы Бэнкса для нормализации движения Ци
13-450	木香流气饮	[mù xiāng liú qì yǐn]	Muxiang Liuqi Yin	му сян лю ци инь; напиток на основе розы Бэнкса для нормализации движения Ци

编码 номер	中文 китайский язык	拼音 пиньинь	拼音名 название на пиньинь	俄文 русский язык
13-451	木香槟榔丸	[mù xiāng bīng láng wán]	Muxiang Binglang Wan	му сян бин лан вань; пилюли на основе розы Бэнкса и орехах бетелевой пальмы
13-452	木香化滞散	[mù xiāng huà zhì sǎn]	Muxiang Huazhi San	му сян хуа чжи сань; порошок на основе розы Бэнкса для растворения застоя
13-453	枳实导滞丸	[zhǐ shí dǎo zhì wán]	Zhishi Daozhi Wan	чжи ши дао чжи вань; пилюли на основе понцируса раннего сбора для устранения застоя
13-454	十香止痛丸	[shí xiāng zhǐ tòng wán]	Shixiang Zhitong Wan	ши сян чжи тун вань; пилюли на основе десяти арома-компонентов обезболивающего действия
13-455	厚朴七物汤	[hòu pò qī wù tāng]	Houpo Qiwu Tang	хоу по ци у тан; отвар из семи компонентов на основе магнолии лекарственной
13-456	厚朴温中汤	[hòu pò wēn zhōng tāng]	Houpo Wenzhong Tang	хоу по вэнь чжун тан; отвар на основе магнолии лекарственной для согревания срединого цзяо
13-457	五积散	[wǔ jī sǎn]	Wuji San	у цзи сань; порошок для согревания внутреннего и рассеивания поверхностного
13-458	五膈散	[wǔ gé sǎn]	Wuge San	у гэ сань; порошок для лечения пяти типов дисфагии

编码 номер	中文 китайский язык	拼音 пиньинь	拼音名 название на пиньинь	俄文 русский язык
13-459	中满分消汤	[zhōng mǎn fēn xiāo tāng]	Zhongman Fenxiao Tang	чжун мань фэнь сяо тан; отвар, избавляющий от вздутия живота и способствующий пищеварению
13-460	失笑丸	[shī xiào wán]	Shixiao Wan	ши сяо вань; пилюли «Внезапный смех» для рассеивания застоя крови
13-461	半夏厚朴汤	[bàn xià hòu pò tāng]	Banxia Houpo Tang	бань ся хоу по тан; отвар на основе пинеллии тройчатой и магнолии лекарственной
13-462	加味乌药汤	[jiā wèi wū yào tāng]	Jiawei Wuyao Tang	цзя вэй у яо тан; отвар на основе линдеры чилибухолистной с добавлением других компонентов
13-463	天台乌药散	[tiān tái wū yào sǎn]	Tiantai Wuyao San	тянь тай у яо сань; порошок «Небесная платформа» на основе линдеры чилибухолистной
13-464	丹参饮	[dān shēn yǐn]	Danshen Yin	дань шэнь инь; напиток из шалфея многокорневищного
13-465	苏子降气汤	[sū zǐ jiàng qì tāng]	Suzi Jiangqi Tang	су цзы цзян ци тан; отвар на основе семян периллы для опускания Ци
13-466	定喘汤	[dìng chuǎn tāng]	Dingchuan Tang	дин чуань тан; отвар для избавления от приступов одышки

编码 номер	中文 китайский язык	拼音 пиньинь	拼音名 название на пиньинь	俄文 русский язык
13-467	人参定喘汤	[rén shēn dìng chuǎn tāng]	Renshen Dingchuan Tang	жэнь шэнь дин суань тан; отвар на основе женьшеня для избавления от приступов одышки
13-468	旋覆代赭汤	[xuán fù dài zhě tāng]	Xuanfu Daizhe Tang	сюань фу дай чжэ тан; отвар на основе девясила высокого и гематита
13-469	沉香降气汤	[chén xiāng jiàng qì tāng]	Chenxiang Jiangqi Tang	чэнь сян цзян ци тан; отвар на основе аквилярия, способствующий опусканию Ци
13-470	丁香柿蒂汤	[dīng xiāng shì dì tāng]	Dingxiang Shidi Tang	дин сян ши ди тан; отвар на основе аквилярии, сирени и высушенных чашечек плодов хурмы
13-471	桑白皮汤	[sāng bái pí tāng]	Sangbaipi Tang	сан бай пи тан; отвар из высушенной коры корней шелковицы

理血剂　Рецепты, регулирующие кровь

编码	中文	拼音	拼音名	俄文
13-472	理血剂	[lǐ xuè jì]		рецепты, регулирующие кровь
13-473	桃核承气汤	[táo hé chéng qì tāng]	Taohe Chengqi Tang	тао хэ чэн ци тан; очищающий отвар на основе персиковых косточек
13-474	下瘀血汤	[xià yū xuè tāng]	Xiayuxue Tang	ся юй сюэ тан; отвар, устраняющий застой крови
13-475	血府逐瘀汤	[xuè fǔ zhú yū tāng]	Xuefu Zhuyu Tang	сюэ фу чжу юй тан; отвар, устраняющий застой из дворца крови

编码 номер	中文 китайский язык	拼音 пиньинь	拼音名 название на пиньинь	俄文 русский язык
13-476	通窍活血汤	[tōng qiào huó xuè tāng]	Tongqiao Huoxue Tang	тун цяо хо сюэ тан; отвар, очищающий отверстия и активизирующий кровообращение
13-477	膈下逐瘀汤	[gé xià zhú yū tāng]	Gexia Zhuyu Tang	гэ ся чжу юй тан; отвар, устраняющий поддиафрагмальный застой
13-478	少腹逐瘀汤	[shào fù zhú yū tāng]	Shaofu Zhuyu Tang	шао фу чжу юй тан; отвар, устраняющий застой из нижней части живота
13-479	身痛逐瘀汤	[shēn tòng zhú yū tāng]	Shentong Zhuyu Tang	шэнь тун чжу юй тан; обезболивающий отвар, устраняющий застой
13-480	补阳还五汤	[bǔ yáng huán wǔ tāng]	Buyang Huanwu Tang	бу ян хуань у тан; отвар, восполняющий Ян
13-481	复元活血汤	[fù yuán huó xuè tāng]	Fuyuan Huoxue Tang	фу юань хо сюэ тан; отвар, восстанавливающий изначальную Ци и стимулирующий кровообращение
13-482	七厘散	[qī lí sǎn]	Qili San	ци ли сань; порошок «Семь ли», комплекс лекарств, останавливающих боли, особенно при переломах костей и застойных явлениях крови
13-483	温经汤	[wēn jīng tāng]	Wenjing Tang	вэнь цзин тан; отвар, согревающий каналы
13-484	生化汤	[shēng huà tāng]	Shenghua Tang	шэн хуа тан; отвар, регулирующий рождение и трансформацию

编码 номер	中文 китайский язык	拼音 пиньинь	拼音名 название на пиньинь	俄文 русский язык
13-485	桂枝茯苓丸	[guì zhī fú líng wán]	Guizhi Fuling Wan	гуй чжи фу лин вань; пилюли на основе коричника китайского и гриба фулин
13-486	活络效灵丹	[huó luò xiào líng dān]	Huoluo Xiaoling Dan	хо ло сяо лин дань; чудодейственные пилюли, активизирующие колатеральное течение
13-487	鳖甲煎丸	[biē jiǎ jiān wán]	Biejiajian Wan	бе цзя цзянь вань; пилюли из вываренного панциря черепахи
13-488	抵当丸	[dǐ dāng wán]	Didang Wan	ди дань вань; пилюли «Стойкость и выдержка» для регуляции крови
13-489	抵当汤	[dǐ dāng tāng]	Didang Tang	ди дан тан; отвар «Стойкость и выдержка» для регуляции крови
13-490	代抵当丸	[dài dǐ dāng wán]	Daididang Wan	дай ди дан вань; «Стойкость и выдержка» для устранения застоя крови
13-491	失笑散	[shī xiào sǎn]	Shixiao San	ши сяо сань; порошок «Внезапный смех» для рассеивания застоя крови
13-492	大黄牡丹汤	[dà huáng mǔ dān tāng]	Dahuang Mudan Tang	да хуан му дань тан; отвар из ревня лекарственного и пиона
13-493	一粒金丹	[yī lì jīn dān]	Yilijin Dan	и ли цзинь дань; пилюли «Одно зернышко золота»
13-494	化斑汤	[huà bān tāng]	Huaban Tang	хуа бань тан; отвар для растворения застоя

编码 номер	中文 китайский язык	拼音 пиньинь	拼音名 название на пиньинь	俄文 русский язык
13-495	女金丹	[nǚ jīn dān]	Nu jin Dan	нюй цзинь дань; пилюли «Женское золото» для очищения жара, разрешения поверхностного, растворения застоя
13-496	化血丹	[huà xuè dān]	Huaxue Dan	хуа сюэ дань; пилюли, трансформирующие кровь
13-497	六合汤	[liù hé tāng]	Liuhe Tang	лю хэ тан; отвар из шести ингредиентов
13-498	九分散	[jiǔ fēn sǎn]	Jiufen San	цзю фэнь сань; порошок «Девять частей»
13-499	九制香附丸	[jiǔ zhì xiāng fù wán]	Jiuzhi Xiangfu Wan	цзю чжи сян фу вань; пилюли для нормализации менструаций
13-500	生肌玉红膏	[shēng jī yù hóng gāo]	Shengji Yuhong Gao	шэн цзи юй хун гао; паста на основе рубина для восстановления мышечной ткани
13-501	四乌鲗骨一藘茹丸	[sì wū zéi gǔ yī lú rú wán]	Siwuzeigu Yiluru Wan	сы у цзэй гу и люй жу вань; пилюли для укрепления эссенции Цзин и восполнения крови
13-502	大黄䗪虫丸	[dà huáng zhè chóng wán]	Dahuang Zhechong Wan	да хуан чжэ чун вань; пилюли из ревня лекарственного и насекомых, пребывающих в зимней спячке
13-503	代杖汤	[dài zhàng tāng]	Daizhang Tang	дай чжан тан; отвар для лечения ран и ушибов
13-504	犀角地黄汤	[xī jiǎo dì huáng tāng]	Xijiao Dihuang Tang	си цзяо ди хуан тан; отвар на основе рога носорога и ремании клейкой

编码 номер	中文 китайский язык	拼音 пиньинь	拼音名 название на пиньинь	俄文 русский язык
13-505	小蓟饮子	[xiǎo jì yǐn zi]	Xiaoji Yinzi	сяо цзи инь цзы; холодный отвар на основе бодяка щетинистого
13-506	十灰散	[shí huī sǎn]	Shihui San	ши хуэй сань; порошок «Десяток зол» (от ед.ч. «зола»)
13-507	黄土汤	[huáng tǔ tāng]	Huangtu Tang	хуан ту тан; отвар «Желтая почва»
13-508	四生丸	[sì shēng wán]	Sisheng Wan	сы шэн вань; пилюли из четырех свежих ингредиентов (листья лотоса, листья полыни, листья кипариса, ремания клейкая)
13-509	槐花散	[huái huā sǎn]	Huaihua San	хуай хуа сань; порошок из бутонов сафоры
治风剂　Рецепт, избавляющий от ветр				
13-510	治风剂	[zhì fēng jì]		рецепт, избавляющий от ветра
13-511	祛风剂	[qū fēng jì]		рецепт, рассеивающий ветер
13-512	川芎茶调散	[chuān xiōng chá tiáo sǎn]	Chuanxiong Chatiao San	чуань сюн ча тяо сань; порошок из гирчовника влагалищного, смешанного с чаем
13-513	大秦艽汤	[dà qín jiāo tāng]	Da Qinjiao Tang	да цинь цзяо тан; отвар из горечавки крупнолистной
13-514	独活寄生汤	[dú huó jì shēng tāng]	Duhuo Jisheng Tang	ду хо цзи шэн тан; отвар на основе дудника Гмелина и таксиллуса китайского

编码 номер	中文 китайский язык	拼音 пиньинь	拼音名 название на пиньинь	俄文 русский язык
13-515	大活络丹	[dà huó luò dān]	Da Huoluo Dan	да хо ло дань; большие пилюли для активизации коллатеральных сосудов
13-516	活络丹	[huó luò dān]	Huoluo Dan	хо до дань; пилюли для активизации коллатеральных сосудов
13-517	小续命汤	[xiǎo xù mìng tāng]	Xiao Xuming Tang	сяо сюй мин тан; отвар для продления жизни
13-518	消风散	[xiāo fēng sǎn]	Xiaofeng San	сяо фэн сань; порошок для рассеивания ветра
13-519	人参败毒散	[rén shēn bài dú sǎn]	Renshen Baidu San	жэнь шэнь бай ду сань; порошок на основве женьшеня, очищающий жар и нейтрализующий действие яда
13-520	蠲痹汤	[juān bì tāng]	Juanbi Tang	цзюань би тан; отвар, устраняющий онемение и паралич
13-521	再造散	[zài zào sǎn]	Zaizao San	цзай цзао сань; порошок «Возрождение»
13-522	羌活胜湿汤	[qiāng huó shèng shī tāng]	Qianghuo Shengshi Tang	цян хо шэн ши тан; отвар на основе нотоптеригиума Франше, избавляющий от сырости
13-523	羌活败毒散	[qiāng huó bài dú sǎn]	Qianghuo Baidu San	цян хо бай ду сань; отвар на основе нотоптеригиума Франше, обезвреживающий действие яда
13-524	人参再造丸	[rén shēn zài zào wán]	Renshen Zaizao Wan	жэнь шень цзай цзао вань; пилюли «Возрождение» с добавлением женьшеня

编码 номер	中文 китайский язык	拼音 пиньинь	拼音名 название на пиньинь	俄文 русский язык
13-525	九味羌活汤	[jiǔ wèi qiāng huó tāng]	Jiuwei Qianghuo Tang	цзю вэй цян хо тан; порошок «Возрождение» из девяти компонентов
13-526	牵正散	[qiān zhèng sǎn]	Qianzheng San	цянь чжэн сань; порошок для избавления от последствий повреждения ветром (паралича)
13-527	虎骨木瓜汤	[hǔ gǔ mù guā tāng]	Hugu Mugua Tang	ху гу му гуа тан; отвар на основе костей тигра и айвы японской
13-528	天麻丸	[tiān má wán]	Tianma Wan	тянь ма вань; пилюли из пузатки высокой
13-529	玉容丸	[yù róng wán]	Yurong Wan	юй жун вань; пилюли «Нефритовая внешность»
13-530	玉容散	[yù róng sǎn]	Yurong San	юй жун сань; порошок «Нефритовая внешность»
13-531	十神汤	[shí shén tāng]	Shishen Tang	ши шэнь тан; отвар «Десять чудодейственных ингредиентов»
13-532	龙虎丹	[lóng hǔ dān]	Longhu Dan	лун ху дань; пилюли «Дракон и тигр»
13-533	史国公浸酒方	[shǐ guó gōng jìn jiǔ fāng]	Shiguogong Jinjiu Fang	ши го гун цзинь цзю фан; алкогольная лекарственная настойка «История гогун»
13-534	蝉花散	[chán huā sǎn]	Chan Hua Powder	чань хуа сань; порошок из рогатой цикады
13-535	栀子胜奇散	[zhī zǐ shèng qí sǎn]	Zhizi Shengqi San	чжи цзы шэн ци сань; волшебный порошок на основе гардении жасминовидной

编码 номер	中文 китайский язык	拼音 пиньинь	拼音名 название на пиньинь	俄文 русский язык
13-536	桂枝芍药知母汤	[guì zhī sháo yào zhī mǔ tāng]	Guizhi Shaoyao Zhimu Tang	гуй чжи шао яо чжи му тан; отвар из порослевых побегов коричника китайского, пиона молочноцветкового, анемаррены асфоделовидной
13-537	羚角钩藤汤	[líng jiǎo gōu téng tāng]	Lingjiao Gouteng Tang	лин цзяо гоу тэн тан; отвар из рога антилопы и ункарии клюволистной
13-538	镇肝熄风汤	[zhèn gān xī fēng tāng]	Zhengan Xifeng Tang	чжэнь гань си фэн тан; отвар для успокоения печени и рассеивания эндогенного ветра
13-539	建瓴汤	[jiàn líng tāng]	Jianling Tang	цзянь лин тан; отвар «Падение вниз»
13-540	天麻钩藤饮	[tiān má gōu téng yǐn]	Tianma Gouteng Yin	тянь ма гоу тэн инь; напиток на основе гастродии высокой и ункарии клюволистной
13-541	大定风珠	[dà dìng fēng zhū]	Da Dingfeng Zhu	да дин фэн чжу; жемчужины, успокаивающие ветер
13-542	真珠丸	[zhēn zhū wán]	Zhenzhu Wan	чжэнь чжу вань; пилюли «Перламутровая раковина» восполняющий Инь и устраняющий гиперактивность Ян печени
	治燥剂 Рецепт для лечения сухости			
13-543	治燥剂	[zhì zào jì]		рецепт для лечения сухости

编码 номер	中文 китайский язык	拼音 пиньинь	拼音名 название на пиньинь	俄文 русский язык
13-544	润燥剂	[rùn zào jì]		увлажняющий рецепт
13-545	杏苏散	[xìng sū sǎn]	Xing Su San	син су сань; порошок из косточки абрикоса и листьев периллы
13-546	桑杏汤	[sāng xìng tāng]	Sang Xing Tang	сан син тан; отвар из шелковицы белой и абрикосовой косточки
13-547	清燥救肺汤	[qīng zào jiù fèi tāng]	Qingzao Jiufei Tang	цин цзао цзю фэй тан; отвар, устраняющий сухость и спасающий легкие
13-548	琼玉膏	[qióng yù gāo]	Qiongyu Gao	цюн юй гао; паста «Прекрасная яшма» для оздоровления селезенки и восполнения Инь

祛湿剂   Рецепт, выводящий сырость

编码 номер	中文 китайский язык	拼音 пиньинь	拼音名 название на пиньинь	俄文 русский язык
13-549	祛湿剂	[qū shī jì]		рецепт, выводящий сырость
13-550	藿香正气散	[huò xiāng zhèng qì sǎn]	Huoxiang Zhengqi San	хо сян чжэн ци сань; порошок на основе многоколосника морщинистого для регуляции истиной Ци
13-551	不换金正气散	[bù huàn jīn zhèng qì sǎn]	Buhuanjin Zhengqi San	бу хуань цзинь чжэн ци сань; бесценный порошок для регуляции истиной Ци
13-552	平胃散	[píng wèi sǎn]	Pingwei San	пин вэй сань; порошок, успокаивающий желудок

编码 номер	中文 китайский язык	拼音 пиньинь	拼音名 название на пиньинь	俄文 русский язык
13-553	六合定中丸	[liù hé dìng zhōng wán]	Liuhe Dingzhong Wan	лю хэ дин чжун вань; пилюли для выведения токсинов летнего зноя, рассеивания ветра и холода
13-554	六和汤	[liù hé tāng]	Liuhe Tang	лю хэ тан; отвар, гармонизирующий селезенку и сердце и нормализацию пружины Ци
13-555	升阳除湿汤	[shēng yáng chú shī tāng]	Shengyang Chushi Tang	шэн ян чу ши тан; отвар, двигающий Ян вверх и устраняющий сырость
13-556	人参养胃汤	[rén shēn yǎng wèi tāng]	Renshen Yangwei Tang	жэнь шэнь ян вэй тан; отвар на основе женьшеня, питающий желудок
13-557	茵陈蒿汤	[yīn chén hāo tāng]	Yinchenhao Tang	инь чэнь хао тан; отвар на основе полыни волосяной
13-558	麻黄连翘赤小豆汤	[má huáng lián qiào chì xiǎo dòu tāng]	Mahuang Lianqiao Chixiaodou Tang	ма хуан лянь цяо чи сяо доу тан; отвар на основе эфедры, плодов форсайтии, фасоли шпорцевой
13-559	八正散	[bā zhèng sǎn]	Bazheng San	ба чжэн сань; корректирующий порошок из восьми ингредиентов
13-560	五淋散	[wǔ lìn sǎn]	Wulin San	у линь сань; порошок для лечения 5 типов болезненного мочеиспускания

编码 номер	中文 китайский язык	拼音 пиньинь	拼音名 название на пиньинь	俄文 русский язык
13-561	三仁汤	[sān rén tāng]	Sanren Tang	сань жэнь тан; отвар из трех видов ядер для выведения сырости
13-562	桂苓甘露散	[guì líng gān lù sǎn]	Gui Ling Ganlu San	гуй лин гань лю сань; порошок на основе коричного дерева, гриба фулин и сладкой росы
13-563	甘露消毒丹	[gān lù xiāo dú dān]	Ganlu Xiaodu Dan	гань люй сяо ду дань; пилюли на основе сладкой росы, выводящие яды
13-564	当归拈痛汤	[dāng guī niān tòng tāng]	Danggui Niantong Tang	дан гуй нянь тун тан; обезболивающий отвар на основе дудника разнообразного
13-565	拈痛汤	[niān tòng tāng]	Niantong Tang	тянь тун тан; обезболивающий отвар
13-566	宣痹汤	[xuān bì tāng]	Xuanbi Tang	сюань би тан; отвар, устраняющий онемение и застой
13-567	利湿排石汤	[lì shī pái shí tāng]	Lishi Paishi Tang	ли ши пай ши тан; отвар, способствующий мочеиспусканию и выводящий камни
13-568	四妙丸	[sì miào wán]	Simiao Wan	сы мяо вань; пилюли из 4 прекрасных трав для выведения сырости
13-569	蚕矢汤	[cán shǐ tāng]	Canshi Tang	цань ши тан; отвар из экскрементов гусеницы шелкопряда для очищения жара и выведения сырости

编码 номер	中文 китайский язык	拼音 пиньинь	拼音名 название на пиньинь	俄文 русский язык
13-570	二妙散	[èr miào sǎn]	Ermiao San	эр мяо сань; порошок из пинеллии тройчатой и коры шелковицы для избавления от дисфагии
13-571	苓桂术甘汤	[líng guì zhú gān tāng]	Ling Gui Zhu Gan Tang	лин гуй чжу гань тан; отвар из пории, ветвей коричного дерева, атрактилодеса крупноголового и солодки
13-572	茯苓桂枝白术甘草汤	[fú líng guì zhī bái zhú gān cǎo tāng]	Fuling Guizhi Baizhu Gancao Tang	фу лин гуй чжи бай чжу гань цао тан; отвар на основе гриба фулин, порослевых побегов коричника китайского, пиона белоцветкового, солодки уральской
13-573	甘草干姜茯苓白术汤	[gān cǎo gān jiāng fú líng bái zhú tāng]	Gancao Ganjiang Fuling Baizhu Tang	гань цао гань цзян фу лин бай чжу тан; отвар на основе солодки уральской, высушенного корня имбиря, гриба фулин, пиона белоцветкового
13-574	真武汤	[zhēn wǔ tāng]	Zhenwu Tang	чжэнь у тан; отвар «Владыка севера» для выведения сырости
13-575	射干麻黄汤	[shè gān má huáng tāng]	Shegan Mahuang Tang	шэ гань ма хуан тан; отвар из высушенных корневищ беламканды китайской и эфедры китайской

编码 номер	中文 китайский язык	拼音 пиньинь	拼音名 название на пиньинь	俄文 русский язык
13-576	回阳玉龙膏	[huí yáng yù lóng gāo]	Huiyang Yulong Gao	хуэй ян у лун гао; паста, возраждающая Ян «нефритовый дракон»
13-577	萆薢分清饮	[bì xiè fēn qīng yǐn]	Bixie Fenqing Yin	би се фэнь цин инь; напиток на основе диоскореи, очищающий мочу
13-578	完带汤	[wán dài tāng]	Wandai Tang	вань дай тан; отвар для оздоровления селезенки и нормализации выделений
13-579	五苓散	[wǔ líng sǎn]	Wuling San	у лин сань; порошок для согревания Ян и выведения сырости
13-580	四苓散	[sì líng sǎn]	Siling San	сы лин сань; порошок для оздоровления селезенки и выведения сырости
13-581	茵陈五苓散	[yīn chén wǔ líng sǎn]	Yinchen Wuling San	инь чэнь у лин сан; порошок на основе полыни волосяной и пяти ингредиентов с порией
13-582	猪苓汤	[zhū líng tāng]	Zhuling Tang	чжу лин тан; отвар на основе трутовика зонтичного
13-583	防己黄芪汤	[fáng jǐ huáng qí tāng]	Fangji Huangqi Tang	фан цзи хуан ци тан; отвар на основе синомениума острого и астрагала хуанчи
13-584	五皮饮	[wǔ pí yǐn]	Wupi Yin	у пи инь; отвар на основе пяти типов кожуры

编码 номер	中文 китайский язык	拼音 пиньинь	拼音名 название на пиньинь	俄文 русский язык
13-585	茯苓导水汤	[fú líng dǎo shuǐ tāng]	Fuling Daoshui Tang	фу лин дао шуй тан; отвар на основе гриба фулин, выводящий лишнюю жидкость
13-586	泽泻汤	[zé xiè tāng]	Zexie Tang	цзэ се тан; отвар на основе высушенного корневища частухи
祛痰剂　Рецепт, выводящий флегму				
13-587	祛痰剂	[qū tán jì]		рецепт, выводящий флегму
13-588	除痰剂	[chú tán jì]		рецепт, устраняющий флегму
13-589	二陈汤	[èr chén tāng]	Erchen Tang	эр чэнь тан; отвар из пинеллии тройчатой и цедры
13-590	涤痰汤	[dí tán tāng]	Ditan Tang	ди тань тан; отвар, очищающий от флегмы
13-591	温胆汤	[wēn dǎn tāng]	Wendan Tang	вэнь дань тан; отвар, согревающий желчный пузырь
13-592	青州白丸子	[qīng zhōu bái wán zǐ]	Qingzhou bai Wanzi	цин чжоу бай вань цзы; пилюли для рассеивания ветра и выведения мокроты
13-593	金水六君煎	[jīn shuǐ liù jūn jiān]	Jinshui Liujun Jian	цзинь шуй лю цзюнь цзянь; отвар «Шесть государей Вода-Металл»
13-594	清气化痰丸	[qīng qì huà tán wán]	Qingqi Huatan Wan	цин ци хуа тань вань; пилюли, очищающие Ци и растворяющие мокроту

编码 номер	中文 китайский язык	拼音 пиньинь	拼音名 название на пиньинь	俄文 русский язык
13-595	小陷胸汤	[xiǎo xiàn xiōng tāng]	Xiao Xianxiong Tang	сяо сянь сюн тан; отвар для очищения жара и растворения мокроты
13-596	滚痰丸	[gǔn tán wán]	Guntan Wan	гунь тань вань; пилюли, изгоняющие мокроту (синдромы застарелой флегмы избыточного жара)
13-597	白金丸	[bái jīn wán]	Baijin Wan	бай цзинь вань; пилюли на основе купороса и куркумы
13-598	苇茎汤	[wěi jīng tāng]	Weijing Tang	вэй цзин тан; отвар на основе сахарного тростника
13-599	木防己汤	[mù fáng jǐ tāng]	Mufangji Tang	му фан цзи тан; отвар из корней коккулюса
13-600	小儿牛黄散	[xiǎo ér niú huáng sǎn]	Xiao'er Niuhuang San	сяо ар ню хуан сань; порошок из безоара молодых быков
13-601	抱龙丸	[bào lóng wán]	Baolong Wan	бао лун вань; пилюли «Объятия дракона» для открытия отверстий, оздоровления селезенки, растворения мокроты и рассеивания ветра
13-602	三子养亲汤	[sān zǐ yǎng qīn tāng]	Sanzi Yangqin Tang	сань цзы ян цинь тан; отвар из семян периллы кустаниковой, семян белой горчицы, семян редьки огородной для растворения мокроты и согревания легких

编码 номер	中文 китайский язык	拼音 пиньинь	拼音名 название на пиньинь	俄文 русский язык
13-603	三生饮	[sān shēng yǐn]	Sansheng Yin	сань шэн инь; отвар из трех свежих ингредиентов (аризема японская, аконит сычуаньский, корни аконита)
13-604	小青龙汤	[xiǎo qīng lóng tāng]	Xiao Qinglong Tang	сяо цин лун тан; отвар «Молодой зеленый дракон» для согревания и рассеивания поверхностного
13-605	通关丸	[tōng guān wán]	Tongguan Wan	тун гуань вань; пилюли для питания и тонизирования почек
13-606	白散	[bái sǎn]	Bai San	бай сань; порошок для устранения холода из груди
13-607	苓甘五味姜辛汤	[líng gān wǔ wèi jiāng xīn tāng]	Ling Gan Wuwei Jiang Xin Tang	лин гань у вэй цзян синь тан; отвар на основе пории, солодки, лимонника, имбиря и копытеня Зибольда
13-608	冷哮丸	[lěng xiào wán]	Lengxiao Wan	лэн сяо вань; пилюли для рассеивания холода, растворения мокроты и нормализации дыхания
13-609	半夏白术天麻汤	[bàn xià bái zhú tiān má tāng]	Banxia Baizhu Tianma Tang	бань ся бай чжу тянь ма тан; отвар на основе пинеллии тройчатой, пиона белоцветкового, гастродии высокой
13-610	定痫丸	[dìng xián wán]	Dingxian Wan	дин сянь вань; пилюли, успокаивающие эпилепсию

编码 номер	中文 китайский язык	拼音 пиньинь	拼音名 название на пиньинь	俄文 русский язык
13-611	回天再造丸	[huí tiān zài zào wán]	Huitian Zaizao Wan	хуэй тянь цзай цзао вань; пилюли для восстанавления и стимуляции рождения и регенерации
13-612	千金散	[qiān jīn sǎn]	Qianjin San	цянь цзинь сань; порошок для охлаждения жара и нейтрализации яда, устранения судорог
13-613	三圣散	[sān shèng sǎn]	Sansheng San	сань щэн сань; порошок «Три совершенномудрых» для устранения последствий одновременного повреждения Инь и Ян
13-614	玉真散	[yù zhēn sǎn]	Yuzhen San	юй чжэнь сань; порошок «Праведник» для рассеивания ветра и растворения мокроты
13-615	牛黄镇惊丸	[niú huáng zhèn jīng wán]	Niuhuang Zhenjing Wan	ню хуан чжэнь цзин вань; успокаивающие пилюли на основе безоара бычьего
13-616	海藻玉壶汤	[hǎi zǎo yù hú tāng]	Haizao Yuhu Tang	хай цзао юй ху тан; отвар для растворения мокроты, размягчения твердого

消食剂　Рецепты, способствующие пищеварению

编码 номер	中文 китайский язык	拼音 пиньинь	拼音名 название на пиньинь	俄文 русский язык
13-617	消食剂	[xiāo shí jì]		рецепты, способствующие пищеварению
13-618	消导剂	[xiāo dǎo jì]		рецепты, стимулирующие пищеварение и устраняющие застой пищи

编码 номер	中文 китайский язык	拼音 пиньинь	拼音名 название на пиньинь	俄文 русский язык
13-619	大山楂丸	[dà shān zhā wán]	Da Shanzha Wan	да шань чжа вань; пилюли на основе боярышника
13-620	保和丸	[bǎo hé wán]	Baohe Wan	бао хэ вань; гармонизирующие пилюли для стимуляции пищеварения
13-621	越鞠保和丸	[yuè jū bǎo hé wán]	Yueju Baohe Wan	юэ цзюй бао хэ вань; гармонизирующие пилюли, избавляющие от угнетенного состояния и депрессии
13-622	化积散	[huà jī sǎn]	Huaji San	хуа цзи сань; порошок для растворения застоя пищи
13-623	肥儿丸	[féi ér wán]	Fei'er Wan	фэй эр вань; пилюли для нормализации пищеварительной функции у детей

其他方剂　　Другие рецепты

编码 номер	中文 китайский язык	拼音 пиньинь	拼音名 название на пиньинь	俄文 русский язык
13-624	驱虫剂	[qū chóng jì]		антигельминтный рецепт
13-625	乌梅丸	[wū méi wán]	Wumei Wan	у мэй вань; пилюли на основе сливы муме
13-626	涌吐剂	[yǒng tù jì]		Рецепты; вызывающие рвоту
13-627	催吐剂	[cuī tù jì]		рвотные рецепты
13-628	救急稀涎散	[jiù jí xī xián sǎn]	Jiuji Xixian San	цзю цзи си сянь вань; противодиарейный порошок экстренного действия

编码 номер	中文 китайский язык	拼音 пиньинь	拼音名 название на пиньинь	俄文 русский язык
13-629	经产剂	[jīng chǎn jì]		рецепты, устраняющие гинекологические патологии
13-630	痈疡剂	[yōng yáng jì]		рецепты для лечения фурункулов и язв
13-631	明目剂	[míng mù jì]		рецепты, улучшающие зрение и просветляющие взор
13-632	救急剂	[jiù jí jì]		рецепты экстренного действия

14 内 科 病

Внутренние болезни

编码 номер	中文 китайский язык	拼音 пиньинь	俄文 русский язык
14-001	内科疾病	[nèi kē jí bìng]	внутренние болезни
14-002	疢难	[chèn nàn]	заболевание
14-003	外感温病	[wài gǎn wēn bìng]	экзогенные лихорадочные заболевания
14-004	感冒	[gǎn mào]	простуда
14-005	时行感冒	[shí xíng gǎn mào]	эпидемическая простуда
14-006	时病	[shí bìng]	сезонное заболевание
14-007	时气	[shí qì]	сезонное заболевание
14-008	时行	[shí xíng]	сезонное заболевание
14-009	伤风	[shāng fēng]	повреждение ветром, простуда
14-010	感冒夹痰	[gǎn mào jiā tán]	простуда с мокротой
14-011	夹食伤寒	[jiā shí shāng hán]	повреждение холодом с диспепсическим проявлением
14-012	感冒夹滞	[gǎn mào jiā zhì]	простуда с диспепсическим проявлением
14-013	感冒夹惊	[gǎn mào jiā jīng]	простуда с конвульсиями
14-014	劳风	[láo fēng]	простуда вследствие переутомления
14-015	外感发热	[wài gǎn fā rè]	простуда, вызванная вторжением экзогенных патогенов
14-016	湿阻	[shī zǔ]	застой сырости
14-017	伤湿	[shāng shī]	повреждение сыростью
14-018	冒湿	[mào shī]	простуда с признаками сырости
14-019	中湿	[zhòng shī]	поражение сыростью

编码 номер	中文 китайский язык	拼音 пиньинь	俄文 русский язык
14-020	湿病	[shī bìng]	заболевания сырости
14-021	痢疾	[lì jí]	дизентерия
14-022	肠澼	[cháng pì]	дизентерия, кровавый стул
14-023	滞下	[zhì xià]	диарея
14-024	时疫痢	[shí yì lì]	эпидемическая дизентерия
14-025	寒湿痢	[hán shī lì]	дизентерия холода и сырости
14-026	湿热痢	[shī rè lì]	дизентерия сырости и жара
14-027	虚寒痢	[xū hán lì]	дизентерия пустого холода
14-028	噤口痢	[jìn kǒu lì]	острая дизентерия, лишающая возможности принимать пищу
14-029	休息痢	[xiū xī lì]	повторяющаяся дизентерия
14-030	疫毒痢	[yì dú lì]	эпидемическая токсическая дизентерия
14-031	厥阴热利	[jué yīn rè lì]	дизентерия, вызванная жаром канала Цзюэ Инь
14-032	协热利	[xié rè lì]	дизентерия с жаром
14-033	霍乱	[huò luàn]	холера
14-034	干霍乱	[gān huò luàn]	сухая холера (характеризуется внезапными абдоминальными болями, без рвоты и поноса)
14-035	寒霍乱	[hán huò luàn]	холодная холера (характеризуется урчанием в животе, коликами, перемежающейся рвотой и поносом)
14-036	热霍乱	[rè huò luàn]	горячая холера (характеризуется рвотой и поносом)
14-037	湿霍乱	[shī huò luàn]	сырая холера (характеризуется рвотой и поносом, судорогами)
14-038	暑霍乱	[shǔ huò luàn]	холера летнего зноя
14-039	疟疾	[nüè jí]	малярия

编码 номер	中文 китайский язык	拼音 пиньинь	俄文 русский язык
14-040	疟	[nüè]	малярия
14-041	正疟	[zhèng nüè]	длительная малярия с перемежающейся лихорадкой
14-042	温疟	[wēn nüè]	теплая малярия
14-043	寒疟	[hán nüè]	холодная малярия
14-044	劳疟	[láo nüè]	застарелая малярия при общей слабости и истощении
14-045	疟母	[nüè mǔ]	увеличение селезенки (спленомегалия) при малярии
14-046	间日疟	[jiān rì nüè]	трехдневная малярия
14-047	三日疟	[sān rì nüè]	четырехдневная малярия
14-048	瘴疟	[zhàng nüè]	тропическая (злокачественная) малярия
14-049	暑疟	[shǔ nüè]	малярия летнего жара
14-050	湿疟	[shī nüè]	малярия сырости
14-051	热瘴	[rè zhàng]	злокачественная малярия жара
14-052	冷瘴	[lěng zhàng]	злокачественная малярия холода
14-053	寒瘴	[hán zhàng]	злокачественная малярия холода
14-054	温毒	[wēn dú]	синдромы эпидемического жара
14-055	温病	[wēn bìng]	теплые болезни, лихорадка
14-056	温热病	[wēn rè bìng]	теплые лихорадочные болезни
14-057	外感温病	[wài gǎn wēn bìng]	экзогенные лихорадочные заболевания
14-058	新感	[xīn gǎn]	вторжение экзогенного фактора с моментальным поражением
14-059	新感温病	[xīn gǎn wēn bìng]	лихорадочное заболевание вследствие вторжения экзогенного фактора с моментальным поражением
14-060	伏气温病	[fú qì wēn bìng]	скрытые эндогенные патогенные лихорадочные заболевания

编码 номер	中文 китайский язык	拼音 пиньинь	俄文 русский язык
14-061	伏气	[fú qì]	вторжение патогена во внутренние органы
14-062	时疫	[shí yì]	сезонное эпидемическое заболевание
14-063	时毒	[shí dú]	сезонный токсин
14-064	五疫	[wǔ yì]	пять эпидемических заболеваний
14-065	瘟	[wēn]	эпидемическое заболевание
14-066	温疫	[wēn yì]	эпидемическое заболевание
14-067	瘟疫	[wēn yì]	эпидемическое заболевание
14-068	传染	[chuán rǎn]	инфекция, инфекционный
14-069	风温	[fēng wēn]	синдромы ветра и тепла
14-070	春温	[chūn wēn]	синдромы весеннего тепла, весенние эпидемические заболевания
14-071	暑温	[shǔ wēn]	эпидемические забоелвания летнего зноя
14-072	暑湿	[shǔ shī]	синдромы сырости летнего зноя
14-073	暑病	[shǔ bìng]	заболевания летнего зноя
14-074	伤暑	[shāng shǔ]	повреждение летним зноем
14-075	中暑	[zhòng shǔ]	солнечный удар
14-076	冒暑	[mào shǔ]	заболевания летнего зноя
14-077	暑瘵	[shǔ zhài]	туберкулез летнего зноя
14-078	暑秽	[shǔ huì]	заболевания летнего зноя
14-079	阳暑	[yáng shǔ]	Ян-синдромы летнего зноя
14-080	阴暑	[yīn shǔ]	Инь-синдромы летнего зноя
14-081	冬温	[dōng wēn]	зимняя лихорадка
14-082	伏暑	[fú shǔ]	скрытый летний жар
14-083	冬月伏暑	[dōng yuè fú shǔ]	заболевания скрытого летнего жара в зимний период
14-084	秋后晚发	[qiū hòu wǎn fā]	малярия поздней осени

编码 номер	中文 китайский язык	拼音 пиньинь	俄文 русский язык
14-085	秋时晚发	[qiū shí wǎn fā]	заболевания летнего зноя, проявляющиеся осенью
14-086	伏暑晚发	[fú shǔ wǎn fā]	запоздалые проявления летнего зноя
14-087	阴阳毒	[yīn yáng dú]	яды и токсины Инь Ян
14-088	阴毒	[yīn dú]	яды Инь
14-089	阳毒	[yáng dú]	яды Ян
14-090	狐惑病	[hú huò bìng]	тройной синдром Бехчета (офтальмо-стомато-генитальный синдром; «тройной симптомокомплекс»)
14-091	秋燥	[qiū zào]	осенняя сухость
14-092	温燥	[wēn zào]	теплая сухость
14-093	凉燥	[liáng zào]	прохладная сухость
14-094	心咳	[xīn ké]	сердечный кашель; кашель с вовлечением канала сердца (характеризуется болью в сердце, сильными болями горла)
14-095	肝咳	[gān ké]	печеночный кашель (кашель сопровождается тянущей болью в обеих подреберьях, невозможностью перевернуться на бок, так как движения провоцируют разрывающую боль в подреберье)
14-096	脾咳	[pí ké]	селезеночный кашель (характеризуется болью в правом подреберье, любые движения вызывают приступы кашля)
14-097	肺咳	[fèi ké]	легочный кашель (характеризуется одышкой, кровохарканьем, плохо отхаркивающейся мокротой, белой мокротой, сухостью во рту, хрипами)

编码 номер	中文 китайский язык	拼音 пиньинь	俄文 русский язык
14-098	肾咳	[shèn ké]	почечный кашель (характреизуется болями в спине и пояснице, обильной мокротой)
14-099	胃咳	[wèi ké]	желудочный кашель (характеризуется рвотой)
14-100	小肠咳	[xiǎo cháng ké]	кашель тонкого кишечника (характеризуется повышенным газообразованием)
14-101	大肠咳	[dà cháng ké]	кашель толстого кишечника (характеризуется энкопрезом (недержание кала))
14-102	胆咳	[dǎn ké]	кашель желчного пузыря (характеризуется отхаркиванием желчи или зеленоватой горькой жидкости)
14-103	三焦咳	[sān jiāo ké]	кашель тройного обогревателя (характеризуется брюшным отеком и потерей аппетита)
14-104	膀胱咳	[páng guāng ké]	кашель мочевого пузыря (характеризуется недержанием мочи)
14-105	哮	[xiào]	удушье, астма
14-106	哮喘	[xiào chuǎn]	астма
14-107	哮病	[xiào bìng]	астма
14-108	热哮	[rè xiào]	горячая астма
14-109	冷哮	[lěng xiào]	холодная астма
14-110	寒哮	[hán xiào]	холодная астма
14-111	喘证	[chuǎn zhèng]	синдром диспноэ
14-112	暴喘	[bào chuǎn]	острый приступ диспноэ
14-113	实喘	[shí chuǎn]	стеническая диспноэ
14-114	虚喘	[xū chuǎn]	астеническая диспноэ

编码 номер	中文 китайский язык	拼音 пиньинь	俄文 русский язык
14-115	肺胀	[fèi zhàng]	эмфизема легких
14-116	肺痈	[fèi yōng]	абсцесс легких
14-117	肺痨	[fèi láo]	туберкулез легких
14-118	痨瘵	[láo zhài]	туберкулез легких
14-119	肺痿	[fèi wěi]	легкочный паралич
14-120	肺癌	[fèi ái]	рак легких
14-121	怔忡	[zhèng chōng]	учащенное сердцебиение
14-122	胸痹	[xiōng bì]	синдром Би груди (затрудненное дыхание и боли в грудной полости и сердце) грудной ревматизм
14-123	卒心痛	[cù xīn tòng]	острая сердечная боль
14-124	真心痛	[zhēn xīn tòng]	стенокардия
14-125	脾心痛	[pí xīn tòng]	селезеночная прекордиальная боль
14-126	眩晕	[xuàn yūn]	головокружение
14-127	中风病	[zhòng fēng bìng]	аполексия (повреждение ветром)
14-128	中风	[zhòng fēng]	аполексия (повреждение ветром)
14-129	中经	[zhòng jīng]	апоплексия с вторжением в каналы
14-130	中络	[zhòng luò]	апоплексия с вторжением в коллатеральные сосуды
14-131	中脏	[zhòng zàng]	апоплексия с вторжением в цзан органы
14-132	中腑	[zhòng fǔ]	апоплексия с вторжением в фу органы
14-133	中风闭证	[zhòng fēng bì zhèng]	экстренная степень повреждения ветром
14-134	中风脱证	[zhòng fēng tuō zhèng]	апоплексия и синдромы упадка
14-135	卒中	[cù zhòng]	удар, апоплексия
14-136	类中风	[lèi zhòng fēng]	апоплексический удар
14-137	中寒	[zhòng hán]	повреждение патогеном холода

编码 номер	中文 китайский язык	拼音 пиньинь	俄文 русский язык
14-138	中寒	[zhōng hán]	вторжение холода в средний цзяо
14-139	失眠	[shī mián]	бессонница
14-140	健忘	[jiàn wàng]	забывчивость
14-141	痴呆	[chī dāi]	слабоумие
14-142	呆病	[dāi bìng]	деменция
14-143	痫病	[xián bìng]	эпилепсия
14-144	阴痫	[yīn xián]	Инь-эпилепсия
14-145	阳痫	[yáng xián]	Ян-эпилепсия
14-146	癫病	[diān bìng]	депрессивный психоз
14-147	脉癫疾	[mài diān jí]	сосудистая эпилепсия
14-148	筋癫疾	[jīn diān jí]	мышечная эпилепсия
14-149	骨癫疾	[gǔ diān jí]	костная эпилепсия
14-150	狂病	[kuáng bìng]	бешенство, умопомешательство
14-151	百合病	[bǎi hé bìng]	болезнь лилии (последствие лихорадки, проявляющееся в нервных расстройствах)
14-152	中恶	[zhòng è]	повреждение патогенными факторами
14-153	中恶	[zhōng wù]	острое и тяжелое заболевание
14-154	阴阳交	[yīn yáng jiāo]	смешение Инь и Ян
14-155	痞证	[pǐ zhèng]	синдром вздутия (ощущение вздутия и тяжести в верхней части живота)
14-156	虚痞	[xū pǐ]	синдром абдоминальной полноты по типу недостаточности
14-157	实痞	[shí pǐ]	синдром абдоминальной полноты по типу избыточности
14-158	气痞	[qì pǐ]	метеоризм вследствие застоя энергии Ци

编码 номер	中文 китайский язык	拼音 пиньинь	俄文 русский язык
14-159	热痞	[rè pǐ]	полнота и вздутие жара
14-160	寒热夹杂痞	[hán rè jiā zá pǐ]	полнота и вздутие жара и холода
14-161	寒疝	[hán shàn]	абдоминальные холодные колики
14-162	呃逆	[è nì]	икота
14-163	噎膈	[yē gé]	дисфагия (затруднение глотания)
14-164	胃反	[wèi fǎn]	отрыжка
14-165	翻胃	[fān wèi]	отрыжка
14-166	泄泻	[xiè xiè]	диарея
14-167	下利	[xià lì]	диарея
14-168	寒泄	[hán xiè]	холодная диарея
14-169	溏泄	[táng xiè]	неоформленный стул
14-170	濡泄	[rú xiè]	неоформленный жидкий стул (указывает на повреждение селезенки)
14-171	滑泄	[huá xiè]	«скользкий» жидкий стул
14-172	注泄	[zhù xiè]	водянистая диарея
14-173	洞泄	[dòng xiè]	диарея с очень быстрым опорожнением кишечника, относится к синдромам повреждения холодом
14-174	暴泻	[bào xiè]	внезапная и мгновенная диарея
14-175	久泄	[jiǔ xiè]	хроническая застарелая диарея
14-176	久泻	[jiǔ xiè]	хроническая застарелая диарея
14-177	飧泄	[sūn xiè]	диарея с остатками непереваренной пищи
14-178	飧泻	[sūn xiè]	диарея с остатками непереваренной пищи
14-179	飧水泄	[sūn shuǐ xiè]	водянистая диарея с остатками непереваренной пищи
14-180	寒湿泄泻	[hán shī xiè xiè]	диарея холода и сырости
14-181	湿热泄泻	[shī rè xiè xiè]	диарея сырости и жара

编码 номер	中文 китайский язык	拼音 пиньинь	俄文 русский язык
14-182	脾虚泄泻	[pí xū xiè xiè]	диарея на фоне недостаточности селезенки
14-183	肝郁泄泻	[gān yù xiè xiè]	диарея на фоне застоя печени
14-184	肾泄	[shèn xiè]	почечная диарея
14-185	肾虚泄泻	[shèn xū xiè xiè]	диарея вследствие почечной недостаточности
14-186	伤食泄泻	[shāng shí xiè xiè]	диарея вследствие повреждения пищей
14-187	食泄	[shí xiè]	диспептическая диарея
14-188	食泻	[shí xiè]	диспептическая диарея
14-189	食积泻	[shí jī xiè]	диарея вследствие скопления пищи
14-190	五更泄	[wǔ gēng xiè]	утренняя диарея
14-191	藏结	[zàng jié]	застой в груди с недостаточностью Ян
14-192	脾约	[pí yuē]	селезеночный запор
14-193	阳结	[yáng jié]	горячий запор, Ян-запор, запор на фоне скопления жара в желудке и кишечнике
14-194	阳微结	[yáng wēi jié]	слабый Ян-запор с легкой непереносимостью холода
14-195	阴结	[yīn jié]	холодный запор, Инь-запор, запор на фоне скопления холода и сухости
14-196	纯阴结	[chún yīn jié]	запор по типу чистой Инь с отсутствием аппетита и холодными конечностями
14-197	实秘	[shí mì]	запор по типу избыточности
14-198	热秘	[rè mì]	запор жара
14-199	气秘	[qì mì]	Ци запор
14-200	虚秘	[xū mì]	запор по типу недостаточности

编码 номер	中文 китайский язык	拼音 пиньинь	俄文 русский язык
14-201	冷秘	[lěng mì]	холодный запор
14-202	黄疸	[huáng dǎn]	желтуха
14-203	胎黄	[tāi huáng]	эмбриональная желтуха
14-204	阳黄	[yáng huáng]	Ян-желтуха
14-205	阴黄	[yīn huáng]	Инь-желтуха
14-206	痿黄	[wěi huáng]	желтушный цвет кожных покровов
14-207	急黄	[jí huáng]	острая форма желтухи
14-208	脱力黄	[tuò lì huáng]	желтушная болезнь, вызванная тяжелым физическим переутомлением
14-209	食劳疳黄	[shí láo gān huáng]	желтушная болезнь вследствие нарушения пищеварения, перенапряжения и гельминтоза
14-210	黄肿	[huáng zhǒng]	желтушная отечность
14-211	黄胖	[huáng pàng]	желтушная отечность
14-212	女劳疸	[nǚ láo dǎn]	желтушная болезнь вследствие сексуальной несдержанности
14-213	酒疸	[jiǔ dǎn]	желтушная болезнь вследствие чрезмерного употребления алкогольных напитков
14-214	谷疸	[gǔ dǎn]	желтушная болезнь вследствие неправильного питания
14-215	黑疸	[hēi dǎn]	черная желтуха
14-216	胁痛	[xié tòng]	боль в подреберье
14-217	肝着	[gān zhuó]	застой Ци и крови печени
14-218	胆胀	[dǎn zhàng]	вздутие желчного пузыря
14-219	鼓胀	[gǔ zhàng]	метеоризм
14-220	蛊毒	[gǔ dú]	метеоризм вследствие паразитарной инвазии
14-221	肝癌	[gān ái]	рак печени

编码 номер	中文 китайский язык	拼音 пиньинь	俄文 русский язык
14-222	水气	[shuǐ qì]	отек; скопление жидкости
14-223	结阳	[jié yáng]	застой Ян
14-224	风水	[fēng shuǐ]	фэн-шуй; эдема ветра
14-225	皮水	[pí shuǐ]	кожная эдема
14-226	里水	[lǐ shuǐ]	внутренняя эдема
14-227	正水	[zhèng shuǐ]	типичная эдема
14-228	石水	[shí shuǐ]	каменная эдема
14-229	肾风	[shèn fēng]	синдром ветра почек
14-230	水	[shuǐ]	вода; отек
14-231	肤胀	[fū zhàng]	анасарка (отек подкожной клетчатки)
14-232	阳水	[yáng shuǐ]	отек Ян
14-233	阴水	[yīn shuǐ]	отек Инь
14-234	淋证	[lìn zhèng]	странгурия болезненное, затрудненное мочеиспускание
14-235	气淋	[qì lìn]	странгурия Ци
14-236	热淋	[rè lìn]	горячая странгурия
14-237	血淋	[xuè lìn]	кровоизлияние в уретру
14-238	石淋	[shí lìn]	странгурия вследствие мочекаменной болезни
14-239	膏淋	[gāo lìn]	странгурия с наличием лимфы в моче
14-240	劳淋	[láo lìn]	странгурия вследствие переутомления
14-241	砂淋	[shā lìn]	странгурия с песком в моче
14-242	砂石淋	[shā shí lìn]	странгурия с песком в моче, мочекаменная болезнь
14-243	溺白	[nì bái]	мутная моча
14-244	溺浊	[nì zhuó]	грязная мутная моча
14-245	癃闭	[lóng bì]	ишурия (задержка мочи)

编码 номер	中文 китайский язык	拼音 пиньинь	俄文 русский язык
14-246	关格	[guān gé]	анурия, сопровождающаяся рвотой
14-247	早泄	[zǎo xiè]	преждевременная эякуляция
14-248	遗精	[yí jīng]	непроизвольное истечение семени
14-249	滑精	[huá jīng]	самопроизвольная эякуляция, сперматоррея
14-250	梦遗	[mèng yí]	ночные поллюции
14-251	失精	[shī jīng]	потеря семени
14-252	阳痿	[yáng wěi]	импотенция Ян
14-253	阴痿	[yīn wěi]	импотенция Инь
14-254	寒湿腰痛	[hán shī yāo tòng]	люмбаго сырости и холода
14-255	湿热腰痛	[shī rè yāo tòng]	люмбаго сырости и жара
14-256	肾虚腰痛	[shèn xū yāo tòng]	люмбаго почечной недостаточности
14-257	瘀血腰痛	[yū xuè yāo tòng]	люмбаго застоя крови
14-258	沥血腰痛	[lì xuè yāo tòng]	люмбаго застоя крови
14-259	肾衰	[shèn shuāi]	почечная недостаточность
14-260	五不男	[wǔ bù nán]	пять типов заболеваний половой сферы у мужчин
14-261	阴阳易	[yīn yáng yì]	передача Инь и Ян
14-262	郁病	[yù bìng]	болезни застоя
14-263	郁证	[yù zhèng]	синдромы застоя
14-264	六郁	[liù yù]	6 типов застоя
14-265	血证	[xuè zhèng]	геморрагический синдром, синдром крови
14-266	结阴	[jié yīn]	застой Инь
14-267	舌衄	[shé nǜ]	кровотечение языка
14-268	肠风	[cháng fēng]	кровавый стул вследствие повреждения кишечника ветром
14-269	牙衄	[yá nǜ]	кровотечение десен
14-270	汗证	[hàn zhèng]	синдромы потоотделения

编码 номер	中文 китайский язык	拼音 пиньинь	俄文 русский язык
14-271	漏泄	[lòu xiè]	потоотделение каплями
14-272	消渴	[xiāo kě]	похудение и жажда
14-273	脾瘅病	[pí dān bìng]	сахарная болезнь из-за избыточного употребления сладкой и жирной пищи, сопровождается сладковатым привкусом во рту
14-274	下消	[xià xiāo]	диабет нижнего цзяо (почечный)
14-275	中消	[zhōng xiāo]	диабет среднего цзяо (желудочный)
14-276	上消	[shàng xiāo]	диабет верхнего цзяо
14-277	内伤发热	[nèi shāng fā rè]	жар вследствие эндогенного повреждения
14-278	血瘀发热	[xuè yū fā rè]	жар вследствие застоя крови
14-279	湿郁发热	[shī yù fā rè]	жар вследствие застоя сырости
14-280	气虚发热	[qì xū fā rè]	жар вследствие недостаточности Ци
14-281	血虚发热	[xuè xū fā rè]	жар вследствие недостаточности крови
14-282	阴虚发热	[yīn xū fā rè]	жар вследствие недостаточности Инь
14-283	阳虚发热	[yáng xū fā rè]	жар вследствие недостаточности Ян
14-284	气郁发热	[qì yù fā rè]	жар вследствие застоя Ци
14-285	虚劳	[xū láo]	общее истощение
14-286	虚痨	[xū láo]	общее истощение
14-287	脱营失精	[tuō yíng shī jīng]	истощение питательной Ци и потеря эссенции Цзин
14-288	积聚	[jī jù]	абдоминальные массы; скопление
14-289	积	[jī]	скопление
14-290	聚	[jù]	скопление
14-291	厥证	[jué zhèng]	обморочный синдром

编码 номер	中文 китайский язык	拼音 пиньинь	俄文 русский язык
14-292	大厥	[dà jué]	обморок от апоплексического удара, обморок вследствие вторжения ветра
14-293	煎厥	[jiān jué]	обморок, сопровождающийся высокой температурой
14-294	薄厥	[bó jué]	обморок вследствие эмоционального потрясения
14-295	藏厥	[zàng jué]	состояние экстремального повредения Ян
14-296	气厥证	[qì jué zhèng]	внезапный обморок по причине обратного течения Ци, сопровождается холодными конечностями
14-297	热厥证	[rè jué zhèng]	обморок с синдромом холодных конечностей и ложным жаром
14-298	痰热厥证	[tán rè jué zhèng]	обморок вследствие скопление жара и флегмы
14-299	热厥	[rè jué]	обморок вследствие синдрома жара
14-300	寒厥	[hán jué]	обморок вследствие синдрома холода
14-301	痰厥	[tán jué]	обморок вследствие синдрома флегмы
14-302	血厥	[xuè jué]	обморок вследствие синдрома крови
14-303	气厥	[qì jué]	обморок вследствие синдрома Ци
14-304	风厥	[fēng jué]	обморок вследствие синдрома ветра
14-305	暑厥	[shǔ jué]	обморок вследствие синдрома летнего зноя
14-306	食厥	[shí jué]	обморок вследствиесиндрома застоя пищи

编码 номер	中文 китайский язык	拼音 пиньинь	俄文 русский язык
14-307	肥胖	[féi pàng]	ожирение, избыточный вес
14-308	四饮	[sì yǐn]	4 типа удержания жидкости
14-309	痰饮	[tán yǐn]	патологическое отхождение мокроты (слизи) и жидкости из дыхательных путей
14-310	悬饮	[xuán yǐn]	плевральный выпот
14-311	溢饮	[yì yǐn]	удержание жидкости под кожей
14-312	支饮	[zhī yǐn]	задержка жидкости в груди
14-313	伏饮	[fú yǐn]	удержания мокроты внутри
14-314	黄汗	[huáng hàn]	горячий пот желтого цвета
14-315	结胸	[jié xiōng]	скопление патогенов в грудной полости
14-316	真头痛	[zhēn tóu tòng]	острая головная боль
14-317	头风	[tóu fēng]	мигрень, рецедивирующая головная боль
14-318	偏头风	[piān tóu fēng]	мигрень
14-319	雷头风	[léi tóu fēng]	мигрень, сопровождающаяся звоном в ушах
14-320	边头风	[biān tóu fēng]	острая головная боль, сопровождающаяся тонзиллитом
14-321	偏头痛	[piān tóu tòng]	мигрень
14-322	痹病	[bì bìng]	артралгия, синдром Би
14-323	痛痹	[tòng bì]	острый ревматизм; холодная артралгия, синдром Би холода
14-324	行痹	[xíng bì]	блуждающая артралгия
14-325	热痹	[rè bì]	горячая артралгия, синдром Би жара
14-326	着痹	[zhuó bì]	артралгия сырости, синдром Би сырости

编码 номер	中文 китайский язык	拼音 пиньинь	俄文 русский язык
14-327	著痹	[zhuó bì]	артралгия сырости, синдром Би сырости
14-328	尪痹	[wāng bì]	ревматоидный артрит на фоне недостаточности почек и печени и вторжения патогенов ветра и холода
14-329	历节	[lì jié]	резистентная множественная артралгия
14-330	痛风	[tòng fēng]	подагра
14-331	心痹	[xīn bì]	синдром Би сердца
14-332	肝痹	[gān bì]	синдром Би печени
14-333	脾痹	[pí bì]	синдром Би селезенки
14-334	肺痹	[fèi bì]	синдром Би легких
14-335	肾痹	[shèn bì]	синдром Би почек
14-336	脉痹	[mài bì]	синдром Би сосудов
14-337	筋痹	[jīn bì]	синдром Би сухожилий
14-338	肌痹	[jī bì]	синдром Би мышц
14-339	肠痹	[cháng bì]	синдром Би кишечника
14-340	皮痹	[pí bì]	синдром Би кожи
14-341	骨痹	[gǔ bì]	синдром Би кости
14-342	胞痹	[bāo bì]	синдром Би мочевого пузыря
14-343	肾着	[shèn zhuó]	синдром вторжения сырости и холода в канал почек, характеризуется холодом и тяжестью зоны поясницы
14-344	痉病	[jìng bìng]	конвульсии, судороги
14-345	暑痉	[shǔ jìng]	судороги летнего зноя
14-346	风温痉	[fēng wēn jìng]	судороги ветра и жара (вследствие вторжения патогенных ветра и жара)

编码 номер	中文 китайский язык	拼音 пиньинь	俄文 русский язык
14-347	热甚发痉	[rè shèn fā jìng]	судороги вследствие избыточного жара
14-348	肉苛	[ròu kē]	мышечное истощение
14-349	肉烁	[ròu shuò]	мышечное истощение
14-350	急风	[jí fēng]	острое повреждение патогенным ветром
14-351	暑风	[shǔ fēng]	ветер летнего зноя
14-352	痿病	[wěi bìng]	атрофия; бессилие
14-353	痿躄	[wěi bì]	атрофия, слабость
14-354	肉痿	[ròu wěi]	мышечная атрофия
14-355	脉痿	[mài wěi]	атрофия сосудов
14-356	筋痿	[jīn wěi]	атрофия сухожилий
14-357	口僻	[kǒu pì]	искривление рта

15 外 科 病

Внешние болезни

编码 номер	中文 китайский язык	拼音 пиньинь	俄文 русский язык
15-001	疮疡	[chuāng yáng]	фурункул, язва
15-002	疡	[yáng]	язва
15-003	疮	[chuāng]	нарыв
15-004	肿疡	[zhǒng yáng]	нарыв с опухолью
15-005	疖	[jiē]	чирей
15-006	疖病	[jiē bìng]	фурункулез
15-007	蝼蛄疖	[lóu gǔ jiē]	перфорирующий фолликулит
15-008	坐板疮	[zuò bǎn chuāng]	скамеечная язва (род фурункула на ягодице)
15-009	发际疮	[fà jì chuāng]	фурункулез по линии роста волос
15-010	舌疔	[shé dīng]	пастулы на языке
15-011	颜面部疔疮	[yán miàn bù dīng chuāng]	нарывы на лице
15-012	手部疔疮	[shǒu bù dīng chuāng]	фурункулы на руках
15-013	蛇腹疔	[shé fù dīng]	паронихия «живот змеи», панариций дистальной фаланги
15-014	蛇眼疔	[shé yǎn dīng]	паронихия «глаза змеи», подногтевой нарыв
15-015	蛇头疔	[shé tóu dīng]	парронихия «голова змеи», нарыв кончика пальца
15-016	烂疔	[làn dīng]	анаэробная гангрена
15-017	疫疔	[yì dīng]	злокачественная пустула, кожная форма сибирской язвы

编码 номер	中文 китайский язык	拼音 пиньинь	俄文 русский язык
15-018	红丝疔	[hóng sī dīng]	септический лимфангоит; язва с общим сепсисом
15-019	托盘疔	[tuō pán dīng]	ладонный фурункулез
15-020	痈	[yōng]	карбункул, абсцесс
15-021	囊痈	[náng yōng]	абсцесс мошонки
15-022	臀痈	[tún yōng]	пиогенная инфекция ягодичной зоны
15-023	腋痈	[yè yōng]	карбункулы в подмышечной впадине
15-024	锁喉痈	[suǒ hóu yōng]	карбункулы, блокирующие горло
15-025	颈痈	[jǐng yōng]	шейные карбункулы
15-026	脐痈	[qí yōng]	пупочные карбункулы
15-027	胯腹痈	[kuà fù yōng]	паховые карбункулы
15-028	委中毒	[wěi zhòng dú]	карбункулы, локализирующиеся вокруг точки вэй-чжун
15-029	发	[fā]	флегмона, целлюлит
15-030	足发背	[zú fā bèi]	флегмоны на тыльной стороне стопы
15-031	手发背	[shǒu fā bèi]	флегмоны на тыльной стороне руки
15-032	有头疽	[yǒu tóu jū]	стержневые карбункулы
15-033	无头疽	[wú tóu jū]	безстержневые карбункулы
15-034	环跳疽	[huán tiào jū]	карбункулы в зоне точки хуань-тяо
15-035	附骨疽	[fù gǔ jū]	гнойный остеомиелит
15-036	流注	[liú zhù]	множественный абсцесс мышечной ткани
15-037	髂窝流注	[qià wō liú zhù]	множественный абсцесс подвздошной ямки
15-038	暑湿流注	[shǔ shī liú zhù]	множественный абсцесс вследствие повреждения сыростью летнего зноя

编码 номер	中文 китайский язык	拼音 пиньинь	俄文 русский язык
15-039	发颐	[fā yí]	гнойный паротит
15-040	丹毒	[dān dú]	рожистое воспаление, рожа
15-041	赤白游风	[chì bái yóu fēng]	ангионевротический отек, болезнь Квинке
15-042	流火	[liú huǒ]	филяриатоз
15-043	瘰疬	[luǒ lì]	скрофулез
15-044	流痰	[liú tán]	туберкулез костей и суставов (пиогенный хронический артроз)
15-045	乳痈	[rǔ yōng]	мастит, грудница
15-046	内吹乳痈	[nèi chuī rǔ yōng]	дородовой мастит
15-047	外吹乳痈	[wài chuī rǔ yōng]	послеродовой мастит
15-048	乳发	[rǔ fā]	флегмонозный мастит
15-049	乳痨	[rǔ láo]	туберкулез молочной железы
15-050	乳核	[rǔ hé]	фиброаденома молочной железы
15-051	乳癖	[rǔ pǐ]	узелковые уплотнения в грудных железах
15-052	乳疬	[rǔ lì]	узелковые уплотнения в околососковой зоне
15-053	乳漏	[rǔ lòu]	фистулы молочной железы
15-054	乳头风	[rǔ tóu fēng]	трещины сосков молочной железы
15-055	乳衄	[rǔ nǜ]	кровотечение из сосков молочной железы
15-056	乳岩	[rǔ yán]	рак молочной железы
15-057	瘿	[yǐng]	зоб, строма, разрастание щитовидной железы
15-058	气瘿	[qì yǐng]	простой зоб
15-059	肉瘿	[ròu yǐng]	токсический зоб
15-060	石瘿	[shí yǐng]	плотный зоб, рак щитовидной железы
15-061	瘤	[liú]	новообразование, опухоль

编码 номер	中文 китайский язык	拼音 пиньинь	俄文 русский язык
15-062	气瘤	[qì liú]	новообразование Ци, подкожная нейрофиброма
15-063	血瘤	[xuè liú]	гемангиома, ангиома
15-064	筋瘤	[jīn liú]	поверхностная венозная аневризма
15-065	脂瘤	[zhī liú]	липома, жировик
15-066	岩	[yán]	рак, карцинома
15-067	舌菌	[shé jūn]	рак языка
15-068	莲花舌	[lián huā shé]	рак языка
15-069	痰核	[tán hé]	туберкул флегматического характера
15-070	茧唇	[jiǎn chún]	рак губы
15-071	失荣	[shī róng]	рак шейки матки
15-072	肾岩	[shèn yán]	рак эпителиальной оболочки половою члена
15-073	热疮	[rè chuāng]	простой герпес, герпетическая лихорадка
15-074	疱疹	[pào zhěn]	герпес, пузырьковый лишай
15-075	蛇串疮	[shé chuàn chuāng]	опоясывающий герпес
15-076	蛇丹	[shé dān]	опоясывающий герпес
15-077	循经皮肤病	[xún jīng pí fū bìng]	кожные болезни канального распространения
15-078	疣	[yóu]	бородавка, утолщение на коже
15-079	疣目	[yóu mù]	бородавка простая
15-080	鼠乳	[shǔ rǔ]	золотуха, скрофулез
15-081	跖疣	[zhí yóu]	подошвенная бородавка
15-082	扁瘊	[biǎn hóu]	бородавка простая
15-083	丝状疣	[sī zhuàng yóu]	нитевидная бородавка
15-084	黄水疮	[huáng shuǐ chuāng]	импетиго (язвы с желтой сукровицей, обычно появляются на голове и на шее)

编码 номер	中文 китайский язык	拼音 пиньинь	俄文 русский язык
15-085	脓疱	[nóng pào]	пастула, гнойничок
15-086	癣	[xuǎn]	лишай
15-087	白秃疮	[bái tū chuāng]	лишай белый
15-088	肥疮	[féi chuāng]	лишай фавус
15-089	鹅掌风	[é zhǎng fēng]	дерматомикоз ладоней
15-090	脚湿气	[jiǎo shī qì]	микоз стоп
15-091	圆癣	[yuán xuǎn]	трихофития гладкой кожи
15-092	紫白癜风	[zǐ bái diàn fēng]	разноцветный лишай
15-093	麻风	[má fēng]	лепра
15-094	疥疮	[jiè chuāng]	чесотка
15-095	虫咬皮炎	[chóng yǎo pí yán]	дерматит вследствие укусов насекомых
15-096	接触性皮炎	[jiē chù xìng pí yán]	контактный дерматит
15-097	膏药风	[gāo yào fēng]	пластырный дерматит
15-098	马桶癣	[mǎ tǒng xuǎn]	контактный дерматит на ягодицах
15-099	湿疮	[shī chuāng]	экзема
15-100	婴儿湿疮	[yīng ér shī chuāng]	экзема у новорожденных
15-101	药毒	[yào dú]	медикаментозный дерматит; яды лекарственных препаратов
15-102	瘾疹	[yǐn zhěn]	сыпь
15-103	隐疹	[yǐn zhěn]	сыпь
15-104	牛皮癣	[niú pí xuǎn]	псориаз; чешуйчатый лишай
15-105	摄领疮	[shè lǐng chuāng]	нейродерматит шейной зоны
15-106	风瘙痒	[fēng sào yǎng]	зуд вследствие воздействия ветром
15-107	风热疮	[fēng rè chuāng]	розовый лишай вследствие повреждения ветром и жаром
15-108	鳞屑	[lín xiè]	чешуйка эпителия
15-109	面游风	[miàn yóu fēng]	себорейная экзема лица

编码 номер	中文 китайский язык	拼音 пиньинь	俄文 русский язык
15-110	粉刺	[fěn cì]	акне
15-111	酒渣鼻	[jiǔ zhā bí]	купероз, розовые угри, розацеа
15-112	油风	[yóu fēng]	гнездовое облысение
15-113	猫眼疮	[māo yǎn chuāng]	мультиформная эритема
15-114	瓜藤缠	[guā téng chán]	узловатая эритема
15-115	红蝴蝶疮	[hóng hú dié chuāng]	красная волчанка, эритематоз
15-116	白痦	[bái pēi]	белая потница
15-117	晶痦	[jīng pēi]	потница кристаллическая
15-118	枯痦	[kū pēi]	сухая потница
15-119	胼胝	[pián zhī]	затвердение на коже, мазоли
15-120	痂	[jiā]	струп
15-121	疠风	[lì fēng]	лепра
15-122	内痔	[nèi zhì]	внутренний геморрой
15-123	外痔	[wài zhì]	внешний геморрой
15-124	混合痔	[hùn hé zhì]	геморрой смешанного типа
15-125	肛裂	[gāng liè]	трещины заднего прохода
15-126	肛痈	[gāng yōng]	абсцесс анального отверстия
15-127	肛漏	[gāng lòu]	анальные фистулы
15-128	脱肛	[tuō gāng]	выпадение прямой кишки
15-129	息肉痔	[xī ròu zhì]	ректальные полипы
15-130	锁肛痔	[suǒ gāng zhì]	аноректальная карцинома
15-131	子痈	[zǐ yōng]	орхит и эпидидимит
15-132	子痰	[zǐ tán]	туберкулез и эпидидимит
15-133	水疝	[shuǐ shàn]	гидроцеле, водянка яичника
15-134	精浊	[jīng zhuó]	мутная эссенция, хронический простатит
15-135	精癃	[jīng lóng]	гипертрофия предстательной железы

编码 номер	中文 китайский язык	拼音 пиньинь	俄文 русский язык
15-136	冻疮	[dòng chuāng]	обмороженный участок на коже
15-137	皲裂疮	[jūn liè chuāng]	трещины на коже
15-138	皲裂	[jūn liè]	трещины на коже
15-139	破伤风	[pò shāng fēng]	тетанус, повреждение ветром
15-140	臁疮	[lián chuāng]	эктима, язвы на ногах, вызванные закупоркой сосудов
15-141	褥疮	[rù chuāng]	пролежень
15-142	青蛇毒	[qīng shé dú]	острый тромбофлебит
15-143	股肿	[gǔ zhǒng]	бедренный тромбофлебит
15-144	脱疽	[tuō jū]	папулы распада (злокачественные опухоли, начинающиеся с пальцев ног и рук); гангрена
15-145	狐疝	[hú shàn]	паховая грыжа
15-146	刀晕	[dāo yūn]	травматический обморок, обморок во время операции
15-147	金疡	[jīn yáng]	колотая или резаная рана
15-148	鸡眼	[jī yǎn]	мозоль

16 妇 科 病

Гинекологические болезни

编码 номер	中文 китайский язык	拼音 пиньинь	俄文 русский язык
16-001	月经病	[yuè jīng bìng]	метрорагия
16-002	避年	[bì nián]	менструация один раз в год
16-003	季经	[jì jīng]	менструация один раз в сезон
16-004	居经	[jū jīng]	ежемесячная менструация
16-005	逆经	[nì jīng]	викарная менструация (кровохарканье, носовое кровотечение в период ментсруации)
16-006	并月	[bìng yuè]	менструация, приходящая один раз в два месяца
16-007	倒经	[dào jīng]	викарная менструация
16-008	不月	[bù yuè]	аменорея
16-009	垢胎	[gòu tāi]	менструация в период беременности
16-010	激经	[jī jīng]	регулярные менструации в период беременности
16-011	盛胎	[shèng tāi]	менструация во время беременности
16-012	月经不调	[yuè jīng bù tiáo]	нарушение менструального цикла
16-013	经乱	[jīng luàn]	нерегулярный менструальный цикл
16-014	月经先期	[yuè jīng xiān qī]	преждевременные менструации
16-015	经早	[jīng zǎo]	преждевременные менструации
16-016	经水先期	[jīng shuǐ xiān qī]	преждевременные менструации
16-017	月经后期	[yuè jīng hòu qī]	отсроченная менструация
16-018	经迟	[jīng chí]	отсроченная менструация

编码 номер	中文 китайский язык	拼音 пиньинь	俄文 русский язык
16-019	经水后期	[jīng shuǐ hòu qī]	отсроченная менструация
16-020	月经先后无定期	[yuè jīng xiān hòu wú dìng qī]	нерегулярный менструальный цикл
16-021	月经愆期	[yuè jīng qiān qī]	нерегулярный менструальный цикл; отсроченная менструация
16-022	经水先后不定期	[jīng shuǐ xiān hòu bù dìng qī]	нерегулярный менструальный цикл
16-023	月经过多	[yuè jīng guò duō]	гиперменорея, меноррагия (обильные менструации)
16-024	经水过多	[jīng shuǐ guò duō]	гиперменорея, меноррагия (обильные менструации)
16-025	月经过少	[yuè jīng guò shǎo]	гипоменорея, скудные менструации
16-026	月经涩少	[yuè jīng sè shǎo]	гипоменорея, скудные менструации
16-027	经水涩少	[jīng shuǐ sè shǎo]	гипоменорея, скудные менструации
16-028	月水过多	[yuè shuǐ guò duō]	гиперменорея, меноррагия (обильные менструации)
16-029	经期延长	[jīng qī yán cháng]	меностаксик, длительные менструации
16-030	经间期出血	[jīng jiān qī chū xue]	межменструальные кровотечения
16-031	崩漏	[bēng lòu]	метроррагия и метростаксис
16-032	漏下	[lòu xià]	метростаксис
16-033	崩中	[bēng zhōng]	метроррагия
16-034	崩中漏下	[bēng zhōng lòu xià]	метроррагия и метростаксис
16-035	闭经	[bì jīng]	аменорея
16-036	经闭	[jīng bì]	аменорея
16-037	月水不通	[yuè shuǐ bù tōng]	аменорея
16-038	月事不来	[yuè shì bù lái]	аменорея

编码 номер	中文 китайский язык	拼音 пиньинь	俄文 русский язык
16-039	痛经	[tòng jīng]	дисменорея, менструальные боли
16-040	经行腹痛	[jīng xíng fù tòng]	абдоменальные боли в менструальный период
16-041	经行发热	[jīng xíng fā rè]	менструальная лихорадка
16-042	经来发热	[jīng lái fā rè]	менструальная лихорадка
16-043	经行头痛	[jīng xíng tóu tòng]	менструальные головные боли
16-044	经行眩晕	[jīng xíng xuàn yūn]	менструальное головокружение
16-045	经行身痛	[jīng xíng shēn tòng]	менструальные боли в теле
16-046	经行吐衄	[jīng xíng tù nǜ]	кровохарканье и носовое кровотечение в менструальный период
16-047	经行泄泻	[jīng xíng xiè xiè]	диарея в менструальный период
16-048	经来泄泻	[jīng lái xiè xiè]	диарея в менструальный период
16-049	经行浮肿	[jīng xíng fú zhǒng]	менструальный отек
16-050	经来遍身浮肿	[jīng lái biàn shēn fú zhǒng]	менструальный отек
16-051	经行乳房胀痛	[jīng xíng rǔ fáng zhàng tòng]	разрывающая боль молочной железы в период менструации
16-052	经行情志异常	[jīng xíng qíng zhì yì cháng]	эмоциональные расстройства в менструальный период
16-053	经行口糜	[jīng xíng kǒu mí]	менструальный катаральный стоматит
16-054	经行痞瘰	[jīng xíng pēi lěi]	менструальная крапивница
16-055	绝经前后诸证	[jué jīng qián hòu zhū zhèng]	перименопаузальный синдром
16-056	经断复来	[jīng duàn fù lái]	рекуррентная менструация
16-057	经行风疹块	[jīng xíng fēng zhěn kuài]	менструальная крапивница
16-058	带下病	[dài xià bìng]	бели

编码 номер	中文 китайский язык	拼音 пиньинь	俄文 русский язык
16-059	妊娠病	[rèn shēn bìng]	болезни беременности
16-060	妊娠恶阻	[rèn shēn è zǔ]	тошнота во время беременности
16-061	恶阻	[è zǔ]	тошнота во время беременности
16-062	妊娠呕吐	[rèn shēn ǒu tù]	рвота во время беременности
16-063	妊娠腹痛	[rèn shēn fù tòng]	абдоминальные боли в период беременности
16-064	胞阻	[bāo zǔ]	боли в животе и кровотечение во время беременности
16-065	异位妊娠	[yì wèi rèn shēn]	внематочная беременность
16-066	胎漏	[tāi lòu]	вагинальное кровотечение в период беременности
16-067	胞漏	[bāo lòu]	вагинальное кровотечение в период беременности
16-068	漏胎	[lòu tāi]	вагинальное кровотечение в период беременности
16-069	胎动不安	[tāi dòng bù ān]	неспокойный плод
16-070	滑胎	[huá tāi]	привычный аборт
16-071	堕胎	[duò tāi]	ранний выкидыш, искусственный аборт
16-072	数堕胎	[shuò duò tāi]	привычный аборт
16-073	小产	[xiǎo chǎn]	преждевременные роды, выкидыш
16-074	胎死不下	[tāi sǐ bù xià]	сохранение мертвого плода в чреве
16-075	死胎不下	[sǐ tāi bù xià]	сохранение мертвого плода в чреве
16-076	胎萎不长	[tāi wěi bù zhǎng]	замедленное развитие плода
16-077	胎不长	[tāi bù zhǎng]	замедленное развитие плода
16-078	鬼胎	[guǐ tāi]	плодный занос, мнимая беременность
16-079	葡萄胎	[pú táo tāi]	пузырный занос, хорионаденома
16-080	胎气上逆	[tāi qì shàng nì]	восхождение Ци плода вверх

编码 номер	中文 китайский язык	拼音 пиньинь	俄文 русский язык
16-081	子悬	[zǐ xuán]	давление плода на сердце беременной, характеризуется ощущением полноты в подреберье, затрудненным дыханием
16-082	胎水肿满	[tāi shuǐ zhǒng mǎn]	полигидрамнион, многоводие
16-083	子满	[zǐ mǎn]	полигидрамнион, многоводие
16-084	妊娠肿胀	[rèn shēn zhǒng zhàng]	отек в период беременности
16-085	子肿	[zǐ zhǒng]	отек в период беременности
16-086	妊娠心烦	[rèn shēn xīn fán]	раздражительность в период беременности
16-087	子烦	[zǐ fán]	раздражительность в период беременности
16-088	妊娠眩晕	[rèn shēn xuàn yūn]	головокружение в период беременности
16-089	子晕	[zǐ yūn]	головокружение в период беременности
16-090	妊娠痫证	[rèn shēn xián zhèng]	эклампсия в период беременности
16-091	子痫	[zǐ xián]	эклампсия в период беременности
16-092	妊娠咳嗽	[rèn shēn ké sòu]	кашель в период беременности
16-093	子嗽	[zǐ sòu]	кашель в период беременности
16-094	妊娠失音	[rèn shēn shī yīn]	потеря голоса в период беременности
16-095	子喑	[zǐ yīn]	потеря голоса в период беременности
16-096	妊娠小便淋痛	[rèn shēn xiǎo biàn lìn tòng]	странгурия в период беременности
16-097	子淋	[zǐ lìn]	странгурия в период беременности
16-098	胎位不正	[tāi wèi bù zhèng]	неправильное положение плода
16-099	过期不产	[guò qī bù chǎn]	переношенная беременность
16-100	耽胎	[dān tāi]	переношенная беременность
16-101	过期妊娠	[guò qī rèn shēn]	переношенная беременность

编码 номер	中文 китайский язык	拼音 пиньинь	俄文 русский язык
16-102	试胎	[shì tāi]	боль в животе как признак начала схваток
16-103	试水症	[shì shuǐ zhèng]	преждевременное истечение околоплодных вод
16-104	试水	[shì shuǐ]	преждевременное истечение околоплодных вод
16-105	试月	[shì yuè]	боли в зоне пупка на поздних сроках беременности, состояние заканчивается внезапными родами
16-106	弄胎	[nòng tāi]	боли в животе на поздних сроках беременности
16-107	弄胎痛	[nòng tāi tòng]	боли в животе на поздних сроках беременности
16-108	荫胎	[yīn tāi]	задержка развития плода
16-109	卧胎	[wò tāi]	задержка развития плода
16-110	血胎	[xuè tāi]	ложная беременность по типу крови
16-111	气胎	[qì tāi]	ложная беременность по типу Ци
16-112	临产	[lín chǎn]	предродовой период
16-113	难产	[nán chǎn]	тяжелые роды
16-114	产难	[chǎn nán]	тяжелые роды
16-115	胞衣先破	[bāo yī xiān pò]	преждевременный разрыв околоплодных мембран
16-116	胞衣不下	[bāo yī bù xià]	удержание плаценты
16-117	息胞	[xī bāo]	удержание плаценты
16-118	子死腹中	[zǐ sǐ fù zhōng]	замирание плода в матке
16-119	死产	[sǐ chǎn]	мертвый плод
16-120	产后病	[chǎn hòu bìng]	послеродовые заболевания

编码 номер	中文 китайский язык	拼音 пиньинь	俄文 русский язык
16-121	伤产	[shāng chǎn]	повреждения при родах
16-122	产后血晕	[chǎn hòu xuè yūn]	послеродовой шок; патологическое послеродовое состояние женщины, проявляющееся в головокружении, тошноте, рвоте, удушье в груди, тревоге, обмороках
16-123	产后血崩	[chǎn hòu xuè bēng]	послеродовая метроррагия
16-124	产后腹痛	[chǎn hòu fù tòng]	послеродовые абдоминальные боли
16-125	产后痉病	[chǎn hòu jìng bìng]	послеродовые судороги
16-126	产后发痉	[chǎn hòu fā jìng]	послеродовые судороги
16-127	产后发热	[chǎn hòu fā rè]	послеродовой жар
16-128	产后身痛	[chǎn hòu shēn tòng]	послеродовые боли в теле
16-129	恶露不绝	[è lù bù jué]	лохиорея
16-130	恶露	[è lù]	лохии
16-131	恶露不尽	[è lù bù jìn]	лохиорея
16-132	恶露不止	[è lù bù zhǐ]	лохиорея
16-133	产后小便不通	[chǎn hòu xiǎo biàn bù tōng]	послеродовое нарушение мочеиспускания
16-134	产后小便数与失禁	[chǎn hòu xiǎo biàn shuò yǔ shī jìn]	послеродовое увеличение количества мочеиспусканий и недержание мочи
16-135	产后小便失禁	[chǎn hòu xiǎo biàn shī jìn]	послеродовое недержание мочи
16-136	产后大便难	[chǎn hòu dà biàn nán]	послеродовая дисхезия
16-137	乳汁不行	[rǔ zhī bù xíng]	агалактия
16-138	乳汁不通	[rǔ zhī bù tōng]	агалактия
16-139	缺乳	[quē rǔ]	агалактия
16-140	乳汁自出	[rǔ zhī zì chū]	галакторея
16-141	乳汁自涌	[rǔ zhī zì yǒng]	галакторея

编码 номер	中文 китайский язык	拼音 пиньинь	俄文 русский язык
16-142	产后三病	[chǎn hòu sān bìng]	три постродовых заболевания (судороги, депрессивное состояние, дисхезия)
16-143	产后三冲	[chǎn hòu sān chōng]	три послеродовых опасности вследствие лохиостаза или инфекции (повреждение сердца, легких, желудка вследствие лохиостаза)
16-144	产后三审	[chǎn hòu sān shěn]	три типа послеродовой диагностики—проверка наличия или отсутствия болей в нижней части живота (застой крови), стула (состояние жидкостей Цзинь и Е) и молока (состояние Ци желудка)
16-145	产后三急	[chǎn hòu sān jí]	три типа послеродовых опасностей
16-146	败血冲心	[bài xuè chōng xīn]	лохтостаз, воздействующий на сердце
16-147	败血冲肺	[bài xuè chōng fèi]	лохтостаз, воздействующий на легкие
16-148	败血冲胃	[bài xuè chōng wèi]	лохтостаз, воздействующий на желудок
16-149	产后郁冒	[chǎn hòu yù mào]	послеродовая депрессия
16-150	郁冒	[yù mào]	депрессия
16-151	产后痉风	[chǎn hòu jìng fēng]	послеродовые конвульсии вследствие повреждения ветром
16-152	不孕	[bù yùn]	бесплодие
16-153	全不产	[quán bù chǎn]	первичное бесплодие
16-154	五不女	[wǔ bù nǚ]	пять типов женского бесплодия
16-155	断绪	[duàn xù]	бесплодие
16-156	子宫脱垂	[zǐ gōng tuō chuí]	пролапс матки
16-157	子宫脱出	[zǐ gōng tuō chū]	пролапс матки
16-158	阴脱	[yīn tuō]	опущение влагалища

编码 номер	中文 китайский язык	拼音 пиньинь	俄文 русский язык
16-159	阴菌	[yīn jūn]	выпадение влагалища с грибковым поражением
16-160	阴挺	[yīn tǐng]	генитальный пролапс
16-161	癥瘕	[zhēng jiǎ]	абдоминальные массы
16-162	癥	[zhēng]	постоянные абдоминальные массы
16-163	瘕	[jiǎ]	подвижные абдоминальные массы
16-164	石瘕	[shí jiǎ]	окаменелые абдоминальные массы
16-165	脏躁	[zàng zào]	1. сухость внутренних органов; 2. истерия
16-166	转胞	[zhuǎn bāo]	дизурия с коликами в нижней части живота
16-167	肠覃	[cháng xùn]	скопление абдоминальных масс в нижней части живота
16-168	阴门瘙痒	[yīn mén sào yǎng]	зуд наружных половых органов
16-169	阴罢	[yīn nì]	наружные половые органы
16-170	阴肿	[yīn zhǒng]	отек наружных половых органов
16-171	阴疮	[yīn chuāng]	язвы наружных половых органов
16-172	阴痛	[yīn tòng]	вагинальные боли
16-173	阴中痛	[yīn zhōng tòng]	вагинальные боли
16-174	阴户痛	[yīn hù tòng]	вагинальные боли
16-175	阴户肿痛	[yīn hù zhǒng tòng]	опухоль и боль половых органов у женщины
16-176	小户嫁痛	[xiǎo hù jià tòng]	влагалищные боли при половом акте
16-177	阴吹	[yīn chuī]	влагалищный метеоризм

17 儿 科 病

Детские болезни

编码 номер	中文 китайский язык	拼音 пиньинь	俄文 русский язык
17-001	百晬内嗽	[bǎi zuì nèi sòu]	кашель у новорожденных
17-002	肺炎喘嗽	[fèi yán chuǎn sòu]	пневмония с удушливым кашлем
17-003	食积	[shí jī]	скопление пищи
17-004	伤食	[shāng shí]	повреждение пищей
17-005	嗜偏食	[shì piān shí]	пристрастие к определенному виду пищи
17-006	宿食	[sù shí]	скопление пищи в организме
17-007	疳病	[gān bìng]	детское недоедание, детская дистрофия
17-008	疳气	[gān qì]	детское недоедание, слабая форма дистрофии
17-009	疳积	[gān jī]	застой пищи при общем недоедании, глистная болезнь
17-010	疳痨	[gān láo]	туберкулез на фоне недоедания и истощения, как проявление серьезного повреждения легких
17-011	疳肿胀	[gān zhǒng zhàng]	недостаточное питание с общим отеком
17-012	丁奚疳	[dīng xī gān]	детское истощение
17-013	肥疳	[féi gān]	детская спленомегалия на фоне общего истощения
17-014	奶疳	[nǎi gān]	истощение в период лактации
17-015	干疳	[gān gān]	хроническое детское недоедание (истощение)

编码 номер	中文 китайский язык	拼音 пиньинь	俄文 русский язык
17-016	哺乳疳	[bǔ rǔ gān]	истощение в период лактации
17-017	口疳	[kǒu gān]	детское истощение, сопровождающееся язвами в ротовой полости
17-018	气疳	[qì gān]	детское истощение с симптомати застоя жара в легких
17-019	血疳	[xuè gān]	детское истощение с участием крови
17-020	心疳	[xīn gān]	детское истощение с участием сердца
17-021	肺疳	[fèi gān]	детское истощение с участием легких
17-022	脾疳	[pí gān]	детское истощение с участием селезенки
17-023	肝疳	[gān gān]	детское истощение с участием печени
17-024	肾疳	[shèn gān]	детское истощение с участием почек
17-025	骨疳	[gǔ gān]	детское истощение с участием кости
17-026	筋疳	[jīn gān]	детское истощение с участием сухожилий
17-027	惊疳	[jīng gān]	детское истощение вследствие испуга
17-028	食疳	[shí gān]	детское истощение, связанное с питанием
17-029	眼疳	[yǎn gān]	детское истощение с вовлечением глаз
17-030	蛔疳	[huí gān]	детское истощение, сопровождающееся аскаридозом
17-031	厌食	[yàn shí]	отвращение к пище
17-032	鹅口疮	[é kǒu chuāng]	молочница, офтозный стоматит
17-033	雪口	[xuě kǒu]	молочница, офтозный стоматит

编码 номер	中文 китайский язык	拼音 пиньинь	俄文 русский язык
17-034	鹅口	[é kǒu]	молочница, офтозный стоматит
17-035	燕口	[yàn kǒu]	ангулярный стоматит, заеда
17-036	口吻疮	[kǒu wěn chuāng]	ангулярный стоматит, заеда
17-037	燕口疮	[yàn kǒu chuāng]	ангулярный стоматит, заеда
17-038	惊风	[jīng fēng]	детские судороги
17-039	急惊风	[jí jīng fēng]	судороги, конвульсии
17-040	慢惊风	[màn jīng fēng]	хронические детские судороги
17-041	婴儿瘛	[yīng ér chì]	детские судороги
17-042	内钓	[nèi diào]	детские судороги с висцеральными коликами
17-043	天钓	[tiān diào]	детские судороги с закатыванием глаз
17-044	七日风	[qī rì fēng]	столбняк новорожденных
17-045	慢脾风	[màn pí fēng]	детские конвульсии вследствие недостаточности селезенки
17-046	马脾风	[mǎ pí fēng]	детская дифтерия
17-047	非搐	[fēi chù]	конвульсии, не связанные с повреждением ветром
17-048	类搐	[lèi chù]	дизентерия, сопровождающаяся судорогами
17-049	误搐	[wù chù]	судороги вследствие неправильного лечения
17-050	惊风四证八候	[jīng fēng sì zhèng bā hòu]	четыре синдрома и восемь типов конвульсий у детей
17-051	变瘫	[biàn tān]	паралич с последующими судорогами
17-052	变痫	[biàn xián]	эпилепсия с последующими судорогами
17-053	变喑	[biàn yīn]	афония с последующими судорогами
17-054	颠疾	[diān jí]	эпилепсия

编码 номер	中文 КИТАЙСКИЙ ЯЗЫК	拼音 ПИНЬИНЬ	俄文 РУССКИЙ ЯЗЫК
17-055	痰痫	[tán xián]	эпилепсия флегмы
17-056	瘀血痫	[yū xuè xián]	эпилепсия застоя крови
17-057	惊痫	[jīng xián]	эпилепсия испуга
17-058	风痫	[fēng xián]	эпилепсия ветра
17-059	鸡胸	[jī xiōng]	куриная грудь
17-060	龟胸	[guī xiōng]	горбатая грудь
17-061	龟背	[guī bèi]	горбатая спина
17-062	解颅	[xiè lú]	сохранение у взрослого человека эмбрионального шва, разделяющего чешую лобной кости на правую и левую половину
17-063	囟陷	[xìn xiàn]	затонувший родничок
17-064	囟填	[xìn tián]	выбухание родничка
17-065	五迟	[wǔ chí]	пять задержек в развитии
17-066	侏儒症	[zhū rú zhèng]	микросомия, карликовый рост
17-067	五软	[wǔ ruǎn]	пять типов детской слабости
17-068	遗尿	[yí niào]	энурез
17-069	夏季热	[xià jì rè]	летний жар
17-070	夜啼	[yè tí]	ночной плач
17-071	客忤	[kè wǔ]	судороги вследствие испуга
17-072	客忤夜啼	[kè wǔ yè tí]	ночной плач вследствие испуга
17-073	寒夜啼	[hán yè tí]	ночной плач вследствие переохлаждения
17-074	热夜啼	[rè yè tí]	ночной плач вследствие перегрева
17-075	腭裂	[è liè]	волчья пасть
17-076	兔唇	[tù chún]	заячья губа
17-077	麻疹	[má zhěn]	корь
17-078	麻疹陷肺	[má zhěn xiàn fèi]	пневмония с корью
17-079	麻疹闭肺	[má zhěn bì fèi]	пневмония с корью

编码 номер	中文 китайский язык	拼音 пиньинь	俄文 русский язык
17-080	奶麻	[nǎi má]	розеола детская
17-081	假麻	[jiǎ má]	розеола детская
17-082	疫疹	[yì zhěn]	эпидемическое заболевнаие с высыпаниями на коже
17-083	风痧	[fēng shā]	ветряная оспа
17-084	风疹	[fēng zhěn]	ветряная оспа
17-085	风瘾	[fēng yǐn]	ветряная оспа
17-086	丹痧	[dān shā]	скарлатина
17-087	烂喉丹痧	[làn hóu dān shā]	скарлатина, характеризующаяся гнойным повреждением горла
17-088	喉痧	[hóu shā]	скарлатина
17-089	痧	[shā]	ряд инфекционных заболеваний
17-090	烂喉风	[làn hóu fēng]	инфекционные язвы горла, вызванные повреждением ветром
17-091	疫痧	[yì shā]	скарлатина
17-092	疫喉痧	[yì hóu shā]	скарлатина
17-093	烂喉痧	[làn hóu shā]	скарлатина
17-094	痘	[dòu]	кожная сыпь
17-095	痘疮	[dòu chuāng]	оспенная пастула
17-096	天哮呛	[tiān xiào qiāng]	конвульсивный кашель
17-097	顿呛	[dùn qiāng]	конвульсивный кашель
17-098	水痘	[shuǐ dòu]	ветряная оспа
17-099	赤痘	[chì dòu]	красная ветряная оспа
17-100	水疱	[shuǐ pào]	ветряная оспа
17-101	水疮	[shuǐ chuāng]	ветряная оспа
17-102	水花	[shuǐ huā]	ветряная оспа
17-103	痄腮	[zhà sāi]	свинка
17-104	时毒发颐	[shí dú fā yí]	свинка вследствие повреждения сезонными токсинами

编码 номер	中文 китайский язык	拼音 пиньинь	俄文 русский язык
17-105	滞颐	[zhì yí]	детское слюнотечение
17-106	虾蟆温	[há ma wēn]	свинка
17-107	大头瘟	[dà tóu wēn]	воспаление лобной пазухи с отеком и опуханием лица; рожа головы
17-108	顿咳	[dùn ké]	конвульсивный кашель
17-109	顿嗽	[dùn sòu]	конвульсивный кашель
17-110	小儿暑温	[xiǎo ér shǔ wēn]	болезни летнего зноя у детей
17-111	疰夏	[zhù xià]	летний сезон болезней
17-112	小儿麻痹证	[xiǎo ér má bì zhèng]	детский паралич
17-113	抱头火丹	[bào tóu huǒ dān]	рожистое воспаление головы
17-114	鸬鹚瘟	[lú cí wēn]	свинка
17-115	葡萄疫	[pú táo yì]	цианоз, пурпура
17-116	胎弱	[tāi ruò]	слабость плода
17-117	胎怯	[tāi qiè]	слабость плода
17-118	胎赤	[tāi chì]	красные кожные покровы плода
17-119	胎寒	[tāi hán]	холод новорожденного
17-120	胎热	[tāi rè]	жар новорожденного
17-121	胎黄	[tāi huáng]	желтуха новорожденного
17-122	胎疸	[tāi dǎn]	желтуха новорожденного
17-123	赤游丹	[chì yóu dān]	блуждающая рожа с жаром у новорожденного
17-124	硬肿症	[yìng zhǒng zhèng]	отечная склеродермия
17-125	脐风	[qí fēng]	столбняк новорожденного
17-126	撮口	[cuō kǒu]	тризм челюсти
17-127	噤风	[jìn fēng]	тризм челюсти
17-128	四六风	[sì liù fēng]	столбняк у новорожденных
17-129	脐中不干	[qí zhōng bù gān]	сырость пупка
17-130	脐湿	[qí shī]	сырость пупка

编码 номер	中文 китайский язык	拼音 пиньинь	俄文 русский язык
17-131	脐突	[qí tū]	пупочная грыжа
17-132	脐疮	[qí chuāng]	незаживающая пупочная ранка
17-133	脐疝	[qí shàn]	пупочная грыжа
17-134	脐血	[qí xuè]	пуповинная кровь
17-135	重舌	[chóng shé]	нарост под языком
17-136	连舌	[lián shé]	анкилоглоссия (врожденное укорочение уздечки языка)
17-137	木舌	[mù shé]	деревянный язык
17-138	五硬	[wǔ yìng]	пять типов скованности у новорожденных
17-139	马牙	[mǎ yá]	белые или желтоватые пятна на деснах у новорожденных
17-140	板牙	[bǎn yá]	белые или желтоватые пятна на деснах у новорожденных
17-141	溢乳	[yì rǔ]	регургитация (срыгивание) молока
17-142	漾乳	[yàng rǔ]	регургитация (срыгивание) молока

18　眼、耳鼻喉科病

Болезни глаз, ушей, носа и горла

编码 номер	中文 китайский язык	拼音 пиньинь	俄文 русский язык
18-001	针眼	[zhēn yǎn]	ячмень на глазу
18-002	胞生痰核	[bāo shēng tán hé]	халазион
18-003	粟疮	[sù chuāng]	конъюнктивальный фолликулез
18-004	椒疮	[jiāo chuāng]	трахома
18-005	睑弦赤烂	[jiǎn xián chì làn]	блефарит краевой
18-006	风赤疮痍	[fēng chì chuāng yí]	язвенный блефарит
18-007	上胞下垂	[shàng bāo xià chuí]	опущение верхнего века (блефароптоз)
18-008	睑废	[jiǎn fèi]	болезненные веки (блефароптоз)
18-009	目睑重缓	[mù jiǎn zhòng huǎn]	миастеническое веко (блефароптоз)
18-010	胞轮振跳	[bāo lún zhèn tiào]	подергивание века
18-011	目劄	[mù zhā]	частое мигание
18-012	睑内结石	[jiǎn nèi jié shí]	ячмень
18-013	粟疡	[lì yáng]	ячмень
18-014	睑生疡	[jiǎn shēng yáng]	нарывы на веке
18-015	胞肿如桃	[bāo zhǒng rú táo]	пальпебральная блефароэдема (отек в виде персика)
18-016	胞虚如球	[bāo xū rú qiú]	блефароэдема (отек в виде шарика)
18-017	流泪病	[liú lèi bìng]	дакриорея (избыточное слезоистечение)
18-018	冷泪	[lěng lèi]	холодные слезы
18-019	热泪	[rè lèi]	горячие слезы
18-020	漏睛	[lòu jīng]	загноение хрусталика глаза

编码 номер	中文 китайский язык	拼音 пиньинь	俄文 русский язык
18-021	眦漏	[zì lòu]	хронический дакриоцистит (воспаление слезного мешка)
18-022	窍漏证	[qiào lòu zhèng]	хронический дакриоцистит (воспаление слезного мешка)
18-023	漏睛疮	[lòu jīng chuāng]	острый дакриоцистит (воспаление слезного мешка)
18-024	漏睛脓出	[lòu jīng nóng chū]	хронический дакриоцистит (гнойное воспаление слезного мешка)
18-025	胬肉攀睛	[nǔ ròu pān jīng]	птеригиум
18-026	胬肉侵睛	[nǔ ròu qīn jīng]	птеригиум
18-027	胬肉扳睛	[nǔ ròu bān jīng]	птеригиум
18-028	流金凌木	[liú jīn líng mù]	ложный птеригиум
18-029	赤脉传睛	[chì mài chuán jīng]	большое количество капиляров на белке глаза
18-030	赤脉贯睛	[chì mài guàn jīng]	большое количество капиляров на белке глаза
18-031	赤脉贯目	[chì mài guàn mù]	большое количество капиляров на белке глаза
18-032	黄油症	[huáng yóu zhèng]	пингвекула (утолщенный участок конъюнктивы глазного яблока)
18-033	赤膜	[chì mó]	красная оболочка
18-034	白膜	[bái mó]	белочная оболочка
18-035	暴风客热	[bào fēng kè rè]	псевдомембранный конъюктивит
18-036	伤寒眼	[shāng hán yǎn]	повреждение глаза холодом
18-037	天行赤眼	[tiān xíng chì yǎn]	острый инфекционный конъюнктивит
18-038	天行赤热	[tiān xíng chì rè]	острый инфекционный конъюнктивит
18-039	天行暴赤	[tiān xíng bào chì]	острый инфекционный конъюнктивит

编码 номер	中文 китайский язык	拼音 пиньинь	俄文 русский язык
18-040	天行赤眼暴翳	[tiān xíng chì yǎn bào yì]	инфекционный кератоконъюнктивит
18-041	暴赤眼后急生翳外障	[bào chì yǎn hòu jí shēng yì wài zhàng]	инфекционный кератоконъюнктивит
18-042	暴赤生翳	[bào chì shēng yì]	инфекционный кератоконъюнктивит
18-043	金疳	[jīn gān]	фолликулярный конъюнктивит
18-044	金疮	[jīn chuāng]	1. колотая (резаная) рана; 2. фликтенулярный конъюнктивит
18-045	火疳	[huǒ gān]	склерит
18-046	白睛青蓝	[bái jīng qīng lán]	голубая склера (поздняя стадия склерита)
18-047	白珠俱青	[bái zhū jù qīng]	голубая склера (поздняя стадия склерита)
18-048	白膜侵睛	[bái mó qīn jīng]	фликтенулезный кератоконъюнктивит
18-049	白膜蔽睛	[bái mó bì jīng]	фликтенулезный кератоконъюнктивит
18-050	白涩症	[bái sè zhèng]	хронический конъюктивит
18-051	白睛溢血	[bái jīng yì xuè]	субконъюнктивальное кровоизлияние
18-052	色似胭脂	[sè sì yān zhī]	субконъюнктивальное кровоизлияние
18-053	障	[zhàng]	нарушение зрения
18-054	外障	[wài zhàng]	внешняя офтальмопатия
18-055	翳	[yì]	помутнение роговой оболочки глаза
18-056	聚星障	[jù xīng zhàng]	точечный кератит
18-057	翳如称星	[yì rú chèng xīng]	герпетический кератит
18-058	凝脂翳	[níng zhī yì]	гнойный кератит
18-059	花翳白陷	[huā yì bái xiàn]	кератомаляция

编码 номер	中文 китайский язык	拼音 пиньинь	俄文 русский язык
18-060	混睛障	[hùn jīng zhàng]	паренхиматозный кератит, интерстициальный кератит
18-061	混睛外障	[hùn jīng wài zhàng]	интерстициальный кератит
18-062	气翳	[qì yì]	помутнение роговой оболочки глаза (интерстициальный кератит)
18-063	宿翳	[sù yì]	застарелое помутнение роговой оболочки глаза (интерстициальный кератит)
18-064	蟹睛证	[xiè jīng zhèng]	крабовидный глаз, иридоптоз и роговичная перфорация
18-065	蟹目	[xiè mù]	крабовидный глаз, иридоптоз и роговичная перфорация
18-066	蟹目疼痛外障	[xiè mù téng tòng wài zhàng]	иридоптоз с болезненными ощущениями и внешней офтальмопатией
18-067	新翳	[xīn yì]	помутнение роговой оболочки глаза на ранней стадии
18-068	白陷鱼鳞	[bái xiàn yú lín]	кератомаляция
18-069	黄液上冲	[huáng yè shàng chōng]	гипопион, скопление гноя в передней камере глаза
18-070	黄脓上冲	[huáng nóng shàng chōng]	гипопион, скопление гноя в передней камере глаза
18-071	黄膜上冲	[huáng mó shàng chōng]	гипопион, скопление гноя в передней камере глаза
18-072	血翳包睛	[xuè yì bāo jīng]	поверхностный диффузный сосудистый кератит
18-073	红霞映日	[hóng xiá yìng rì]	поверхностный диффузный сосудистый кератит
18-074	风轮赤豆	[fēng lún chì dòu]	пучковидный кератит
18-075	赤膜下垂	[chì mó xià chuí]	трахоматозный паннус
18-076	赤脉下垂	[chì mài xià chuí]	трахоматозный паннус
18-077	垂帘翳	[chuí lián yì]	трахоматозный паннус

编码 номер	中文 китайский язык	拼音 пиньинь	俄文 русский язык
18-078	盲	[máng]	слепота
18-079	目盲	[mù máng]	слепота
18-080	内障	[nèi zhàng]	внутренняя офтальмопатия
18-081	雀盲	[què máng]	куриная слепота
18-082	雀目	[què mù]	куриная слепота
18-083	瞳神紧小	[tóng shén jǐn xiǎo]	иридоциклит
18-084	瞳神缩小	[tóng shén suō xiǎo]	иридоциклит
18-085	瞳神细小	[tóng shén xì xiǎo]	иридоциклит
18-086	瞳神焦小	[tóng shén jiāo xiǎo]	иридоциклит
18-087	瞳神干缺	[tóng shén gān quē]	хронический иридоциклит
18-088	瞳人干缺	[tóng rén gān quē]	синехия
18-089	瞳神缺陷	[tóng shén quē xiàn]	синехия
18-090	绿风内障	[lǜ fēng nèi zhàng]	зеленая глаукома (проявляется в расширении зрачка и его позеленении, резкой потере зрения, резкой боли в глазах)
18-091	绿风	[lǜ fēng]	зеленая глаукома (проявляется в расширении зрачка и его позеленении, резкой потере зрения, резкой боли в глазах)
18-092	绿水灌瞳	[lǜ shuǐ guàn tóng]	зеленая глаукома (проявляется в расширении зрачка и его позеленении, резкой потере зрения, резкой боли в глазах)
18-093	青风内障	[qīng fēng nèi zhàng]	голубая глаукома (нет явных неприятных ощущений, постепенное затвердение глазного яблока, цвет зрачка меняется на голубоватый, сужается поле возможного обзора, заканчивается полной потерей зрения)

编码 номер	中文 китайский язык	拼音 пиньинь	俄文 русский язык
18-094	青风	[qīng fēng]	голубая глаукома (нет явных неприятных ощущений, постепенное затвердение глазного яблока, цвет зрачка меняется на голубоватый, сужается поле возможного обзора, заканчивается полной потерей зрения)
18-095	圆翳内障	[yuán yì nèi zhàng]	старческая катаракта
18-096	圆翳	[yuán yì]	старческая катаракта
18-097	惊震内障	[jīng zhèn nèi zhàng]	травматическая катаракта
18-098	胎患内障	[tāi huàn nèi zhàng]	врожденная катаракта
18-099	云雾移睛	[yún wù yí jīng]	помутнение стекловидного тела
18-100	蝇影飞越	[yíng yǐng fēi yuè]	помутнение стекловидного тела
18-101	蝇翅黑花	[yíng chì hēi huā]	помутнение стекловидного тела
18-102	暴盲	[bào máng]	внезапная слепота
18-103	青盲	[qīng máng]	дейтеранопия
18-104	高风内障	[gāo fēng nèi zhàng]	пигментная абиотрофия сетчатки
18-105	高风雀目内障	[gāo fēng què mù nèi zhàng]	пигментная абиотрофия сетчатки
18-106	高风雀目	[gāo fēng què mù]	пигментная дегенерация сетчатки
18-107	高风障症	[gāo fēng zhàng zhèng]	пигментная абиотрофия сетчатки
18-108	视瞻昏渺	[shì zhān hūn miǎo]	размытое, нечеткое зрение
18-109	物损真睛	[wù sǔn zhēn jīng]	травматическое повреждение глазного яблока с проникновением в глаз
18-110	真睛破损	[zhēn jīng shāng sǔn]	травматическое повреждение глазного яблока с проникновением в глаз
18-111	化学性眼外伤	[huà xué xìng yǎn wài shāng]	повреждение глаза химическими веществами

编码 номер	中文 китайский язык	拼音 пиньинь	俄文 русский язык
18-112	电光性眼炎	[diàn guāng xìng yǎn yán]	офтальмия электрического света
18-113	眇目	[miǎo mù]	1. монокулярная слепота; 2. бинокулярная слепота; 3. разница в размере глаз
18-114	目偏视	[mù piān shì]	косоглазие
18-115	风牵偏视	[fēng qiān piān shì]	паралитическое косоглазие
18-116	近视	[jìn shì]	близорукость
18-117	能近怯远证	[nèng jìn qiè yuǎn zhèng]	близорукость
18-118	能近视不能远视	[néng jìn shì bù néng yuǎn shì]	близорукость
18-119	远视	[yuǎn shì]	дальнозоркость
18-120	能远怯近症	[néng yuǎn qiè jìn zhèng]	дальнозоркость
18-121	能远视不能近视	[néng yuǎn shì bù néng jìn shì]	дальнозоркость
18-122	突起睛高	[tū qǐ jīng gāo]	внезапная протрузия глазного яблока
18-123	睛高突起	[jīng gāo tū qǐ]	внезапная протрузия глазного яблока
18-124	睛胀	[jīng zhàng]	расширение глазного яблока
18-125	疳积上目	[gān jī shàng mù]	кератомаляция глаза
18-126	疳眼	[gān yǎn]	кератомаляция глаза
18-127	耳疮	[ěr chuāng]	повреждения уха
18-128	旋耳疮	[xuán ěr chuāng]	экзема наружного уха
18-129	月蚀疮	[yuè shí chuāng]	экзема наружного уха
18-130	耳壳流痰	[ěr qiào liú tán]	загноение ушной раковины
18-131	断耳疮	[duàn ěr chuāng]	гнойный перихондрит
18-132	耳胀	[ěr zhàng]	опухоль уха

编码 номер	中文 китайский язык	拼音 пиньинь	俄文 русский язык
18-133	耳胀痛	[ěr zhàng tòng]	опухоль и боль уха
18-134	耳闭	[ěr bì]	глухота
18-135	脓耳	[nóng ěr]	отопиорея (гнойный отит среднего уха)
18-136	聤耳	[tíng ěr]	гнойные выделения из уха
18-137	脓耳变症	[nóng ěr biàn zhèng]	запущенная форма загноения внутреннего уха
18-138	脓耳口眼㖞斜	[nóng ěr kǒu yǎn wāi xié]	гнойный отит среднего уха, сопровождающийся параличом лицевого нерва
18-139	耳根毒	[ěr gēn dú]	язвы на основании уха
18-140	黄耳伤寒	[huáng ěr shāng hán]	пиорея
18-141	暴聋	[bào lóng]	внезапная глухота
18-142	渐聋	[jiàn lóng]	постепенная потеря слуха
18-143	耳眩晕	[ěr xuàn yūn]	болезнь Меньера
18-144	脓耳眩晕	[nóng ěr xuàn yūn]	гнойные выделения из уха, сопровождающиеся головокружением
18-145	耵耳	[dīng ěr]	серная пробка
18-146	耳后附骨痈	[ěr hòu fù gǔ yōng]	ушной поднадкостничный абсцесс
18-147	耳疔	[ěr dīng]	фурункул наружного уха
18-148	黑疔	[hēi dīng]	фурункул наружного уха
18-149	耳根痈	[ěr gēn yōng]	фурункулы основания уха
18-150	耳痔	[ěr zhì]	узелки в слуховом проходе
18-151	耳蕈	[ěr xùn]	ушной полип
18-152	耳菌	[ěr jūn]	рак уха
18-153	耳挺	[ěr tǐng]	ушной полип
18-154	耳瘘	[ěr lòu]	ушная фистула

编码 номер	中文 китайский язык	拼音 пиньинь	俄文 русский язык
18-155	鼻疔	[bí dīng]	фурункул в носу
18-156	鼻疳	[bí gān]	вестибулит носа
18-157	鼻疳疮	[bí gān chuāng]	вестибулит носа
18-158	鼻疮	[bí chuāng]	вестибулит носа
18-159	鼻窒	[bí zhì]	хронический ринит
18-160	鼻槁	[bí gǎo]	аллергический ринит
18-161	鼻鼽	[bí qiú]	аллергический ринит
18-162	鼽嚏	[qiú tì]	аллергический ринит
18-163	鼻渊	[bí yuān]	синусит
18-164	脑渗	[nǎo shèn]	синусит
18-165	脑漏	[nǎo lòu]	синусит
18-166	脑崩	[nǎo bēng]	синусит
18-167	鼻息肉	[bí xī ròu]	ринополип
18-168	鼻痔	[bí zhì]	ринополип
18-169	脑衄	[nǎo nǜ]	сильное носовое кровотечение
18-170	乳蛾	[rǔ é]	тонзиллит
18-171	乳鹅	[rǔ é]	тонзиллит
18-172	喉鹅	[hóu é]	тонзиллит
18-173	风热乳蛾	[fēng rè rǔ é]	тонзиллит ветра и жара
18-174	虚火乳蛾	[xū huǒ rǔ é]	тонзиллит астенического жара
18-175	死鹅核	[sǐ é hé]	тонзиллит астенического жара
18-176	石蛾	[shí é]	гипертрофия миндалевидной железы
18-177	喉痹	[hóu bì]	фарингит
18-178	风热喉痹	[fēng rè hóu bì]	фарингит ветра и жара
18-179	虚火喉痹	[xū huǒ hóu bì]	фарингит астенического жара
18-180	帘珠喉痹	[lián zhū hóu bì]	хронический фарингит

编码 номер	中文 китайский язык	拼音 пиньинь	俄文 русский язык
18-181	帘珠喉	[lián zhū hóu]	хронический гипертрофический фарингит
18-182	喉痈	[hóu yōng]	заглоточный абсцесс
18-183	下喉痈	[xià hóu yōng]	острый абсцесс надгортанника
18-184	颌下痈	[hé xià yōng]	подчелюстной абсцесс
18-185	喉底痈	[hóu dǐ yōng]	ретрофарингеальный абсцесс
18-186	里喉痈	[lǐ hóu yōng]	внутрифарингеальный абсцесс
18-187	喉关痈	[hóu guān yōng]	перитонзиллярный абсцесс
18-188	猛疽	[měng jū]	абсцесс выступа гортани (адамова яблока)
18-189	喉癣	[hóu xuǎn]	эрозийное поражение горла по типу опоясывающего лишая
18-190	咽喉癣	[yān hóu xuǎn]	эрозийное поражение горла по типу опоясывающего лишая
18-191	天白蚁	[tiān bái yǐ]	заболевание горла, сопровождающееся нарывами в носу
18-192	喉喑	[hóu yīn]	хрипота
18-193	急喉喑	[jí hóu yīn]	острая охриплость
18-194	喉风	[hóu fēng]	повреждение горла ветром; острое воспаление горла
18-195	急喉风	[jí hóu fēng]	острое повреждение горла ветром; острое воспаление горла
18-196	紧喉	[jǐn hóu]	острый ларингофарингит
18-197	锁喉风	[suǒ hóu fēng]	острый ларингит, сопровождающийся спазмом жевательных мышц
18-198	缠喉风	[chán hóu fēng]	острая ларингеальная инфекция
18-199	白缠喉	[bái chán hóu]	дифтерия

编码 номер	中文 китайский язык	拼音 пиньинь	俄文 русский язык
18-200	慢喉喑	[màn hóu yīn]	хроническая хрипота
18-201	梅核气	[méi hé qì]	болезненное ощущение постороннею предмета в горле, ощущение сливовой косточки, застрявшей в горле
18-202	骨鲠	[gǔ gěng]	ощущение кости, застрявшей в горле
18-203	异物梗喉	[yì wù gěng hóu]	ощущение постороннего предмета в горле
18-204	喉瘤	[hóu liú]	новообразование в гортани
18-205	喉菌	[hóu jūn]	рак горла
18-206	龋齿	[qǔ chǐ]	зубной кариес
18-207	齿龋	[chǐ qǔ]	зубной кариес
18-208	牙痈	[yá yōng]	десневой абсцесс
18-209	牙咬痈	[yá yǎo yōng]	перикоронит зуба мудрости
18-210	牙宣	[yá xuān]	десневая атрофия
18-211	飞扬喉	[fēi yáng hóu]	гематома язычка
18-212	悬旗风	[xuán qí fēng]	гематома язычка
18-213	口疮	[kǒu chuāng]	нарывы ротовой полости
18-214	舌上疮	[shé shàng chuāng]	нарывы на языке
18-215	舌疮	[shé chuāng]	нарывы на языке
18-216	口糜	[kǒu mí]	катаральный стоматит
18-217	唇风	[chún fēng]	эксфолиативный хейлит
18-218	骨槽风	[gǔ cáo fēng]	остеомиелит верхней челюсти
18-219	牙槽风	[yá cáo fēng]	остеомиелит верхней челюсти
18-220	穿腮发	[chuān sāi fā]	остеомиелит верхней челюсти
18-221	穿腮毒	[chuān sāi dú]	остеомиелит верхней челюсти
18-222	痰包	[tán bāo]	ранула, ретенционная подъязычная киста

编码 номер	中文 китайский язык	拼音 пиньинь	俄文 русский язык
18-223	牙疳	[yá gān]	язвенный гингивит
18-224	走马牙疳	[zǒu mǎ yá gān]	гангренозный стоматит, нома
18-225	风热牙疳	[fēng rè yá gān]	язвенный гингивит, вызванный патогенными ветром и жаром
18-226	齘齿	[xiè chǐ]	бруксизм, одонтеризм, феномен Каролини (скрежетание зубами во время сна)

19 骨 伤 科 病

Костные болезни

编码 номер	中文 китайский язык	拼音 пиньинь	俄文 русский язык
19-001	骨折	[gǔ zhé]	перелом кости
19-002	损伤	[sǔn shāng]	травма
19-003	折伤	[zhé shāng]	перелом и травма
19-004	折骨列肤	[zhé gǔ liè fū]	открытый перелом
19-005	折骨绝筋	[zhé gǔ jué jīn]	закрытый перелом
19-006	折疡	[zhé yáng]	переломы и ушибы
19-007	踒跌	[wō diē]	ушиб, рана
19-008	骨骺分离	[gǔ hóu fēn lí]	эпифизеолиз, смещение эпифиза при переломе
19-009	锁骨骨折	[suǒ gǔ gǔ zhé]	перелом ключицы
19-010	肩胛骨骨折	[jiān jiá gǔ gǔ zhé]	перелом лопатки
19-011	肱骨外科颈骨折	[gōng gǔ wài kē jǐng gǔ zhé]	перелом хирургической шейки плечевой кости
19-012	肱骨干骨折	[gōng gǔ gàn gǔ zhé]	перелом тела плечевой кости
19-013	肱骨髁上骨折	[gōng gǔ kē shàng gǔ zhé]	надмыщелковый перелом плечевой кости
19-014	肱骨髁间骨折	[gōng gǔ kē jiān gǔ zhé]	межмыщелковый перелом плечевой кости
19-015	肱骨外髁骨折	[gōng gǔ wài kē gǔ zhé]	перелом латерального мыщелка плечевой кости
19-016	肱骨内上髁骨折	[gōng gǔ nèi shàng kē gǔ zhé]	перелом медиального мыщелка плечевой кости
19-017	尺骨鹰嘴骨折	[chǐ gǔ yīng zuǐ gǔ zhé]	перелом локтевого отростка локтевой кости

编码 номер	中文 китайский язык	拼音 пиньинь	俄文 русский язык
19-018	桡骨头·骨折	[ráo gǔ tóu gǔ zhé]	перелом головки лучевой кости
19-019	青枝骨折	[qīng zhī gǔ zhé]	надлом, перелом по типу «зеленой ветки»
19-020	裂缝骨折	[liè fèng gǔ zhé]	трещина кости, неполный перелом
19-021	桡尺骨干双骨折	[ráo chǐ gǔ gàn shuāng gǔ zhé]	двойной перелом диафиза локтевой кости
19-022	尺骨干骨折	[chǐ gǔ gàn gǔ zhé]	перелом диафиза локтевой кости
19-023	桡骨干骨折	[ráo gǔ gàn gǔ zhé]	перелом тела лучевой кости
19-024	尺骨上三分之一骨折合并桡骨头脱位	[chǐ gǔ shàng sān fēn zhī yī gǔ zhé hé bìng ráo gǔ tóu tuō wèi]	перелом верхней трети лучевой кости, совмещенный с вывихом головки лучевой кости
19-025	桡骨下三分之一骨折合并下桡尺骨关节脱位	[ráo gǔ xià sān fēn zhī yī gǔ zhé hé bìng xià ráo chǐ gǔ guān jié tuō wèi]	перелом нижней трети лучевой кости, совмещенный с вывихом нижнего лучелоктевого сустава
19-026	桡骨下端骨折	[ráo gǔ xià duān gǔ zhé]	перелом нижнего края лучевой кости
19-027	腕舟·骨骨折	[wàn zhōu gǔ gǔ zhé]	перелом ладьевидной кости запястья
19-028	掌骨·骨折	[zhǎng gǔ gǔ zhé]	перелом пястной кости
19-029	指骨·骨折	[zhǐ gǔ gǔ zhé]	перелом пальца руки
19-030	股骨颈骨折	[gǔ gǔ jǐng gǔ zhé]	перелом шейки бедра
19-031	股骨粗隆间骨折	[gǔ gǔ cū lóng jiān gǔ zhé]	межвертельный перелом бедренной кости
19-032	股骨干骨折	[gǔ gǔ gàn gǔ zhé]	перелом тела бедренной кости
19-033	股骨髁上骨折	[gǔ gǔ kē shàng gǔ zhé]	перелом надмыщелка бедренной кости
19-034	股骨髁部骨折	[gǔ gǔ kē bù gǔ zhé]	перелом мыщелка бедренной кости
19-035	髌骨骨折	[bìn gǔ gǔ zhé]	перелом коленной чашечки
19-036	胫骨髁骨折	[jìng gǔ kē gǔ zhé]	перелом мыщелка большой берцовой кости

编码 номер	中文 китайский язык	拼音 пиньинь	俄文 русский язык
19-037	胫腓骨干双骨折	[jìng féi gǔ gàn shuāng gǔ zhé]	двойной перелом диафиза малоберцовой кости
19-038	腓骨干骨折	[féi gǔ gàn gǔ zhé]	перелом диафиза малоберцовой кости
19-039	踝部骨折	[huái bù gǔ zhé]	перелом щиколотки
19-040	距骨骨折	[jù gǔ gǔ zhé]	перелом таранной кости
19-041	跟骨骨折	[gēn gǔ gǔ zhé]	перелом пяточной кости
19-042	足舟骨骨折	[zú zhōu gǔ gǔ zhé]	перелом ладьевидной кости (предплюсны)
19-043	跖骨骨折	[zhí gǔ gǔ zhé]	перелом плюсневой кости
19-044	趾骨骨折	[zhǐ gǔ gǔ zhé]	перелом пальца ноги
19-045	肋骨骨折	[lèi gǔ gǔ zhé]	перелом ребер
19-046	颈椎单纯骨折	[jǐng zhuī dān chún gǔ zhé]	простой перелом шейного позвонка
19-047	寰枢椎骨折	[huán shū zhuī gǔ zhé]	опоясывающий перелом эпистрофея (второй шейный позвонок)
19-048	胸腰椎骨折	[xiōng yāo zhuī gǔ zhé]	перелом позвонков грудного и поясничного отделов позвоночника
19-049	脊柱骨折	[jǐ zhù gǔ zhé]	перелом позвоночника
19-050	外伤性截瘫	[wài shāng xìng jié tān]	травматическая параплегия
19-051	骨盆骨折	[gǔ pén gǔ zhé]	перелом тазовой кости
19-052	脱位	[tuō wèi]	вывих
19-053	下颌关节脱位	[xià hé guān jié tuō wèi]	вывих нижней челюсти
19-054	胸锁关节脱位	[xiōng suǒ guān jié tuō wèi]	вывих грудино-ключичного сустава
19-055	肩锁关节脱位	[jiān suǒ guān jié tuō wèi]	вывих акромиально-ключичного сустава
19-056	肩关节脱位	[jiān guān jié tuō wèi]	вывих плечевого сустава
19-057	肘关节脱位	[zhōu guān jié tuō wèi]	вывих локтевого сустава

编码 номер	中文 китайский язык	拼音 пиньинь	俄文 русский язык
19-058	小儿桡骨头半脱位	[xiǎo ér ráo gǔ tóu bàn tuō wèi]	подвывих головки лучевой кости у младенцев
19-059	月骨前脱位	[yuè gǔ qián tuō wèi]	передний вывих сустава полулунной кости
19-060	拇指腕掌关节脱位	[mǔ zhǐ wàn zhǎng guān jié tuō wèi]	вывих большого пальца руки и пястно-запястный вывих
19-061	掌指关节脱位	[zhǎng zhǐ guān jié tuō wèi]	фалангово-суставной вывих
19-062	拇指掌指关节脱位	[mǔ zhǐ zhǎng zhǐ guān jié tuō wèi]	вывих фалангового сустава большого пальца руки
19-063	指间关节脱位	[zhǐ jiān guān jié tuō wèi]	вывих межфалангового сустава
19-064	髋关节脱位	[kuān guān jié tuō wèi]	вывих тазобедренного сустава
19-065	膝关节脱位	[xī guān jié tuō wèi]	вывих коленного сустава
19-066	髌骨脱位	[bìn gǔ tuō wèi]	вывих коленной чашечки
19-067	距骨脱位	[jù gǔ tuō wèi]	вывих надпяточной (таранной) кости
19-068	跖跗关节脱位	[zhí fū guān jié tuō wèi]	вывих предплюсне-плюсневого сустава
19-069	踇趾跖趾关节脱位	[mǔ zhǐ zhí zhǐ guān jié tuō wèi]	вывих плюсне-фалангового сустава пальца ноги
19-070	足趾间关节脱位	[zú zhǐ jiān guān jié tuō wèi]	межфаланговый вывих пальца ноги
19-071	成骨不全	[chéng gǔ bù quán]	несовершенный остеогенез, остеопсатироз
19-072	软骨发育不全	[ruǎn gǔ fā yù bù quán]	ахондроплазия
19-073	先天性斜颈	[xiān tiān xìng xié jǐng]	врожденная кривошея
19-074	脊柱裂	[jǐ zhù liè]	расщелина позвоночника
19-075	椎弓峡部裂及脊椎滑脱	[zhuī gōng xiá bù liè jí jǐ zhuī huá tuō]	спондилосхиз (дефект межсуставной части дужки позвонка) и спондилолистез (смещение нижних поясничных позвонков кпереди)

编码 номер	中文 китайский язык	拼音 пиньинь	俄文 русский язык
19-076	脊柱侧凸症	[jǐ zhù cè tū zhèng]	сколиоз
19-077	先天性髋关节脱位	[xiān tiān xìng kuān guān jié tuō wèi]	врожденный вывих бедра
19-078	先天性胫骨假关节	[xiān tiān xìng jìng gǔ jiǎ guān jié]	врожденный псевдоартроз (ложный сустав) большой берцовой кости
19-079	膝内翻	[xī nèi fān]	отклонение колена вовнутрь, саблевидная голень
19-080	膝外翻	[xī wài fān]	отклонение колена наружу, саблевидная голень
19-081	踇外翻	[mǔ wài fān]	вальгусная деформация большого пальца ноги
19-082	先天性马蹄内翻足	[xiān tiān xìng mǎ tí nèi fān zú]	врожденная косолапость
19-083	急性化脓性骨髓炎	[jí xìng huà nóng xìng gǔ suǐ yán]	острый гнойный остеомиелит
19-084	慢性化脓性骨髓炎	[màn xìng huà nóng xìng gǔ suǐ yán]	хронический гнойный остеомиелит
19-085	硬化性骨髓炎	[yìng huà xìng gǔ suǐ yán]	склерозирующий остеомиелит
19-086	化脓性关节炎	[huà nóng xìng guān jié yán]	гнойный артрит
19-087	骨与关节梅毒	[gǔ yǔ guān jié méi dú]	сифилис костей и суставов
19-088	骨关节结核（骨痨）	[gǔ guān jié jié hé (gǔ láo)]	костно-суставной туберкулез (костный туберкулез)
19-089	骨性关节炎	[gǔ xìng guān jié yán]	остеоартрит, гипертрофический артрит
19-090	类风湿性关节炎	[lèi fēng shī xìng guān jié yán]	ревматоидный артрит
19-091	强直性脊柱炎	[qiáng zhí xìng jǐ zhù yán]	анкилозирующий спондилит, болезнь Бехтерева

编码 номер	中文 китайский язык	拼音 пиньинь	俄文 русский язык
19-092	痛风性关节炎	[tòng fēng xìng guān jié yán]	подагрический артрит
19-093	神经性关节炎	[shén jīng xìng guān jié yán]	нейроартропатия, нейропатический артрит
19-094	小儿麻痹后遗症	[xiǎo ér má bì hòu yí zhèng]	осложнения детского паралича
19-095	大脑性瘫痪	[dà nǎo xìng tān huàn]	церебральный (корковый) паралич
19-096	筋挛	[jīn luán]	мышечный спазм
19-097	筋缩	[jīn suō]	контрактура сухожилий
19-098	股骨头缺血性坏死	[gǔ gǔ tóu quē xuè xìng huài sǐ]	ишемический некроз головки бедренной кости
19-099	骨骺骨软骨病	[gǔ hóu gǔ ruǎn gǔ bìng]	болезнь Пертеса (остеохондропатия головки бедра, юношеский деформирующий артрит)
19-100	骨质疏松症	[gǔ zhì shū sōng zhèng]	остеопороз
19-101	骨瘤	[gǔ liú]	остеома (опухоль костной ткани)
19-102	骨肉瘤	[gǔ ròu liú]	остеогенная саркома, остеобластическая саркома, остеолитическая саркома, остеосаркома, остеоид-саркома
19-103	骨软骨瘤	[gǔ ruǎn gǔ liú]	костно-хрящевой экзостоз, остеоид-хондрома, остеохондрома
19-104	骨巨细胞瘤	[gǔ jù xì bāo liú]	остеокластома, остеобластокластома
19-105	骨髓瘤	[gǔ suǐ liú]	миелома, рак костного мозга
19-106	氟骨病	[fú gǔ bìng]	остеофлюороз (избыточное содержание фтора в костной ткани)
19-107	筋伤	[jīn shāng]	повреждение сухожилий и мышц
19-108	筋断	[jīn duàn]	травма сухожилий
19-109	筋粗	[jīn cū]	гипертрофия сухожилий
19-110	肩部扭挫伤	[jiān bù niǔ cuò shāng]	растяжение связок и ушиб плечевого пояса

编码 номер	中文 КИТАЙСКИЙ ЯЗЫК	拼音 ПИНЬИНЬ	俄文 РУССКИЙ ЯЗЫК
19-111	牵拉肩	[qiān lā jiān]	растяжение плеча
19-112	旋前圆肌综合征	[xuán qián yuán jī zōng hé zhēng]	пронаторный синдром
19-113	肩袖损伤	[jiān xiù shǔn shāng]	травма ротаторного манжета плеча
19-114	旋后肌综合征	[xuán hòu jī zōng hé zhēng]	синдром супинатора
19-115	肱骨内上髁炎	[gōng gǔ nèi shàng kē yán]	внутренний плечевой эпикондилит
19-116	肱骨外上髁炎	[gōng gǔ wài shàng kē yán]	внешний плечевой эпикондилит
19-117	肘关节扭挫伤	[zhǒu guān jié niǔ cuò shāng]	растяжение связок и ушиб локтевого сустава
19-118	桡侧伸腕肌腱周围炎	[ráo cè shēn wàn jī jiàn zhōu wéi yán]	перитендинит сухожилий между запястным разгибателем лучевой кости и длинной мышцей, отводящей большой палец
19-119	腕管综合征	[wàn guǎn zōng hé zhēng]	туннельный синдром запястья
19-120	腕关节扭伤	[wàn guān jié niǔ shāng]	растяжение связок запястного сустава
19-121	弹响指	[tán xiǎng zhǐ]	стенозирующий тендовагинит, щелкающий палец, пружинящий палец
19-122	腱鞘囊肿	[jiàn qiào náng zhǒng]	нервный узел, ганглий, синовиальная киста
19-123	梨状肌综合征	[lí zhuàng jī zōng hé zhēng]	синдром грушевидной мышцы
19-124	臀肌挛缩症	[tún jī luán suō zhèng]	синдром контрактуры ягодичной мышцы
19-125	腘窝囊肿	[guó wō náng zhǒng]	подколенная киста
19-126	髌骨软化症	[bìn gǔ ruǎn huà zhèng]	хондромаляция коленной чашечки

编码 номер	中文 китайский язык	拼音 пиньинь	俄文 русский язык
19-127	膝关节创伤性滑膜炎	[xī guān jié chuàng shāng xìng huá mó yán]	травматический синовит коленного сустава
19-128	半月板损伤	[bàn yuè bǎn sǔn shāng]	травма мениска
19-129	膝交叉韧带损伤	[xī jiāo chā rèn dài sǔn shāng]	травма крестообразной связки коленного сустава
19-130	跟痛症	[gēn tòng zhèng]	пяточная боль
19-131	跖痛症	[zhí tòng zhèng]	мортоновская метатарзальная невралгия, метатарзалгия, болезнь Мортона
19-132	颈椎病	[jǐng zhuī bìng]	цервикальная спондилопатия, заболевание шейного отдела позвоночника
19-133	胸椎小关节错缝	[xiōng zhuī xiǎo guān jié cuò fèng]	смещение мелких суставов грудного отдела позвоночника
19-134	胸廓出口综合征	[xiōng kuò chū kǒu zōng hé zhēng]	синдром грудного выхода
19-135	腰椎间盘突出症	[yāo zhuī jiān pán tū chū zhèng]	грыжа межпозвоночного диска поясничного отдела позвоночника
19-136	慢性腰肌劳损	[màn xìng yāo jī láo sǔn]	хроническое перенапряжение мышц поясницы
19-137	第三腰椎横突综合征	[dì sān yāo zhuī héng tū zōng hé zhēng]	синдром поперечного отростка третьего поясничного позвонка
19-138	腰椎椎管狭窄症	[yāo zhuī zhuī guǎn xiá zhǎi zhèng]	стеноз позвоночного канала поясничного отдела позвоночника
19-139	急性腰扭伤	[jí xìng yāo niǔ shāng]	острое растяжение связок поясничного отдела позвоночника
19-140	骶髂关节损伤	[dǐ qià guān jié sǔn shāng]	травма крестцово-подвздошного сустава
19-141	骶尾部挫伤	[dǐ wěi bù cuò shāng]	травма крестцово-подвздошного отдела
19-142	臂丛神经损伤	[bì cóng shén jīng sǔn shāng]	травма плечевого сплетения

编码 номер	中文 китайский язык	拼音 пиньинь	俄文 русский язык
19-143	桡神经损伤	[ráo shén jīng sǔn shāng]	травма лучевого нерва
19-144	尺神经损伤	[chǐ shén jīng sǔn shāng]	травма локтевого нерва
19-145	正中神经损伤	[zhèng zhōng shén jīng sǔn shāng]	травма срединного нерва
19-146	腓总神经损伤	[féi zǒng shén jīng sǔn shāng]	травма общего малоберцового нерва
19-147	胫神经损伤	[jìng shén jīng sǔn shāng]	травма большеберцового нерва
19-148	坐骨神经损伤	[zuò gǔ shén jīng sǔn shāng]	травма седалищного нерва
19-149	挫伤	[cuò shāng]	ушиб, контузия
19-150	扭伤	[niǔ shāng]	вывих
19-151	断裂伤	[duàn liè shāng]	перелом
19-152	撕裂伤	[sī liè shāng]	разрыв
19-153	碾挫伤	[niǎn cuò shāng]	ушибленная, размозженная рана
19-154	开放性损伤	[kāi fàng xìng sǔn shāng]	открытая травма
19-155	闭合性损伤	[bì hé xìng sǔn shāng]	закрытая травма
19-156	持续劳损	[chí xù láo sǔn]	длительное перенапряжение тканей
19-157	颞颌关节紊乱症	[niè hé guān jié wěn luàn zhèng]	расстройство (нарушение функции) височно-нижнечелюстного сустава
19-158	骨错缝	[gǔ cuò fèng]	смещение костей
19-159	腰椎退行性滑脱	[yāo zhuī tuì xíng xìng huá tuō]	регрессивное смещение поясничных позвонков

20 针 灸

Чжэньцзю терапия, иглотерапия и моксотерапия

十四经名称		Название четырнадцати меридианов		
编码 номер	中文 китайский язык	拼音 пиньинь	代码 код	俄文 русский язык
20-001	手太阴肺经	[shǒu tài yīn fèi jīng]	LU	шоу тай инь фэй цзин, ручной меридиан легких Тай Инь
20-002	手阳明大肠经	[shǒu yáng míng dà cháng jīng]	LI	шоу ян мин да чан цзин, ручной меридиан толстого кишечника Ян Мин
20-003	足阳明胃经	[zú yáng míng wèi jīng]	ST	цзу ян мин вэй цзин, ножной меридиан желудка Ян Мин
20-004	足太阴脾经	[zú tài yīn pí jīng]	SP	цзу тай инь пи цзин, ножной меридиан селезенки Тай Инь
20-005	手少阴心经	[shǒu shào yīn xīn jīng]	HT	шоу шао инь синь цзин, ручной меридиан сердца Шао Инь
20-006	手太阳小肠经	[shǒu tài yáng xiǎo cháng jīng]	SI	шоу тай ян сяо чан цзин, ручной меридиан тонкого кишечника Тай Ян
20-007	足太阳膀胱经	[zú tài yáng páng guāng jīng]	BL	цзу тай ян пан гуан цзин, ножной меридиан мочевого пузыря Тай Ян
20-008	足少阴肾经	[zú shào yīn shèn jīng]	KI	цзу шао инь шэнь цзин, ножной меридиан почек Шао Инь
20-009	手厥阴心包经	[shǒu jué yīn xīn bāo jīng]	PC	шоу цзюэ инь синь бао цзин, ручной меридиан перикарда Цзюэ Инь

编码 номер	中文 китайский язык	拼音 пиньинь	代码 код	俄文 русский язык
20-010	手少阳三焦经	[shǒu shào yáng sān jiāo jīng]	TE	шоу шао ян сань цзяо цзин, ручной меридиан тройного обогревателя (san jiao) Шао Ян
20-011	足少阳胆经	[zú shào yáng dǎn jīng]	GB	цзу шао ян дань цзин, ножной меридиан желчного пузыря ноги Шао Ян
20-012	足厥阴肝经	[zú jué yīn gān jīng]	LR	цзу цзюэ инь гань цзин, ножной меридиан печени Цзюэ Инь
20-013	督脉	[dū mài]	GV	ду май, заднесрединный меридиан Думай
20-014	任脉	[rèn mài]	CV	жэнь май, переднесрединный меридиан Жэньмай

经外穴标准定位名称　Название внеканальных точек

编码 номер	中文 китайский язык	拼音 пиньинь	代码 код	俄文 русский язык
20-015	头颈部穴	[tóu jǐng bù xué]	EX-HN	точки на голове и шеи
20-016	胸腹部穴	[xiōng fù bù xué]	EX-CA	точки на груди и пояснице
20-017	背部穴	[bèi bù xué]	EX-B	точки на спине
20-018	上肢穴	[shàng zhī xué]	EX-UE	точки верхних конечностей
20-019	下肢穴	[xià zhī xué]	EX-LE	точки нижних конечностей

经穴名称　Название канальных точек

编码 номер	中文 китайский язык	拼音 пиньинь	拼音名 название на пиньинь	代码 код	俄文 русский язык
20-020	白环俞	[bái huán shù]	Baihuanshu	BL 30	бай хуань шу
20-021	百会	[bǎi huì]	Baihui	GV 20	бай хуэй
20-022	胞肓	[bāo huāng]	Baohuang	BL 53	бао хуан
20-023	本神	[běn shén]	Benshen	GB 13	бэнь шэнь
20-024	髀关	[bì guān]	Biguan	ST 31	би гуань

编码 номер	中文 китайский язык	拼音 пиньинь	拼音名 название на пиньинь	代码 код	俄文 русский язык
20-025	臂臑	[bì nào]	Binao	LI 14	би нао
20-026	秉风	[bǐng fēng]	Bingfeng	SI 12	бин фэн
20-027	步廊	[bù láng]	Bulang	KI 22	бу лан
20-028	不容	[bù róng]	Burong	ST 19	бу жун
20-029	长强	[cháng qiáng]	Changqiang	GV 1	чан цян
20-030	承扶	[chéng fú]	Chengfu	BL 36	чэн фу
20-031	承光	[chéng guāng]	Chengguang	BL 6	чэн гуан
20-032	承浆	[chéng jiāng]	Chengjiang	CV 24	чэн цзян
20-033	承筋	[chéng jīn]	Chengjin	BL 56	чэн цзинь
20-034	承灵	[chéng líng]	Chengling	GB 18	чэн лин
20-035	承满	[chéng mǎn]	Chengman	ST 20	чэн мань
20-036	承泣	[chéng qì]	Chengqi	ST 1	чэн ци
20-037	承山	[chéng shān]	Chengshan	BL 57	чэн шань
20-038	尺泽	[chǐ zé]	Chize	LU 5	чи цзэ
20-039	瘈脉	[chì mài]	Chimai	TE 18	чи май
20-040	冲门	[chōng mén]	Chongmen	SP 12	чун мэнь
20-041	冲阳	[chōng yáng]	Chongyang	ST 42	чун ян
20-042	次髎	[cì liáo]	Ciliao	BL 32	цы ляо
20-043	攒竹	[cuán zhú]	Cuanzhu	BL 2	цуань чжу
20-044	大包	[dà bāo]	Dabao	SP 21	да бао
20-045	大肠俞	[dà cháng shù]	Dachangshu	BL 25	да чан шу
20-046	大都	[dà dū]	Dadu	SP 2	да ду
20-047	大敦	[dà dūn]	Dadun	LR 1	да дунь
20-048	大赫	[dà hè]	Dahe	KI 12	да хэ
20-049	大横	[dà héng]	Daheng	SP 15	да хэн
20-050	大巨	[dà jù]	Daju	ST 27	да цзюй
20-051	大陵	[dà líng]	Daling	PC 7	да лин

編碼 номер	中文 китайский язык	拼音 пиньинь	拼音名 название на пиньинь	代码 код	俄文 русский язык
20-052	大迎	[dà yíng]	Daying	ST 5	да ин
20-053	大钟	[dà zhōng]	Dazhong	KI 4	да чжун
20-054	大杼	[dà zhù]	Dazhu	BL 11	да чжу
20-055	大椎	[dà zhuī]	Dazhui	GV 14	да чжуй
20-056	带脉	[dài mài]	Daimai	GB 26	дай май
20-057	胆俞	[dǎn shù]	Danshu	BL 19	дань шу
20-058	膻中	[dàn zhōng]	Danzhong	CV 17	дань чжун
20-059	地仓	[dì cāng]	Dicang	ST 4	ди цан
20-060	地机	[dì jī]	Diji	SP 8	ди цзи
20-061	地五会	[dì wǔ huì]	Diwuhui	GB 42	ди у хуэй
20-062	督俞	[dū shù]	Dushu	BL 16	ду шу
20-063	犊鼻	[dú bí]	Dubi	ST 35	ду би
20-064	兑端	[duì duān]	Duiduan	GV 27	дуй дуань
20-065	耳和髎	[ěr hé liáo]	Erheliao	TE 22	эр хэ ляо
20-066	耳门	[ěr mén]	Ermen	TE 21	эр мэнь
20-067	二间	[èr jiān]	Erjian	LI 2	эр цзянь
20-068	飞扬	[fēi yáng]	Feiyang	BL 58	фэй ян
20-069	肺俞	[fèi shù]	Feishu	BL 13	фэй шу
20-070	风池	[fēng chí]	Fengchi	GB 20	фэн чи
20-071	风府	[fēng fǔ]	Fengfu	GV 16	фэн фу
20-072	丰隆	[fēng lóng]	Fenglong	ST 40	фэн лун
20-073	风门	[fēng mén]	Fengmen	BL 12	фэн мэнь
20-074	风市	[fēng shì]	Fengshi	GB 31	фэн ши
20-075	跗阳	[fū yáng]	Fuyang	BL 59	фу ян
20-076	浮白	[fú bái]	Fubai	GB 10	фу бай
20-077	扶突	[fú tū]	Futu	LI 18	фу ту
20-078	伏兔	[fú tù]	Futu	ST 32	фу ту

编码 номер	中文 китайский язык	拼音 пиньинь	拼音名 название на пиньинь	代码 код	俄文 русский язык
20-079	浮郄	[fú xì]	Fuxi	BL 38	фу си
20-080	府舍	[fǔ shè]	Fushe	SP 13	фу шэ
20-081	腹哀	[fù āi]	Fu'ai	SP 16	фу ай
20-082	附分	[fù fēn]	Fufen	BL 41	фу фэнь
20-083	腹结	[fù jié]	Fujie	SP 14	фу цзе
20-084	复溜	[fù liū]	Fuliu	KI 7	фу лю
20-085	腹通谷	[fù tōng gǔ]	Futonggu	KI 20	фу тун гу
20-086	肝俞	[gān shù]	Ganshu	BL 18	гань шу
20-087	膏肓	[gāo huāng]	Gaohuang	BL 43	гао хуан
20-088	膈关	[gé guān]	Geguan	BL 46	гэ гуань
20-089	膈俞	[gé shù]	Geshu	BL 17	гэ шу
20-090	公孙	[gōng sūn]	Gongsun	SP 4	гун сунь
20-091	关冲	[guān chōng]	Guanchong	TE 1	гуань чун
20-092	关门	[guān mén]	Guanmen	ST 22	гуань мэнь
20-093	关元	[guān yuán]	Guanyuan	CV 4	гуань юань
20-094	关元俞	[guān yuán shù]	Guanyuanshu	BL 26	гуань юань шу
20-095	光明	[guāng míng]	Guangming	GB 37	гуан мин
20-096	归来	[guī lái]	Guilai	ST 29	гуй лай
20-097	颔厌	[hàn yàn]	Hanyan	GB 4	хань янь
20-098	合谷	[hé gǔ]	Hegu	LI 4	хэ гу
20-099	合阳	[hé yáng]	Heyang	BL 55	хэ ян
20-100	横骨	[héng gǔ]	Henggu	KI 11	хэн гу
20-101	后顶	[hòu dǐng]	Houding	GV 19	хоу дин
20-102	后溪	[hòu xī]	Houxi	SI 3	хоу си
20-103	华盖	[huá gài]	Huagai	CV 20	хуа гай
20-104	滑肉门	[huá ròu mén]	Huaroumen	ST 24	хуа жоу мэнь

编码 номер	中文 китайский язык	拼音 пиньинь	拼音名 название на пиньинь	代码 код	俄文 русский язык
20-105	环跳	[huán tiào]	Huantiao	GB 30	хуань тяо
20-106	肓门	[huāng mén]	Huangmen	BL 51	хуан мэнь
20-107	肓俞	[huāng shù]	Huangshu	KI 16	хуан шу
20-108	会阳	[huì yáng]	Huiyang	BL 35	хуэй ян
20-109	会阴	[huì yīn]	Huiyin	CV 1	хуэй инь
20-110	会宗	[huì zōng]	Huizong	TE 7	хуэй цзун
20-111	魂门	[hún mén]	Hunmen	BL 47	хунь мэнь
20-112	箕门	[jī mén]	Jimen	SP 11	цзи мэнь
20-113	急脉	[jí mài]	Jimai	LR 12	цзи май
20-114	极泉	[jí quán]	Jiquan	HT 1	цзи цюань
20-115	脊中	[jǐ zhōng]	Jizhong	GV 6	цзи чжун
20-116	颊车	[jiá chē]	Jiache	ST 6	цзя чэ
20-117	肩井	[jiān jǐng]	Jianjing	GB 21	цзянь цзин
20-118	肩髎	[jiān liáo]	Jianliao	TE 14	цзянь ляо
20-119	间使	[jiān shǐ]	Jianshi	PC 5	цзянь ши
20-120	肩外俞	[jiān wài shù]	Jianwaishu	SI 14	цзянь вай шу
20-121	肩髃	[jiān yú]	Jianyu	LI 15	цзянь юй
20-122	肩贞	[jiān zhēn]	Jianzhen	SI 9	цзянь чжэнь
20-123	肩中俞	[jiān zhōng shù]	Jianzhongshu	SI 15	цзянь чжун шу
20-124	建里	[jiàn lǐ]	Jianli	CV 11	цзянь ли
20-125	交信	[jiāo xìn]	Jiaoxin	KI 8	цзяо синь
20-126	角孙	[jiǎo sūn]	Jiaosun	TE 20	цзяо сунь
20-127	解溪	[jiě xī]	Jiexi	ST 41	цзе си
20-128	金门	[jīn mén]	Jinmen	BL 63	цзинь мэнь
20-129	筋缩	[jīn suō]	Jinsuo	GV 8	цзинь со
20-130	京骨	[jīng gǔ]	Jinggu	BL 64	цзин гу

编码 номер	中文 китайский язык	拼音 пиньинь	拼音名 название на пиньинь	代码 код	俄文 русский язык
20-131	京门	[jīng mén]	Jingmen	GB 25	цзин мэнь
20-132	睛明	[jīng míng]	Jingming	BL 1	цзин мин
20-133	经渠	[jīng qú]	Jingqu	LU 8	цзин цюй
20-134	鸠尾	[jiū wěi]	Jiuwei	CV 15	цзю вэй
20-135	居髎	[jū liáo]	Juliao	GB 29	цзюй ляо
20-136	巨骨	[jù gǔ]	Jugu	LI 16	цзюй гу
20-137	巨髎	[jù liáo]	Juliao	ST 3	цзюй ляо
20-138	巨阙	[jù què]	Juque	CV 14	цзюй цюэ
20-139	厥阴俞	[jué yīn shù]	Jueyinshu	BL 14	цзюэ инь шу
20-140	孔最	[kǒng zuì]	Kongzui	LU 6	кун цзуй
20-141	口禾髎	[kǒu hé liáo]	Kouheliao	LI 19	коу хэ ляо
20-142	库房	[kù fáng]	Kufang	ST 14	ку фан
20-143	昆仑	[kūn lún]	Kunlun	BL 60	кунь лунь
20-144	劳宫	[láo gōng]	Laogong	PC 8	лао гун
20-145	蠡沟	[lí gōu]	Ligou	LR 5	ли гоу
20-146	厉兑	[lì duì]	Lidui	ST 45	ли дуй
20-147	廉泉	[lián quán]	Lianquan	CV 23	лянь цюань
20-148	梁门	[liáng mén]	Liangmen	ST 21	лян мэнь
20-149	梁丘	[liáng qiū]	Liangqiu	ST 34	лян цю
20-150	列缺	[liè quē]	Lieque	LU 7	ле цюэ
20-151	灵道	[líng dào]	Lingdao	HT 4	лин дао
20-152	灵台	[líng tái]	Lingtai	GV 10	лин тай
20-153	灵墟	[líng xū]	Lingxu	KI 24	лин сюй
20-154	漏谷	[lòu gǔ]	Lougu	SP 7	лоу гу
20-155	颅息	[lú xī]	Luxi	TE 19	лу си
20-156	络却	[luò què]	Luoque	BL 8	ло цюэ
20-157	眉冲	[méi chōng]	Meichong	BL 3	мэй чун

编码 номер	中文 китайский язык	拼音 пиньинь	拼音名 название на пиньинь	代码 код	俄文 русский язык
20-158	命门	[mìng mén]	Mingmen	GV 4	мин мэнь
20-159	目窗	[mù chuāng]	Muchuang	GB 16	му чуан
20-160	脑户	[nǎo hù]	Naohu	GV 17	нао ху
20-161	脑空	[nǎo kōng]	Naokong	GB 19	нао кун
20-162	臑会	[nào huì]	Naohui	TE 13	нао хуэй
20-163	臑俞	[nào shù]	Naoshu	SI 10	нао шу
20-164	内关	[nèi guān]	Neiguan	PC 6	нэй гуань
20-165	内庭	[nèi tíng]	Neiting	ST 44	нэй тин
20-166	膀胱俞	[páng guāng shù]	Pangguangshu	BL 28	пан гуан шу
20-167	脾俞	[pí shù]	Pishu	BL 20	пи шу
20-168	偏历	[piān lì]	Pianli	LI 6	пянь ли
20-169	魄户	[pò hù]	Pohu	BL 42	по ху
20-170	仆参	[pú cān]	Pucan	BL 61	пу цань
20-171	期门	[qī mén]	Qimen	LR 14	ци мэнь
20-172	气冲	[qì chōng]	Qichong	ST 30	ци чун
20-173	气海	[qì hǎi]	Qihai	CV 6	ци хай
20-174	气海俞	[qì hǎi shù]	Qihaishu	BL 24	ци хай шу
20-175	气户	[qì hù]	Qihu	ST 13	ци ху
20-176	气穴	[qì xué]	Qixue	KI 13	ци сюэ
20-177	气舍	[qì shè]	Qishe	ST 11	ци шэ
20-178	前顶	[qián dǐng]	Qianding	GV 21	цянь дин
20-179	前谷	[qián gǔ]	Qiangu	SI 2	цянь гу
20-180	强间	[qiáng jiān]	Qiangjian	GV 18	цян цзянь
20-181	清冷渊	[qīng lěng yuān]	Qinglengyuan	TE 11	цин лэн юань
20-182	青灵	[qīng líng]	Qingling	HT 2	цин лин
20-183	丘墟	[qiū xū]	Qiuxu	GB 40	цю сюй
20-184	曲鬓	[qū bìn]	Qubin	GB 7	цюй бинь

编码 номер	中文 китайский язык	拼音 пиньинь	拼音名 название на пиньинь	代码 код	俄文 русский язык
20-185	曲差	[qū chā]	Qucha	BL 4	цюй ча
20-186	曲池	[qū chí]	Quchi	LI 11	цюй чи
20-187	曲骨	[qū gǔ]	Qugu	CV 2	цюй гу
20-188	曲泉	[qū quán]	Ququan	LR 8	цюй цюань
20-189	曲垣	[qū yuán]	Quyuan	SI 13	цюй юань
20-190	曲泽	[qū zé]	Quze	PC 3	цюй цзе
20-191	颧髎	[quán liáo]	Quanliao	SI 18	цюань ляо
20-192	缺盆	[quē pén]	Quepen	ST 12	цюэ пэнь
20-193	然谷	[rán gǔ]	Rangu	KI 2	жань гу
20-194	人迎	[rén yíng]	Renying	ST 9	жэнь ин
20-195	日月	[rì yuè]	Riyue	GB 24	жи юэ
20-196	乳根	[rǔ gēn]	Rugen	ST 18	жу гэнь
20-197	乳中	[rǔ zhōng]	Ruzhong	ST 17	жу чжун
20-198	三间	[sān jiān]	Sanjian	LI 3	сань цзянь
20-199	三焦俞	[sān jiāo shù]	Sanjiaoshu	BL 22	сань цзяо шу
20-200	三阳络	[sān yáng luò]	Sanyangluo	TE 8	сань ян ло
20-201	三阴交	[sān yīn jiāo]	Sanyinjiao	SP 6	сань инь цзяо
20-202	商丘	[shāng qiū]	Shangqiu	SP 5	шан цю
20-203	商曲	[shāng qū]	Shangqu	KI 17	шан цюй
20-204	商阳	[shāng yáng]	Shangyang	LI 1	шан ян
20-205	上关	[shàng guān]	Shangguan	GB 3	шан гуань
20-206	上巨虚	[shàng jù xū]	Shangjuxu	ST 37	шан цзюй сюй
20-207	上廉	[shàng lián]	Shanglian	LI 9	шан лянь
20-208	上髎	[shàng liáo]	Shangliao	BL 31	шан ляо
20-209	上脘	[shàng wǎn]	Shangwan	CV 13	шан вань
20-210	上星	[shàng xīng]	Shangxing	GV 23	шан син

编码 номер	中文 китайский язык	拼音 пиньинь	拼音名 название на пиньинь	代码 код	俄文 русский язык
20-211	少冲	[shào chōng]	Shaochong	HT 9	шао чун
20-212	少府	[shào fǔ]	Shaofu	HT 8	шао фу
20-213	少海	[shào hǎi]	Shaohai	HT 3	шао хай
20-214	少商	[shào shāng]	Shaoshang	LU 11	шао шан
20-215	少泽	[shào zé]	Shaoze	SI 1	шао цзэ
20-216	申脉	[shēn mài]	Shenmai	BL 62	шэнь май
20-217	身柱	[shēn zhù]	Shenzhu	GV 12	шэнь чжу
20-218	神藏	[shén cáng]	Shencang	KI 25	шэнь цан
20-219	神道	[shén dào]	Shendao	GV 11	шэнь дао
20-220	神封	[shén fēng]	Shenfeng	KI 23	шэнь фэн
20-221	神门	[shén mén]	Shenmen	HT 7	шэнь мэнь
20-222	神阙	[shén què]	Shenque	CV 8	шэнь цюэ
20-223	神堂	[shén táng]	Shentang	BL 44	шэнь тан
20-224	神庭	[shén tíng]	Shenting	GV 24	шэнь тин
20-225	肾俞	[shèn shù]	Shenshu	BL 23	шэнь шу
20-226	食窦	[shí dòu]	Shidou	SP 17	ши доу
20-227	石关	[shí guān]	Shiguan	KI 18	ши гуань
20-228	石门	[shí mén]	Shimen	CV 5	ши мэнь
20-229	手三里	[shǒu sān lǐ]	Shousanli	LI 10	шоу сань ли
20-230	手五里	[shǒu wǔ lǐ]	Shouwuli	LI 13	шоу у ли
20-231	俞府	[shù fǔ]	Shufu	KI 27	шу фу
20-232	束骨	[shù gǔ]	Shugu	BL 65	шу гу
20-233	率谷	[shuài gǔ]	Shuaigu	GB 8	шуай гу
20-234	水道	[shuǐ dào]	Shuidao	ST 28	шуй дао
20-235	水分	[shuǐ fèn]	Shuifen	CV 9	шуй фэнь
20-236	水沟	[shuǐ gōu]	Shuigou	GV 26	шуй гоу
20-237	水泉	[shuǐ quán]	Shuiquan	KI 5	шуй цюань

编码 номер	中文 китайский язык	拼音 пиньинь	拼音名 название на пиньинь	代码 код	俄文 русский язык
20-238	水突	[shuǐ tū]	Shuitu	ST 10	шуй ту
20-239	丝竹空	[sī zhú kōng]	Sizhukong	TE 23	сы чжу кун
20-240	四白	[sì bái]	Sibai	ST 2	сы бай
20-241	四渎	[sì dú]	Sidu	TE 9	сы ду
20-242	四满	[sì mǎn]	Siman	KI 14	сы мэнь
20-243	素髎	[sù liáo]	Suliao	GV 25	су ляо
20-244	太白	[tài bái]	Taibai	SP 3	тай бай
20-245	太冲	[tài chōng]	Taichong	LR 3	тай чун
20-246	太溪	[tài xī]	Taixi	KI 3	тай си
20-247	太乙	[tài yǐ]	Taiyi	ST 23	тай и
20-248	太渊	[tài yuān]	Taiyuan	LU 9	тай юань
20-249	淘道	[táo dào]	Taodao	GV 13	тао дао
20-250	天池	[tiān chí]	Tianchi	PC 1	тянь чи
20-251	天冲	[tiān chōng]	Tianchong	GB 9	тянь чун
20-252	天窗	[tiān chuāng]	Tianchuang	SI 16	тянь чуан
20-253	天鼎	[tiān dǐng]	Tianding	LI 17	тянь дин
20-254	天府	[tiān fǔ]	Tianfu	LU 3	тянь фу
20-255	天井	[tiān jǐng]	Tianjing	TE 10	тянь цзин
20-256	天髎	[tiān liáo]	Tianliao	TE 15	тянь ляо
20-257	天泉	[tiān quán]	Tianquan	PC 2	тянь цюань
20-258	天容	[tiān róng]	Tianrong	SI 17	тянь жун
20-259	天枢	[tiān shū]	Tianshu	ST 25	тянь шу
20-260	天突	[tiān tū]	Tiantu	CV 22	тянь ту
20-261	天溪	[tiān xī]	Tianxi	SP 18	тянь си
20-262	天牖	[tiān yǒu]	Tianyou	TE 16	тянь ю
20-263	天柱	[tiān zhù]	Tianzhu	BL 10	тянь чжу
20-264	天宗	[tiān zōng]	Tianzong	SI 11	тянь цзун

编码 номер	中文 китайский язык	拼音 пиньинь	拼音名 название на пиньинь	代码 код	俄文 русский язык
20-265	条口	[tiáo kǒu]	Tiaokou	ST 38	тяо коу
20-266	听宫	[tīng gōng]	Tinggong	SI 19	тин гун
20-267	听会	[tīng huì]	Tinghui	GB 2	тин хуэй
20-268	通里	[tōng lǐ]	Tongli	HT 5	тун ли
20-269	通天	[tōng tiān]	Tongtian	BL 7	тун тянь
20-270	瞳子髎	[tóng zǐ liáo]	Tongziliao	GB 1	тун цзы ляо
20-271	头临泣	[tóu lín qì]	Toulinqi	GB 15	тоу линь ци
20-272	头窍阴	[tóu qiào yīn]	Touqiaoyin	GB 11	тоу цяо инь
20-273	头维	[tóu wéi]	Touwei	ST 8	тоу вэй
20-274	外关	[wài guān]	Waiguan	TE 5	вай гуань
20-275	外陵	[wài líng]	Wailing	ST 26	вай лин
20-276	外丘	[wài qiū]	Waiqiu	GB 36	вай цю
20-277	完骨	[wán gǔ]	Wangu	GB 12	вань гу
20-278	腕骨	[wàn gǔ]	Wangu	SI 4	вань гу
20-279	维道	[wéi dào]	Weidao	GB 28	вэй дао
20-280	委阳	[wěi yáng]	Weiyang	BL 39	вэй ян
20-281	委中	[wěi zhōng]	Weizhong	BL 40	вэй чжун
20-282	胃仓	[wèi cāng]	Weicang	BL 50	вэй цан
20-283	胃俞	[wèi shù]	Weishu	BL 21	вэй шу
20-284	温溜	[wēn liū]	Wenliu	LI 7	вэнь лю
20-285	屋翳	[wū yì]	Wuyi	ST 15	у и
20-286	五处	[wǔ chù]	Wuchu	BL 5	у чу
20-287	五枢	[wǔ shū]	Wushu	GB 27	у шу
20-288	膝关	[xī guān]	Xiguan	LR 7	си гуань
20-289	膝阳关	[xī yáng guān]	Xiyangguan	GB 33	си ян гуань
20-290	郄门	[xì mén]	Ximen	PC 4	си мэнь
20-291	侠白	[xiá bái]	Xiabai	LU 4	ся бай

编码 номер	中文 китайский язык	拼音 пиньинь	拼音名 название на пиньинь	代码 код	俄文 русский язык
20-292	侠溪	[xiá xī]	Xiaxi	GB 43	ся си
20-293	下关	[xià guān]	Xiaguan	ST 7	ся гуань
20-294	下巨虚	[xià jù xū]	Xiajuxu	ST 39	ся цзюй сюй
20-295	下廉	[xià lián]	Xialian	LI 8	ся лянь
20-296	下髎	[xià liáo]	Xialiao	BL 34	ся ляо
20-297	下脘	[xià wǎn]	Xiawan	CV 10	ся вань
20-298	陷谷	[xiàn gǔ]	Xiangu	ST 43	сянь гу
20-299	消泺	[xiāo luò]	Xiaoluo	TE 12	сяо ло
20-300	小肠俞	[xiǎo cháng shù]	Xiaochangshu	BL 27	сяо чан шу
20-301	小海	[xiǎo hǎi]	Xiaohai	SI 8	сяо хай
20-302	心俞	[xīn shù]	Xinshu	BL 15	синь шу
20-303	囟会	[xìn huì]	Xinhui	GV 22	синь хуэй
20-304	行间	[xíng jiān]	Xingjian	LR 2	син цзянь
20-305	胸乡	[xiōng xiāng]	Xiongxiang	SP 19	сюн сян
20-306	璇玑	[xuán jī]	Xuanji	CV 21	сюань цзи
20-307	悬厘	[xuán lí]	Xuanli	GB 6	сюань ли
20-308	悬颅	[xuán lú]	Xuanlu	GB 5	сюань лу
20-309	悬枢	[xuán shū]	Xuanshu	GV 5	сюань шу
20-310	悬钟	[xuán zhōng]	Xuanzhong	GB 39	сюань чжун
20-311	血海	[xuè hǎi]	Xuehai	SP 10	сюэ хай
20-312	哑门	[yǎ mén]	Yamen	GV 15	я мэнь
20-313	阳白	[yáng bái]	Yangbai	GB 14	ян бай
20-314	阳池	[yáng chí]	Yangchi	TE 4	ян чи
20-315	阳辅	[yáng fǔ]	Yangfu	GB 38	ян фу
20-316	阳纲	[yáng gāng]	Yanggang	BL 48	ян ган
20-317	阳谷	[yáng gǔ]	Yanggu	SI 5	ян гу
20-318	阳交	[yáng jiāo]	Yangjiao	GB 35	ян цзяо

编码 номер	中文 китайский язык	拼音 пиньинь	拼音名 название на пиньинь	代码 код	俄文 русский язык
20-319	阳陵泉	[yáng líng quán]	Yanglingquan	GB 34	ян лин цюань
20-320	阳溪	[yáng xī]	Yangxi	LI 5	ян си
20-321	养老	[yǎng lǎo]	Yanglao	SI 6	ян лао
20-322	腰俞	[yāo shù]	Yaoshu	GV 2	яо шу
20-323	腰阳关	[yāo yáng guān]	Yaoyangguan	GV 3	яо ян гуань
20-324	液门	[yè mén]	Yemen	TE 2	е мэнь
20-325	谚谙	[yì xī]	Yixi	BL 45	и си
20-326	翳风	[yì fēng]	Yifeng	TE 17	и фэн
20-327	意舍	[yì shè]	Yishe	BL 49	и шэ
20-328	阴包	[yīn bāo]	Yinbao	LR 9	инь бао
20-329	阴都	[yīn dū]	Yindu	KI 19	инь ду
20-330	阴谷	[yīn gǔ]	Yingu	KI 10	инь гу
20-331	阴交	[yīn jiāo]	Yinjiao	CV 7	инь цзяо
20-332	阴廉	[yīn lián]	Yinlian	LR 11	инь лянь
20-333	阴陵泉	[yīn líng quán]	Yinlingquan	SP 9	инь лин цюань
20-334	殷门	[yīn mén]	Yinmen	BL 37	инь мэнь
20-335	阴市	[yīn shì]	Yinshi	ST 33	инь ши
20-336	阴郄	[yīn xì]	Yinxi	HT 6	инь си
20-337	龈交	[yín jiāo]	Yinjiao	GV 28	инь цзяо
20-338	隐白	[yǐn bái]	Yinbai	SP 1	инь бай
20-339	膺窗	[yīng chuāng]	Yingchuang	ST 16	ин чуан
20-340	迎香	[yíng xiāng]	Yingxiang	LI 20	ин сян
20-341	涌泉	[yǒng quán]	Yongquan	KI 1	юн цюань
20-342	幽门	[yōu mén]	Youmen	KI 21	ю мэнь
20-343	鱼际	[yú jì]	Yuji	LU 10	юй цзи
20-344	玉堂	[yù táng]	Yutang	CV 18	юй тан

编码 номер	中文 китайский язык	拼音 пиньинь	拼音名 название на пиньинь	代码 код	俄文 русский язык
20-345	玉枕	[yù zhěn]	Yuzhen	BL 9	юй чжэнь
20-346	彧中	[yù zhōng]	Yuzhong	KI 26	юй чжун
20-347	渊腋	[yuān yè]	Yuanye	GB 22	юань е
20-348	云门	[yún mén]	Yunmen	LU 2	юнь мэнь
20-349	章门	[zhāng mén]	Zhangmen	LR 13	чжан мэнь
20-350	照海	[zhào hǎi]	Zhaohai	KI 6	чжао хай
20-351	辄筋	[zhé jīn]	Zhejin	GB 23	чжэ цзинь
20-352	正营	[zhèng yíng]	Zhengying	GB 17	чжэн ин
20-353	支沟	[zhī gōu]	Zhigou	TE 6	чжи гоу
20-354	支正	[zhī zhèng]	Zhizheng	SI 7	чжи чжэн
20-355	秩边	[zhì biān]	Zhibian	BL 54	чжи бянь
20-356	志室	[zhì shì]	Zhishi	BL 52	чжи ши
20-357	至阳	[zhì yáng]	Zhiyang	GV 9	чжи ян
20-358	至阴	[zhì yīn]	Zhiyin	BL 67	чжи инь
20-359	中冲	[zhōng chōng]	Zhongchong	PC 9	чжун чун
20-360	中都	[zhōng dū]	Zhongdu	LR 6	чжун ду
20-361	中渎	[zhōng dú]	Zhongdu	GB 32	чжун ду
20-362	中封	[zhōng fēng]	Zhongfeng	LR 4	чжун фэн
20-363	中府	[zhōng fǔ]	Zhongfu	LU 1	чжун фу
20-364	中极	[zhōng jí]	Zhongji	CV 3	чжун цзи
20-365	中髎	[zhōng liáo]	Zhongliao	BL 33	чжун ляо
20-366	中膂俞	[zhōng lǚ shù]	Zhonglushu	BL 29	чжун люй шу
20-367	中枢	[zhōng shū]	Zhongshu	GV 7	чжун шу
20-368	中庭	[zhōng tíng]	Zhongting	CV 16	чжун тин
20-369	中脘	[zhōng wǎn]	Zhongwan	CV 12	чжун вань
20-370	中渚	[zhōng zhǔ]	Zhongzhu	TE 3	чжун чжу
20-371	中注	[zhōng zhù]	Zhongzhu	KI 15	чжун чжу

编码 номер	中文 китайский язык	拼音 пиньинь	拼音名 название на пиньинь	代码 код	俄文 русский язык
20-372	周荣	[zhōu róng]	Zhourong	SP 20	чжоу жун
20-373	肘髎	[zhǒu liáo]	Zhouliao	LI 12	чжоу ляо
20-374	筑宾	[zhù bīn]	Zhubin	KI 9	чжу бинь
20-375	紫宫	[zǐ gōng]	Zigong	CV 19	цзы гун
20-376	足临泣	[zú lín qì]	Zulinqi	GB 41	цзу линь ци
20-377	足窍阴	[zú qiào yīn]	Zuqiaoyin	GB 44	цзу цяо инь
20-378	足三里	[zú sān lǐ]	Zusanli	ST 36	цзу сань ли
20-379	足通谷	[zú tōng gǔ]	Zutonggu	BL 66	цзу тун гу
20-380	足五里	[zú wǔ lǐ]	Zuwuli	LR 10	цзу у ли

经外穴名称　Название внеканальных точек

编码 номер	中文 китайский язык	拼音 пиньинь	拼音名 название на пиньинь	代码 код	俄文 русский язык
20-381	八风	[bā fēng]	Bafeng	EX-LE 10	ба фэн
20-382	八邪	[bā xié]	Baxie	EX-UE 9	ба се
20-383	百虫窝	[bǎi chóng wō]	Baichongwo	EX-LE 3	бай чун во
20-384	大骨空	[dà gǔ kōng]	Dagukong	EX-UE 5	да гу кун
20-385	胆囊	[dǎn náng]	Dannang	EX-LE 6	дань нан
20-386	当阳	[dāng yáng]	Dangyang	EX-HN 2	дан ян
20-387	定喘	[dìng chuǎn]	Dingchuan	EX-B1	дин чуань
20-388	独阴	[dú yīn]	Duyin	EX-LE 11	ду инь
20-389	耳尖	[ěr jiān]	Erjian	EX-HN 6	эр цзянь
20-390	二白	[èr bái]	Erbai	EX-UE 2	эр бай
20-391	海泉	[hǎi quán]	Haiquan	EX-HN 11	хай цюань
20-392	鹤顶	[hè dǐng]	Heding	EX-LE 2	хэ дин
20-393	夹脊	[jiá jǐ]	Jiaji	EX-B 2	цзя цзи
20-394	金津	[jīn jīn]	Jinjin	EX-HN 12	цзинь цзинь
20-395	颈百劳	[jìng bǎi láo]	Jingbailao	EX-HN 15	цзин бай ляо

编码 номер	中文 китайский язык	拼音 пиньинь	拼音名 название на пиньинь	代码 код	俄文 русский язык
20-396	聚泉	[jù quán]	Juquan	EX-HN 10	цзюй цюань
20-397	髋骨	[kuān gǔ]	Kuangu	EX-LE 1	куань гу
20-398	阑尾	[lán wěi]	Lanwei	EX-LE 7	лань вэй
20-399	内迎香	[nèi yíng xiāng]	Neiyingxiang	EX-HN 9	нэй ин сян
20-400	内踝尖	[nèi huái jiān]	Neihuaijian	EX-LE 8	нэй хуай цзянь
20-401	内膝眼	[nèi xī yǎn]	Neixiyan	EX-LE 4	нэй си янь
20-402	痞根	[pǐ gēn]	Pigen	EX-B 4	пи гэнь
20-403	气端	[qì duān]	Qiduan	EX-LE 12	ци дуань
20-404	球后	[qiú hòu]	Qiuhou	EX-HN 7	цю хоу
20-405	上迎香	[shàng yíng xiāng]	Shangyingxiang	EX-HN 8	шан ин сян
20-406	十七椎	[shí qī zhuī]	Shiqizhui	EX-B 8	ши ци чжуй
20-407	十宣	[shí xuān]	Shixuan	EX-UE 11	ши сюань
20-408	四缝	[sì fèng]	Sifeng	EX-UE 10	сы фэн
20-409	四神聪	[sì shén cōng]	Sishencong	EX-HN 1	сы шэнь цун
20-410	太阳	[tài yáng]	Taiyang	EX-HN 5	тай ян
20-411	外踝尖	[wài huái jiān]	Waihuaijian	EX-LE 9	вай хуай цзянь
20-412	外劳宫	[wài láo gōng]	Wailaogong	EX-UE 8	вай лао гун
20-413	胃脘下俞	[wèi wǎn xià shù]	Weiwanxiashu	EX-B 3	вэй вань ся шу
20-414	膝眼	[xī yǎn]	Xiyan	EX-LE 5	си янь
20-415	下极俞	[xià jí shù]	Xiajishu	EX-B 5	ся цзи шу
20-416	小骨空	[xiǎo gǔ kōng]	Xiaogukong	EX-UE	6 сяо гу кун
20-417	腰奇	[yāo qí]	Yaoqi	EX-B 9	яо ци
20-418	腰痛点	[yāo tòng diǎn]	Yaotongdian	EX-UE 7	яо тун дянь
20-419	腰眼	[yāo yǎn]	Yaoyan	EX-B 7	яо янь

編码 номер	中文 китайский язык	拼音 пиньинь	拼音名 название на пиньинь	代码 код	俄文 русский язык
20-420	腰宜	[yāo yí]	Yaoyi	EX-B 6	яо и
20-421	翳明	[yì míng]	Yiming	EX-HN 14	и мин
20-422	印堂	[yìn táng]	Yintang	EX-HN 3	инь тан
20-423	鱼腰	[yú yāo]	Yuyao	EX-HN 4	юй яо
20-424	玉液	[yù yè]	Yuye	EX-HN 13	юй е
20-425	中魁	[zhōng kuí]	Zhongkui	EX-UE 4	чжун куй
20-426	中泉	[zhōng quán]	Zhongquan	EX-UE 3	чжун цюань
20-427	肘尖	[zhǒu jiān]	Zhoujian	EX-UE 1	чжоу цзянь
20-428	子宫	[zǐ gōng]	Zigong	EX-CA 1	цзы гун

头针穴线　Акупунктурные линии головы

編码 номер	中文 китайский язык	拼音 пиньинь	拼音名 название на пиньинь	代码 код	俄文 русский язык
20-429	额中线	[é zhōng xiàn]	Ezhongxian	MS1	э чжун сянь, срединная линия лба
20-430	额旁 1 线	[é páng yī xiàn]	Epangxian Ⅰ	MS2	э пан и сянь, первая латеральная линия лба
20-431	额旁 2 线	[é páng èr xiàn]	Epangxian Ⅱ	MS3	э пан эр сянь, вторая латеральная линия лба
20-432	额旁 3 线	[é páng sān xiàn]	Epangxian Ⅲ	MS4	э пан сань сянь, третья латеральная линия лба
20-433	顶中线	[dǐng zhōng xiàn]	Dingzhongxian	MS5	дин чжун сянь, срединная линия макушки

编码 номер	中文 китайский язык	拼音 пиньинь	拼音名 название на пиньинь	代码 код	俄文 русский язык
20-434	顶颞前斜线	[dǐng niè qián xié xiàn]	Dingnie Qianxiexian	MS6	дин не цянь се сянь, передняя косая линия теменной и височной зон
20-435	顶颞后斜线	[dǐng niè hòu xié xiàn]	Dingnie Houxiexian	MS7	дин не хоу се сянь, задняя косая линия теменной и височной зон
20-436	顶旁1线	[dǐng páng yī xiàn]	Dingpangxian I	MS8	дин пан и сянь, первая латеральная линия темени
20-437	顶旁2线	[dǐng páng èr xiàn]	Dingpangxian II	MS9	дин пан эр сянь, вторая латеральная линия темени
20-438	颞前线	[niè qián xiàn]	Nieqianxian	MS10	не цянь сянь, третья латеральная линия темени
20-439	颞后线	[niè hòu xiàn]	Niehouxian	MS11	не хоу сянь, задняя височная линия
20-440	枕上正中线	[zhěn shàng zhèng zhōng xiàn]	Zhenshang Zhengzhongxian	MS12	чжэнь шан чжэн чжун сянь, верхняя срединная линия затылка
20-441	枕上旁线	[zhěn shàng páng xiàn]	Zhenshang Pangxian	MS13	чжэнь шан пан сянь, верхняя латеральная линия затылка
20-442	枕下旁线	[zhěn xià páng xiàn]	Zhenxia Pangxian	MS14	чжэнь ся пан сянь, нижняя латеральная линия затылка

耳郭分区　Зоны ушной раковины

编码 номер	中文 КИТАЙСКИЙ ЯЗЫК	拼音 пиньинь	拼音名 название на пиньинь	代码 код	俄文 русский язык
20-443	耳轮	[ěr lún]	Erlun	HX	завиток ушной раковины
20-444	耳舟	[ěr zhōu]	Erzhou	SF	ладьевидная ямка ушной раковины
20-445	对耳轮	[duì ěr lún]	Duierlun	AH	противозавиток ушной раковины
20-446	三角窝	[sān jiǎo wō]	Sanjiaowo	TG	треугольная ямка ушной раковины
20-447	对耳屏	[duì ěr píng]	Duierping	AT	противокозелок ушной раковины
20-448	耳甲	[ěr jiǎ]	Erjia	CO	раковина уха
20-449	耳垂	[ěr chuí]	Erchui	LO	мочка уха
20-450	耳背	[ěr bèi]	Erbei	P	задняя поверхность ушной раковины
20-451	耳根	[ěr gēn]	Ergen	R	основание уха

耳穴名称　Наименование аурикул (акупунктурных точек на ушной раковине)

编码 номер	中文 КИТАЙСКИЙ ЯЗЫК	拼音 пиньинь	拼音名 название на пиньинь	代码 код	俄文 русский язык
20-452	耳中	[ěr zhōng]	Erzhong	HX_1	центр уха
20-453	直肠	[zhí cháng]	Zhichang	HX_2	прямая кишка
20-454	尿道	[niào dào]	Niaodao	HX_3	уретра
20-455	外生殖器	[wài shēng zhí qì]	Waishengzhiqi	HX_4	наружные половые органы
20-456	肛门	[gāng mén]	Gangmen	HX_5	анус
20-457	耳尖	[ěr jiān]	Erjian	$HX_{6,7i}$	кончик уха
20-458	结节	[jié jié]	Jiejie	HX_8	туберкул, узелок, уплотнение

编码 номер	中文 китайский язык	拼音 пиньинь	拼音名 название на пиньинь	代码 код	俄文 русский язык
20-459	轮 1	[lún yī]	Lunyi	HX_9	завиток ушной раковины 1
20-460	轮 2	[lún èr]	Luner	HX_{10}	завиток ушной раковины 2
20-461	轮 3	[lún sān]	Lunsan	HX_{11}	завиток ушной раковины 3
20-462	轮 4	[lún sì]	Lunsi	HX_{12}	завиток ушной раковины 4
20-463	指	[zhǐ]	Zhi	SF_1	палец руки
20-464	腕	[wàn]	Wan	SF_2	запястье
20-465	风溪	[fēng xī]	Fengxi	$SF_{1,2i}$	ветряной поток
20-466	肘	[zhǒu]	Zhou	SF_3	локоть
20-467	肩	[jiān]	Jian	$SF_{4,5}$	плечо
20-468	锁骨	[suǒ gǔ]	Suogu	SF_6	ключица
20-469	跟	[gēn]	Gen	AH_1	пятка
20-470	趾	[zhǐ]	Zhi	AH_2	палец ноги
20-471	踝	[huái]	Huai	AH_3	лодыжка, щиколотка
20-472	膝	[xī]	Xi	AH_4	колено
20-473	髋	[kuān]	Kuan	AH_5	бедро
20-474	坐骨神经	[zuò gǔ shén jīng]	Zuogushenjing	AH_6	седалищный нерв
20-475	交感	[jiāo gǎn]	Jiaogan	AH_{6a}	симпатический нерв
20-476	臀	[tún]	Tun	AH_7	ягодицы
20-477	腹	[fù]	Fu	AH_8	живот
20-478	腰骶椎	[yāo dǐ zhuī]	Yaodizhui	AH_9	пояснично-крестцовые позвонки
20-479	胸	[xiōng]	Xiong	AH_{10}	грудь
20-480	胸椎	[xiōng zhuī]	Xiongzhui	AH_{11}	грудной отдел позвоночника

编码 номер	中文 китайский язык	拼音 пиньинь	拼音名 название на пиньинь	代码 код	俄文 русский язык
20-481	颈	[jǐng]	Jing	AH_{12}	шея
20-482	颈椎	[jǐng zhuī]	Jingzhui	AH_{13}	шейный отдел позвоночника
20-483	角窝上	[jiǎo wō shàng]	Jiaowoshang	TF_1	верхняя треугольная выемка
20-484	内生殖器	[nèi shēng zhí qì]	Neishengzhiqi	TF_2	внутренние половые органы
20-485	角窝中	[jiǎo wō zhōng]	Jiaowozhong	TF_3	средняя треугольная выемка
20-486	神门	[shén mén]	Shenmen	TF_4	шэнь мэнь
20-487	盆腔	[pén qiāng]	Penqiang	TF_5	тазовая полость
20-488	上屏	[shàng píng]	Shangping	TG_1	верхнй козелок
20-489	下屏	[xià píng]	Xiaping	TG_2	нижний козелок
20-490	外耳	[wài ér]	Waier	TG_{1u}	наружное ухо
20-491	屏尖	[píng jiān]	Pingjian	TG_{1p}	кончик козелка
20-492	外鼻	[wài bí]	Waibi	$TG_{1,2i}$	наружный нос
20-493	肾上腺	[shèn shàng xiàn]	Shenshangxian	TG_{2p}	надпочечники
20-494	咽喉	[yān hóu]	Yanhou	TG_3	горло, глотка
20-495	内鼻	[nèi bí]	Neibi	TG_4	внутренний нос
20-496	屏间前	[píng jiān qián]	Pingjianqian	TG_{2i}	передний средний козелок
20-497	额	[é]	E	AT_1	лоб
20-498	屏间后	[píng jiān hòu]	Pingjianhou	AT_{11}	задний средний козелок
20-499	颞	[niè]	Nie	AT_2	висок
20-500	枕	[zhěn]	Zhen	AT_3	затылок
20-501	皮质下	[pí zhì xià]	Pizhixia	AT_4	подкорковые образования головного мозга

编码 номер	中文 китайский язык	拼音 пиньинь	拼音名 название на пиньинь	代码 код	俄文 русский язык
20-502	对屏尖	[duì píng jiān]	Duipingjian	$AT_{1,2,4i}$	верхняя точка противокозелка
20-503	缘中	[yuán zhōng]	Yuanzhong	$AT_{2,3,4i}$	срединный ободок
20-504	脑干	[nǎo gàn]	Naogan	$AT_{3,4i}$	мозговой ствол
20-505	口	[kǒu]	Kou	CO_1	рот
20-506	食道	[shí dào]	Shidao	CO_2	пищевод
20-507	贲门	[bēn mén]	Benmen	CO_3	вход в желудок
20-508	胃	[wèi]	Wei	CO_4	желудок
20-509	十二指肠	[shí èr zhǐ cháng]	Shi'erzhichang	CO_5	12 перстная кишка
20-510	小肠	[xiǎo cháng]	Xiaochang	CO_6	тонкий кишечник
20-511	大肠	[dà cháng]	Dachang	CO_7	толстый кишечник
20-512	阑尾	[lán wěi]	Lanwei	$CO_{6,7i}$	аппендицит
20-513	艇角	[tǐng jiǎo]	Tingjiao	CO_8	угол ушной раковины
20-514	膀胱	[páng guāng]	Pangguang	CO_9	мочевой пузырь
20-515	肾	[shèn]	Shen	CO_{10}	почка
20-516	输尿管	[shū niào guǎn]	Shuniaoguan	$CO_{9,10i}$	уретра, мочеиспускательный канал
20-517	胰胆	[yí dǎn]	Yidan	CO_{11}	поджелудочная железа и желчный пузырь
20-518	肝	[gān]	Gan	CO_{12}	печень
20-519	艇中	[tǐng zhōng]	Tingzhong	$CO_{6,10i}$	центр ушной раковины
20-520	脾	[pí]	Pi	CO_{13}	селезенка
20-521	心	[xīn]	Xin	CO_{15}	сердце

编码 номер	中文 КИТАЙСКИЙ ЯЗЫК	拼音 ПИНЬИНЬ	拼音名 название на ПИНЬИНЬ	代码 КОД	俄文 русский язык
20-522	气管	[qì guǎn]	Qiguan	CO_{16}	трахея
20-523	肺	[fèi]	Fei	CO_{14}	легкое
20-524	三焦	[sān jiāo]	Sanjiao	CO_{17}	тройной обогреватель
20-525	内分泌	[nèi fēn mì]	Neifenmi	CO_{18}	эндокринная секреция
20-526	牙	[yá]	Ya	LO_1	зуб
20-527	舌	[shé]	She	LO_2	язык
20-528	颌	[hé]	He	LO_3	челюсть
20-529	垂前	[chuí qián]	Chuiqian	LO_4	передняя часть мочки уха
20-530	眼	[yǎn]	Yan	LO_5	глаз
20-531	内耳	[nèi ěr]	Neier	LO_6	внутренне ухо
20-532	面颊	[miàn jiá]	Mianjia	$LO_{5,6i}$	щека
20-533	扁桃体	[biǎn táo tǐ]	Biantaoti	$LO_{7,8,9}$	миндалина, тонзилла, миндалевидная железа
20-534	耳背心	[ěr bèi xīn]	Erbeixin	P_1	сердце задней поверхности уха
20-535	耳背肺	[ěr bèi fèi]	Erbeifei	P_2	легкие задней поверхности уха
20-536	耳背脾	[ěr bèi pǐ]	Erbeipi	P_3	селезенка задней поверхности уха
20-537	耳背肝	[ěr bèi gān]	Erbeigan	P_4	печень задней поверхности уха
20-538	耳背肾	[ěr bèi shèn]	Erbeishen	P_5	почка задней поверхности уха

编码 номер	中文 китайский язык	拼音 пиньинь	拼音名 название на пиньинь	代码 код	俄文 русский язык
20-539	耳背沟	[ěr bèi gōu]	Erbeigou	Ps	выемка (желобок) задней поверхности уха
20-540	上耳根	[shàng ěr gēn]	Shang'ergen	R_1	корень верхнего уха
20-541	耳迷根	[ěr mí gēn]	Ermigen	R_2	корень блуждающего нерва уха
20-542	下耳根	[xià ěr gēn]	Xiaergen	R_3	корень нижнего уха

21 养生康复、五运六气

Взращивание жизни Яншэн, реабилитация ТКМ, круговорот пяти стихий и шесть типов Ци

编码 номер	中文 китайский язык	拼音 пиньинь	俄文 русский язык
21-001	养生康复	[yǎng shēng kāng fù]	взращивание жизни Яншэн и реабилитация
21-002	导引	[dǎo yǐn]	даоинь (даосское искусство работы с телом, жизненной силой и сознанием), дыхательная гимнастика у даосов
21-003	吐纳	[tǔ nà]	дыхательные упражнения (у даосов)
21-004	服食	[fú shí]	принятие пищи и лекарственных препаратов
21-005	恬恢虚无	[tián dàn xū wú]	невозмутимость сознания и спокойный разум
21-006	发陈	[fā chén]	рост и развитие
21-007	蕃秀	[fān xiù]	процветание
21-008	容平	[róng píng]	созревание и умиротворение
21-009	春夏养阳,秋冬养阴	[chūn xià yǎng yáng, qiū dōng yǎng yīn]	весна и лето питают Ян, осень и зима питают Инь
21-010	法于阴阳	[fǎ yú yīn yáng]	следовать правилам Инь и Ян
21-011	和于术数	[hé yú shù shù]	гармонизация по правилам гадания и предсказания по взаимодействию стихий в китайской космогонии и действию полярных сил Инь и Ян
21-012	形与神俱	[xíng yǔ shén jù]	гармония духовного и телесного

编码 номер	中文 китайский язык	拼音 пиньинь	俄文 русский язык
21-013	天年	[tiān nián]	срок жизни, закончившийся смертью
21-014	精神内守	[jīng shén nèi shǒu]	хранение эссенции Цзин и духа Шэнь внутри
21-015	独立守神	[dú lì shǒu shén]	самоконтроль
21-016	积精全神	[jī jīng quán shén]	сохранение сущности и концентрация мысли
21-017	呼吸精气	[hū xī jīng qì]	вдыхание чистого воздуха
21-018	七损八益	[qī sǔn bā yì]	семь типов повреждений и восемь типов пользы (выгоды)
21-019	闭藏	[bì cáng]	закрывать и прятать
21-020	胎教	[tāi jiào]	воспитание плода (соблюдаемая беременной женщиной осмотрительность в мыслях, речах и поступках,содействующая рождению здорового ребенка)
21-021	胎养	[tāi yǎng]	питание плода
21-022	产褥	[chǎn rù]	послеродовой период
21-023	逐月养胎法	[zhú yuè yǎng tāi fǎ]	законы ежемесячного питания в период беременности
21-024	拭口	[shì kǒu]	очищение ротовой полости у новорожденного (техника питания и гигиены для новорожденного)
21-025	五运	[wǔ yùn]	круговорот пяти стихий (в течение года, по знакам десятеричного цикла)
21-026	五常	[wǔ cháng]	пять постоянств
21-027	六气	[liù qì]	шесть изменений природы; шесть типов Ци
21-028	燥	[zào]	сухость
21-029	湿	[shī]	сырость

编码 номер	中文 китайский язык	拼音 пиньинь	俄文 русский язык
21-030	暑气	[shǔ qì]	Ци летнего зноя
21-031	燥气	[zào qì]	Ци сухости
21-032	干支	[gān zhī]	небесные стволы и земные ветви
21-033	甲子	[jiǎ zǐ]	шестидесятилетний цикл
21-034	生化	[shēng huà]	рождение и трансформация
21-035	主运	[zhǔ yùn]	основной круговорот
21-036	五音建运，太少 相生	[wǔ yīn jiàn yùn, tài shào xiāng shēng]	пять ступеней гаммы управляют перемещением, используются для выявления избытка и недостатка
21-037	五步推运	[wǔ bù tuī yùn]	техника пятишагового подсчета ежегодного основного круговорота (сил Инь и Ян или пяти стихий в природе)
21-038	客运	[kè yùn]	изменения при смене пяти сезонов
21-039	主气	[zhǔ qì]	основная Ци, Ци-хозяин
21-040	客气	[kè qì]	аномальные климатические явления, Ци-гость
21-041	司天	[sī tiān]	небесный контроль, небесная Ци
21-042	在泉	[zài quán]	земная Ци
21-043	间气	[jiān qì]	промежуточная Ци
21-044	客主加临	[kè zhǔ jiā lín]	объединение Ци-хозяина и Ци-гостя для прогнозирования возникновения возможных заболеваний
21-045	六元	[liù yuán]	6 патогенных факторов; 6 типов климатических условий
21-046	主客	[zhǔ kè]	главный и второстепенный, Ци-хозяин и Ци-гость
21-047	运气同化	[yùn qì tóng huà]	единство источника и ассимиляция круговорота энергии Ци
21-048	天符	[tiān fú]	соответствие небесной Ци

编码 номер	中文 китайский язык	拼音 пиньинь	俄文 русский язык
21-049	岁会	[suì huì]	годичная погода
21-050	同天符	[tóng tiān fú]	одинаковое небесное соответствие
21-051	同岁会	[tóng suì huì]	одинаковая годичная погода
21-052	太乙天符	[tài yǐ tiān fú]	небесное соответствие «Великое Единство»
21-053	平气	[píng qì]	нормальное движение Ци
21-054	太过	[tài guò]	избыточный
21-055	不及	[bù jí]	недостаточный
21-056	气交	[qì jiāo]	конвергенция Инь и Ян, конвергенция (встреча, схождение) небесной и земной Ци
21-057	八正	[bā zhèng]	восемь годовых вех; восемь направлений
21-058	八纪	[bā jì]	восемь солнечных периодов
21-059	两阴交尽	[liǎng yīn jiāo jìn]	слияние и истощение двойного Инь
21-060	交司时刻	[jiāo sī shí kè]	управляющий (основной) период в пяти доминантах
21-061	湿化	[shī huà]	трансформация сырости
21-062	子午流注	[zǐ wǔ liú zhù]	отлив и прилив полуночи и полдня
21-063	火化少阳	[huǒ huà shào yáng]	трансформация огня недостаточного Ян
21-064	标本中气	[biāo běn zhōng qì]	видоизменение и основная природа срединной Ци
21-065	水土不服	[shuǐ tǔ bù fú]	неакклиматизированный, не приспособиться к новой среде, новому климату
21-066	得气	[dé qì]	получение Ци (ощущение при иглоукалывании)

附　录

Приложение

中医典籍——书名、作者、成书年代（按书名拼音顺序排列）

Приложение Классическая литература традиционной китайской медицины—название трактата, автор, дата издания (систематическое расположение по пиньину по алфавитному порядку)

敖氏伤寒金镜录 [áo shì shāng hán jīn jìng lù]

Ao 's Golden Mirror Records for Cold Damage ао ши шан хань цзинь цзин лу, Du Qingbi 杜清碧, 1341

白喉条辨 [bái hóu tiáo biàn]

Systematic Analysis of Diphtheria бай хоу тяо бянь, Chen Baoshan 陈宝善, 1887

保婴撮要 [bǎo yīng cuō yào]

Essentials of the Care of Infants бао ин цо яо, Xue Kai 薛凯, 1555

备急灸法 [bèi jí jiǔ fǎ]

Moxibustion Technique for Emergency бэй цзи цзю фа, Wenren Qinian 闻人耆年, 1226

备急千金要方 [bèi jí qiān jīn yào fāng]

Important Prescriptions Worth a Thousand Gold for Emergency бэй цзи цянь цзинь яо фан, Sun Simiao 孙思邈, 7th century

本草备要 [běn cǎo bèi yào]

Essentials of Materia Medica бэнь цао бэй яо, Wang Ang 汪昂, 1664

本草便读 [běn cǎo biàn dú]

Convenient Reader of Materia Medica бэнь цао бянь ду, Zhang Bingcheng 张秉成, 1887

本草别说 [běn cǎo bié shuō]

Alternative Statements in Materia Medica бэнь цао бе шо, Chen Cheng 陈承, 1086

本草崇原 [běn cǎo chóng yuán]

Reverence for the Origin of Materia Medica бэнь цао чун юань, Zhang Zhicong 张志聪, 1663

本草从新 [běn cǎo cóng xīn]

New Revised Materia Medica бэнь цао цун синь, Wu Yiluo 吴仪洛, 1751

本草发挥 [běn cǎo fā huī]

Elaboration of Materia Medica бэнь цао фа хуэй, Xu Yanchun 徐彦纯, 1384

本草发明 [běn cǎo fā míng]

Illumination of Materia Medica бэнь цао фа мин, Huangfu Song 皇甫嵩, 1578

本草分经 [běn cǎo fēn jīng]

Materia Medica Arranged by Channel Tropism бэнь цао фэнь цзин, Yao Lan 姚澜, 1840

本草纲目 [běn cǎo gāng mù]

Compendium of Materia Medica бэнь цао ган му, Li Shizhen 李时珍, 1596

本草纲目拾遗 [běn cǎo gāng mù shí yí]

Supplement to Compendium of Materia Medica бэнь цао ган му ши и, Zhao Xuemin 赵学敏, 1765

本草害利 [běn cǎo hài lì]

Harm and Benefit in Materia Medica бэнь цао хай ли, Ling Huan 凌奂, 1893

本草汇言 [běn cǎo huì yán]

Treasury of Words on Materia Medica бэнь цао хуэй янь, Ni Zhumo 倪朱谟, 1624

本草经集注 [běn cǎo jīng jí zhù]

Collective Commentaries on Classics of Materia Medica бэнь цао цзин цзи чжу, Tao Hongjing 陶弘景, 5th century

本草经疏辑要 [běn cǎo jīng shū jí yào]

Dissemination of the Essentials of Materia Medica бэнь цао цзин шу цзи яо, Wu Shikai 吴世铠, 1809

本草蒙筌 [běn cǎo méng quán]

Enlightening Primer of Materia Medica бэнь цао мэн цюань, Chen Jiamo 陈嘉谟, 1525

本草品汇精要 [běn cǎo pǐn huì jīng yào]

Collected Essentials of Species of Materia Medica бэнь цао пинь хуэй цзи цзин яо, Liu Wentai 刘文泰, 1505

本草求真 [běn cǎo qiú zhēn]

Seeking Accuracy in Materia Medica бэнь цао цю чжэнь, Huang Gongxiu 黄宫秀, 1769

本草三家合注 [běn cǎo sān jiā hé zhù]

Combined Annotations of Three Experts on Materia Medica бэнь цао сань цзя хэ чжу, Guo Rucong 郭汝聪, 1803

本草拾遗 [běn cǎo shí yí]

Supplement to Materia Medica бэнь цао ши и, Chen Cangqi 陈藏器, 720

本草述 [běn cǎo shù]

Description of Materia Medica бэнь цао шу, Liu Ruojin 刘若金, 1664

本草述钩玄 [běn cǎo shù gōu xuán]

Delving into the Description of Materia Medica бэнь цао шу гоу сюань, Yang Shitai 杨时泰, 1842

本草思辨录 [běn cǎo sī biàn lù]

Records of Thoughtful Differentiation of Materia Medica бэнь цао сы бянь лу, Zhou Yan 周岩, 1904

本草通玄 [běn cǎo tōng xuán]

Penetrating the Mysteries of Materia Medica бэнь цао тун сюань, Li Zhongzi 李中梓, late Ming (17th century)

本草问答 [běn cǎo wèn dá]

Questions and Answers on Materia Medica бэнь цао вэнь да, Tang Zonghai 唐宗海, 1893

本草详节 [běn cǎo xiáng jié]

Detailed Materia Medica бэнь цао сян цзе, Min Yue 闵钺, 1681

本草新编 [běn cǎo xīn biān]

New Compilation of Materia Medica бэнь цао синь бянь, Chen Shiduo 陈士铎, 1687

本草衍义 [běn cǎo yǎn yì]

Amplification on Materia Medica бэнь цао янь и, Kou Zongshi 寇宗奭, 1116

本草衍义补遗 [běn cǎo yǎn yì bǔ yí]

Supplement to the Amplification on Materia Medica бэнь цао янь и бу и, Zhu Zhenheng 朱震亨, 1347

本草原始 [běn cǎo yuán shǐ]

Origins of Materia Medica бэнь цао юань ши, Li Zhongzi 李中梓, 1612

本草再新 [běn cǎo zài xīn]

Renewed Materia Medica бэнь цао цзай синь, Ye Gui 叶桂, 1820

本草正 [běn cǎo zhèng]

Orthodox Materia Medica бэнь цао чжэн, Zhang Jiebin 张介宾, 1624

本草正义 [běn cǎo zhèng yì]

Orthodox Interpretation of Materia Medica бэнь цао чжэн и, Zhang Deyu 张德裕, 1828

本经逢原 [běn jīng féng yuán]

Encountering with Origin of Herbal Classic бэнь цзин фэн юань, Zhang Lu 张璐, 1695

本经疏证 [běn jīng shū zhèng]

Commentary on Herbal Classic бэнь цзин шу чжэн, Zou Shu 邹澍, 1832

濒湖脉学 [bīn hú mài xué]

Binhu's Sphygmology бинь ху май сюэ, Li Shizhen 李时珍, 1564

不谢方 [bù xiè fāng]

'*Your welcome*' *Prescriptions* бу сэ фан, Lu Maoxiu 陆懋修, Qing Dynasty

察病指南 [chá bìng zhǐ nán]

A Guide to Diagnosis of Diseases ча бин чжи нань, Shi Fa 施发, 1241

长沙药解 [cháng shā yào jiě]

Changsha Explanation of Medicines чан ша яо цзе, Huang Yuanyu 黄元御, 1753

成方便读 [chéng fāng biàn dú]

Convenient Reader of Established Prescriptions чэн фан бянь ду, Zhang Bingcheng 张秉成, 1904

成方切用 [chéng fāng qiè yòng]

Practical Set Prescriptions чэн фан це юн, Wu Yiluo 吴仪洛, 1761

赤水玄珠 [chì shuǐ xuán zhū]

Black Pearl from Red River чи шуй сюань чжу, Sun Yikui 孙一奎, 1584

重订广温热论 [chóng dìng guǎng wēn rè lùn]

Revised and Expanded Discussion of Warm-Heat Diseases чун дин гуан вэнь жэ лунь, He Bingyuan 何炳元, 1907

重庆堂随笔 [chóng qìng táng suí bǐ]

Jottings from Repeated Celebration House чун цин тан суй би, Wang Xuequan

王学权，1808

重修政和经史证类备急本草 [chóng xiū zhèng hé jīng shǐ zhèng lèi bèi jí běn cǎo]

Revised Zhenghe Classified Materia Medica from Historical Classics for Emergency чун сю чжэн хэ цзин ши чжэн лэй бэй цзи бэн цао, North Song imperial government 北宋政府, 1116

串雅内编 [chuàn yǎ nèi biān]

Internal Treatise of Folk Medicine чуань я нэй бянь, Zhao Xuemin 赵学敏, 1759

串雅外编 [chuàn yǎ wài biān]

External Treatise of Folk Medicine чуань я вай бянь, Zhao Xuemin 赵学敏, 1759

疮疡经验全书 [chuāng yáng jīng yàn quán shū]

Complete Manual of Experience in the Treatment of Sores чуан ян цзин янь цюань шу, Dou Hanqing 窦汉卿, 1569

丹溪心法 [dān xī xīn fǎ]

Danxi's Experiential Therapy дань си синь фа, Cheng Chong 程充, 1481

东医宝鉴 [dōng yī bǎo jiàn]

Treasured Mirror of Oriental Medicine дун и бао цзянь, Xu Jun (Korea) 许浚（朝鲜），1613

得配本草 [dé pèi běn cǎo]

Combinations of Materia Medica дэ пэй бэнь цао, Yan Jie 严洁, 1761

滇南本草 [diān nán běn cǎo]

Materia Medica of South Yunnan дянь нань бэнь цао, Lan Mao 兰茂, 1436

痘疹心法 [dòu zhěn xīn fǎ]

Personal Experience on Smallpox and Eruptive Diseases доу чжэнь синь фа, Wan Quan 万全, 1568

读医随笔 [dú yī suí bǐ]

Random Notes while Reading about Medicine ду и суй би, Zhou Xuehai 周学海, 1898

方氏脉症正宗 [fāng shì mài zhèng zhèng zōng]

Fang's Orthodox Lineage of Pulse and Symptoms фан ши май чжэн чжэн цзун, Fang Zhaoquan 方肇权, 1749

伏气解 [fú qì jiě]

Explanation of Latent Qi фу ци цзе, Ye Lin 叶霖, 1897

妇人大全良方 [fù rén dà quán liáng fāng]

An Complete Collection of Effective Prescriptions for Women фу жэнь да цюань лян фан, Wang Haogu 王好古, 1237

妇人良方 [fù rén liáng fāng]

Effective Prescriptions for Women фу жэнь лян фан, Chen Ziming 陈自明, 1237

傅青主女科 [fù qīng zhǔ nǚ kē]

Fu Qingzhu's Obstetrics and Gynecology фу цин чжу нюй кэ, Fu Shan 傅山, 1827

格致余论 [gé zhì yú lùn]

Further Discourses on Acquiring Knowledge by Studying Properties of Things гэ чжи юй лунь, Zhu Zhenheng 朱震亨, 1347

古今录验方 [gǔ jīn lù yàn fāng]

Records of Proved Prescriptions, Ancient and Modern гу цзинь лу янь фан, Zhen Liyan 甄立言, 627

古今图书集成医部全录 [gǔ jīn tú shū jí chéng yī bù quán lù]

Complete Medical Works of the Library Collection, Ancient and Modern гу цзинь ту шу цзи чэн и бу цюань лу, Jiang Tingxi 蒋廷锡, 1723

古今医案按 [gǔ jīn yī àn àn]

Comments on Ancient and Modern Case Records гу цзинь и ань ань, Yu Zhen 余震, 1778

韩氏医通 [hán shì yī tōng]

Han 's General Medicine хань ши и тун, Han Mao 韩懋, 1522

和剂局方 [hé jì jú fāng]

Formulary of the Bureau of Pharmacy хэ цзи цзюй фан, Imperial Medical Bureau 太医局, 1107

古今医统大全 [gǔ jīn yī tǒng dà quán]

Medical Complete Books–Ancient and Modern гу цзинь и тун да цюань, Xu Chunfu 徐春甫, 1556

广温疫论 [guǎng wēn yì lùn]

Discussion of Widespread Warm Epidemics гуан вэнь и лунь, Dai Tianzhang 戴天章, 1774

喉科指掌 [hóu kē zhǐ zhǎng]

Guide Book for Laryngology хоу кэ чжи чжан, Zhang Zongliang 张宗良, 1765

黄帝内经 [huáng dì nèi jīng]

Huangdi's Internal Classic хуан ди нэй цзин, Anonymous in Warring States Period (457 BC – 221 BC)

黄帝内经太素 [huáng dì nèi jīng tài sù]

Great Siplicity of Huangdi's Internal Classic хуан ди нэй цзин тай су, Yang Shangshan 杨上善, 7th–8th century

黄帝素问宣明论方 [huáng dì sù wèn xuān míng lùn fāng]

Prescriptions and Exposition of Huangdi's Plain Questions хуан ди су вэнь суань мин лунь фан, Liu Wansu 刘完素, 1172

霍乱论 [huò luàn lùn]

Discussion of Sudden Turmoil хо луань лунь, Wang Shixiong 王士雄, 1862

急救良方 [jí jiù liáng fāng]

Fine Prescriptions in Emergency цзи цзю лян фан, Zhang Shiche 张时彻, 1550

济生方 [jì shēng fāng]

Prescriptions to Aid the Living цзи шэн фан, Yan Yonghe 严用和, 1253

济阴纲目 [jì yīn gāng mù]

Outline for Women's Diseases цзи инь ган му, Wu Zhiwang 武之望, 1620

济阳纲目 [jì yáng gāng mù]

Outline for Male Diseases цзи ян ган му, Wu Zhiwang 武之望, 1626

嘉祐本草 [jiā yòu běn cǎo]

Materia Medica of the Jiayou Reign цзя ю бэнь цао, Zhang Yuxi 掌禹锡, 1061

简便方 [jiǎn biàn fāng]

Simple Convenient Prescriptions цзянь бянь фан, Wang Yousun 王幼孙, 1298

绛雪园古方选注 [jiàng xuě yuán gǔ fāng xuǎn zhù]

Selected Annotations to Ancient Prescriptions from the Crimson Snow Garden цзян сюэ юань гу фан сюань чжу, Wang Zijie 王子接, 1732

金匮要略 [jīn guì yào lüè]

Synopsis of the Golden Chamber цзинь гуй яо люэ, Zhang Zhongjing 张仲景, 3rd century

金匮要略心典 [jīn guì yào lüè xīn diǎn]

Personal Scriptures of the Synopsis of the Golden Chamber цзинь гуй яо люэ синь дянь, You Yi 尤怡, 1729

金匮要略直解 [jīn guì yào lüè zhí jiě]

True Explanation of Synopsis of the Golden Chamber цзинь гуй яо люэ чжи цзе, Cheng Lin 程林, 1673

金匮翼 [jīn guì yì]

Appendices to the Golden Chamber цзинь гуй и, You Zaijing 尤在泾, 1768

经史证类备急本草 [jīng shǐ zhèng lèi bèi jí běn cǎo]

Classified Materia Medica from Historical Classics for Emergency цзин ши чжэн лэй бэй цзи бэнь цао, Tang Shenwei 唐慎微, 1082

经效产宝 [jīng xiào chǎn bǎo]

Valuable Experience in Obstetrics цзин сяо чань бао, Zan Yin 昝殷, 852

景岳全书 [jǐng yuè quán shū]

Jing Yue's Collected Works цзин юэ цюань шу, Zhang Jiebin 张介宾, 1640

救荒本草 [jiù huāng běn cǎo]

Materia Medica for Famine Relief цзю хуан бэнь цао Zhu Su 朱橚 1406

局方发挥 [jú fāng fā huī]

Expounding of Prescriptions of the Bureau of Pharmacy цзюй фан фа хуэй, Zhu Zhenheng 朱震亨, 14th century

开宝本草 [kāi bǎo běn cǎo]

Materia Medica of the Kaibao Reign кай бао бэнь цао, Ma Zhi 马志, 973

口齿类要 [kǒu chǐ lèi yào]

Classified Essentials of Dental and Oral Diseases коу чи лэй яо, Xue Ji 薛己, 16th century

兰室秘藏 [lán shì mì cáng]

Secret Book of the Orchid Chamber лань ши ми цан, Li Gao 李杲, 1336

雷公炮炙论 [léi gōng páo zhì lùn]

Master Lei's Discourse on Medicinal Processing лэй гун пао чжи лунь, Lei Xiao 雷敩, 5th century

类编朱氏集验医方 [lèi biān zhū shì jí yàn yī fāng]

Zhu's Effective Medical Prescriptions Arranged by Category лэй бянь чжу ши цзи янь и фан, Zhu Zuo 朱佐, 1266

类经 [lèi jīng]

Classified Classic лэй цзин, Zhang Jiebin 张介宾, 1624

类经附翼 [lèi jīng fù yì]

Appendices to the Classified Classic лэй цзин фу и, Zhang Jiebin 张介宾, 1624

类证活人书 [lèi zhèng huó rén shū]

Book to Safeguard Life Arranged According to Classified Patterns лэй чжэн хо жэнь шу, Zhu Gong 朱肱, 1108

理瀹骈文 [lǐ yuè pián wén]

Rhymed Discourse for External Remedies ли юэ пянь вэнь, Wu Shangxian 吴尚先, 1870

临证指南医案 [lín zhèng zhǐ nán yī àn]

Case Records as a Guide to Clinical Practice линь чжэн чжи нань и ань, Ye Gui 叶桂, 1746

灵枢 [líng shū]

Spiritual Pivot лин шу, Anonymous in Warring States Period (457 BC – 221 BC)

灵枢经 [líng shū jīng]

Classic of Spiritual Pivot лин шу цзин, Anonymous in Warring States Period (457 BC – 221 BC)

刘涓子鬼遗方 [liú juān zǐ guǐ yí fāng]

Liu Juanzi's Ghost-Bequeathed Prescriptions лю цзюань цзы гуй и фан, Liu Juanzi 刘涓子, 499

六因条辨 [liù yīn tiáo biàn]

Systematic Differentiation of the Six Etiologies лю инь тяо бянь, Lu Tingzhen 陆廷珍, 1868

履巉岩本草 [lǚ chán yán běn cǎo]

Materia Medica of Walking on Steep Cliff люй чань янь бэнь цао, Wang Jie 王介, 1220

脉经 [mài jīng]

Pulse Classic май цзин, Wang Shuhe 王叔和, 3rd century

梅氏验方新编 [méi shì yàn fāng xīn biān]

New Edition of Mei's Proved Prescriptions мэй ши янь фан синь бянь, Mei Qizhao 梅启照, 1878

霉疮秘录 [méi chuāng mì lù]

Secret Record for Syphilis мэй чуан ми лу, Chen Sicheng 陈司成, 1632

梦溪笔谈 [mèng xī bǐ tán]

Dream Creek Essays мэн си би тань, Shen Kuo 沈括, 11th century

秘传眼科龙木论 [mì chuán yǎn kē lóng mù lùn]

Longmu's Ophthalmology Secretly Handed Down ми чуань янь кэ лун му лунь, Anonymous, 13th century

名医别录 [míng yī bié lù]

Miscellaneous Records of Famous Physicians мин и бе лу, Tao Hongjing 陶弘景, 500

名医方论 [míng yī fāng lùn]

Discussion of Famous Physicians' Prescriptions мин и фан лунь, Luo Mei 罗美, 1675

名医类案 [míng yī lèi àn]

Classified Case Records of Famous Physicians мин и лэй ань, Jiang Guan 江瓘, 1552

明医杂著 [míng yī zá zhù]

Miscellaneous Writings of Famous Physicians in Ming Dynasty мин и цза чжу, Wang Lun 王纶, 1549

墨宝斋经验方 [mò bǎo zhāi jīng yàn fāng]

Proved Prescriptions of the Treasured Calligraphy Chamber мо бай чжай цзин янь фан, Zheng Ze 郑泽, 1609

内经 [nèi jīng]

Internal Classic нэй цзин, Anonymous in Warring States Period (457 BC – 221 BC)

内外伤辨惑论 [nèi wài shāng biàn huò lùn]

Clarifying Doubts about Damage from Internal and External Causes нэй вай шан бянь хо лунь, Li Gao 李杲, 1247

南病别鉴 [nán bìng bié jiàn]

Differentiation of Southern Diseases нань бин бе цзянь, Song Zhaoqi 宋兆淇, 1878

难经 [nàn jīng]

Classic of Difficult Issues нань цзин, Qin Yueren 秦越人, Eastern Han

难经本义 [nàn jīng běn yì]

The Original Meaning of the Classic of Difficult Issues нань цзин бэнь и, Hua Shou 滑寿, 1366

女科百问 [nǔ kē bǎi wèn]

One Hundred Questions about Women's Diseases нюй кэ бай вэнь, Qi Zhongfu 齐仲甫, 1220

女科辑要 [nǚ kē jí yào]

An Outline of Women's Diseases нюй кэ цзи яо, Zhou Jichang 周纪常, 1823

女科经纶 [nǚ kē jīng lún]

Profound Scholarship in Women's Diseases нюй кэ цзин лунь, Xiao Geng 肖庚, 1684

女科证治准绳 [nǚ kē zhèng zhì zhǔn shéng]

Standards for Diagnosis and Treatment of Women'sDiseases нюй кэ чжэн чжи чжунь шэн, Wang Kentang 王肯堂, 1606

女科切要 [nǚ kē qiè yào]

Essential of Women's Diseases нюй кэ це яо, Wu Daoyuan 吴道源, 1773

脾胃论 [pí wèi lùn]

Treatise on Spleen and Stomach пи вэй лунь, Li Gao 李杲, 1249

普济本事方 [pǔ jì běn shì fāng]

Experiential Prescriptions for Universal Relief пу цзи бэнь ши фан, Xu Shuwei 许叔微, 1132

普济方 [pǔ jì fāng]

Formulary of Universal Relief пу цзи фан, Zhu Su 朱橚, 1406

奇效良方 [qí xiào liáng fāng]

Fine Prescriptions of Wonderful Efficacy ци сяо лян фан, Dong Su 董宿, 1436

千金翼方 [qiān jīn yì fāng]

Supplement to Prescriptions Worth a Thousand Gold Pieces цянь цзинь и фан, Sun Simiao 孙思邈, 682

仁斋直指方 [rén zhāi zhí zhǐ fāng]

Ren-Zhai'sStraight Directions of Prescriptions жэнь чжай чжи чжи фан, Yang Shiying 杨士瀛, 1264

日用本草 [rì yòng běn cǎo]

Household Materia Medica жи юн бэнь цао, Wu Rui 吴瑞, 1350

儒门事亲 [rú mén shì qīn]

Confucians' Duties to Parents жу мэнь ши цинь, Zhang Congzheng 张从正, 1228

瑞竹堂经验方 [ruì zhú táng jīng yàn fāng]

Proved Prescriptions from Auspicious Bamboo Room жуй чжу тан цзин янь фан, Sha Tu Mu Su 沙图木苏, 1326

三因极一病证方论 [sān yīn jí yī bìng zhèng fāng lùn]

Treatise on Diseases, Patterns, and Prescriptions Related to Unification of the Three Etiologies сань инь цзи и бин чжэн фан лунь, Chen Yan 陈言, 1174

伤寒补亡论 [shāng hán bǔ wáng lùn]

Supplement to What had been Lost from Treatise on Cold Damage шан хань бу ван лунь, Guo Yong 郭雍, 1181

伤寒贯珠集 [shāng hán guàn zhū jí]

String of Pearls from the Treatise on Cold Damage шан хань гуань чжу цзи, You Yi 尤怡, 1729

伤寒来苏集 [shāng hán lái sū jí]

Collected Writings on Renewal of Treatise on Cold Damage шан хань лай су цзи, Ke Qin 柯琴, 1674

伤寒六书 [shāng hán liù shū]

Six Texts on Cold Damage шань хань лю шу, Tao Hua 陶华, 1445

伤寒论 [shāng hán lùn]

Treatise on Cold Damage Diseases шан хань лунь, Zhang Zhongjing 张仲景, 3rd century

伤寒论辨证广注 [shāng hán lùn biàn zhèng guǎng zhù]

Extensive Annotations to the Differentiation of Patterns in the Treatise on Cold Damage шан хань лунь бянь чжэн гуан чжу, Wang Hu 汪琥, 1680

伤寒论类方 [shāng hán lùn lèi fāng]

Categorization of Prescriptions from the Treatise on Cold Damage шан хань лунь лэй фан, Xu Dachun 徐大椿, 1759

伤寒论浅注 [shāng hán lùn qiǎn zhù]

Simple Annotation of the Treatise on Cold Damage шан хань лун цянь чжу, Chen Nianzu 陈念祖, 1803

伤寒论直解 [shāng hán lùn zhí jiě]

Direct Explanations of the Treatise on Cold Damage шан хань лунь чжи цзе, Zhang Xiju 张锡驹, 1712

伤寒明理论 [shāng hán míng lǐ lùn]

Concise Exposition on Cold Damage шан хань мин ли лунь, Cheng Wuji 成无己, 1156

伤寒瘟疫条辨 [shāng hán wēn yì tiáo biàn]

Systematic Differentiation of Cold Damage and Warm Epidemics шан хань вэнь и тяо бянь, Yang Xuan 杨璇, 1784

伤寒杂病论 [shāng hán zá bìng lùn]

Treatise on Cold Damage and Miscellaneous Diseases шан хань цза бин лунь, Zhang Zhongjing 张仲景, 3rd century

伤寒指掌 [shāng hán zhǐ zhǎng]

Thorough Understanding of Cold Damage шан хань чжи чжан, Wu Kun'an 吴坤安, 1796

伤寒总病论 [shāng hán zǒng bìng lùn]

General Discussion of Diseases of Cold Damage шан хань цзун бин лунь, Pang Anshi 庞安时, 1100

伤寒直格 [shāng hán zhí gé]

Direct Investigation of Cold Damage шан хань чжи гэ, Liu Wansu 刘完素, 1328

尚论篇 [shàng lùn piān]

Trace Back to Treatise on Cold Damage шан лунь пянь, Yu Chang 喻昌, 1648

神农本草经 [shén nóng běn cǎo jīng]

Shennong's Classic of Materia Medica шэнь нун бэнь цао цзин, Anonymous in Eastern Han

神农本草经疏 [shén nóng běn cǎo jīng shū]

Commentary on the Shennong's Classic of Materia Medica шэнь нун бэнь цао цзин шу, Miao Xiyong 缪希雍, 1625

神应经 [shén yìng jīng]

Miraculous Effective Classic of Acupuncture шэнь ин цзин, Chen Hui 陈会, 1425

审视瑶函 [shěn shì yáo hán]

Precious Book of Ophthalmology шэнь ши яо хань, Fu Renyu 傅仁宇, 1644

圣济经 [shèng jì jīng]

Classic of Holy Benevolence шэн цзи цзин, Zhao Ji 赵佶, 1118

圣济总录 [shèng jì zǒng lù]

Comprehensive Recording of Sage-like Benefit [short form of *Comprehensive Recording of Sage-like Benefit from the Zhenghe Reign*] шэн цзи цзун лу, North Song imperial government 北宋政府, 1117

湿热条辨 [shī rè tiáo biàn]

Systematic Differentiation of Damp-Heat Disorders ши жэ тяо бянь, Xue Xue

薛雪, 18th century

十四经发挥 [shí sì jīng fā huī]

Elucidation of Fourteen Channels ши сы цзин фа хуэй, Hua Shou 滑寿, 1341

时病论 [shí bìng lùn]

Discussion of Seasonal Diseases ши бин лунь, Lei Feng 雷丰, 1882

食疗本草 [shí liáo běn cǎo]

Materia Medica for Dietotherapy ши ляо бэнь цао, Meng Shen 孟诜, 8th century

食物本草 [shí wù běn cǎo]

Food as Materia Medica ши у бэнь цао, Lu He 卢和, 1521

食医心鉴 [shí yī xīn jiàn]

Heart Mirror of Dietotherapy ши и синь цзянь, Jiu Yin 咎殷, 9th century

世补斋医书 [shì bǔ zhāi yī shū]

Medical Texts from the Shibu Studio ши бу чжай и шу, Lu Maoxiu 陆懋修, 1884

世医得效方 [shì yī dé xiào fāng]

Effective Prescriptions Handed Down for Generations of Physicians ши и дэ сяо фан, Wei Yilin 危亦林, 1345

是斋百一选方 [shì zhāi bǎi yī xuǎn fāng]

Selected Prescriptions from the Praiseworthy Studio ши чжай бай и сюань фан, Wang Qiu 王璆, 1196

寿世保元 [shòu shì bǎo yuán]

Longevity and Life Preservation шоу ши бао юань, Gong Tingxian 龚廷贤, 1615

蜀本草 [shǔ běn cǎo]

Materia Medica of Sichuan шу бэнь цао, Han Baosheng 韩宝升, 950

四时病机 [sì shí bìng jī]

Mechanism of Diseases of the Four Seasons сы ши бин цзи, Shao Dengying 邵登瀛, 1749

苏沈良方 [sū shěn liáng fāng]

Fine Prescriptions of Su's and Shen's су шэнь лян фан, Su Shi 苏轼, 1075

素问 [sù wèn]

Plain Questions су вэнь, Anonymous in Warring States Period (457 BC – 221 BC)

素问病机气宜保命集 [sù wèn bìng jī qì yí bǎo mìng jí]

Collection of Writings on the Mechanism of Disease, Suitability of Qi, and Safeguarding of Life Discussed in Plain Questions су вэнь бин цзи ци и бао мин цзи,

Liu Wansu 刘完素, 1186

素问玄机原病式 [sù wèn xuān jī yuán bìng shì]

Explanation to MysteriousPathogenesis and Etiology Based on the Plain Questions су вэнь сюань цзи юань бин ши, Liu Wansu 刘完素, 1182

太平惠民和剂局方 [tài píng huì mín hé jì jú fāng]

Formulary of the Bureau of Taiping People's Welfare Pharmacy май пин хуэй минь хэ цзи цзюй фан, Taiping People's Welfare Bureau 太平惠民局, 1151

太平圣惠方 [tài píng shèng huì fāng]

Taiping Holy Prescriptions for Universal Relief май пин шэн хуэй фан, Wang Huaiyin 王怀隐, 992

汤头歌诀 [tāng tóu gē jué]

Prescriptions in Rhymes тан тоу гэ цзюэ, Wang Ang 汪昂, 1694

汤液本草 [tāng yè běn cǎo]

Materia Medica for Decoctions тан е бэнь цао, Wang Haogu 王好古, 1306

唐本草【新修本草】[táng běn cǎo]

Tang Materia Medica тан бэнь цао, Su Jing 苏敬, 659

铜人腧穴针灸图经 [tóng rén shù xué zhēn jiǔ tú jīng]

Illustrated Manual of Acupoints of the Bronze Figure тун жэнь шу чжэнь цзю ту цзин, Wang Wei yi 王惟一, 1026

通俗伤寒论 [tōng sú shāng hán lùn]

Popular Guide to Discussion of Cold Damage тун су шан хань лунь, Yu Genchu 俞根初, 1776

图经本草 [tú jīng běn cǎo]

Illustrated Classic of Materia Medica ту цзин бэнь цао, Su Song 苏颂, 1061

外科精要 [wài kē jīng yào]

Essence of External Diseases вай кэ цзин яо, Chen Ziming 陈自明, 1263

外科心法 [wài kē xīn fǎ]

Teachings on External Medicine вай кэ синь фа, Xue Ji 薛己, 1528

外科正宗 [wài kē zhèng zōng]

Orthodox Manual of External Medicine вай кэ чжэн цзун, Chen Shigong 陈实功, 1617

外科证治全生集 [wài kē zhèng zhì quán shēng jí]

Life-Saving Manual of Diagnosis and Treatment of External Diseases вай кэ чжэн чжи цюань шэн цзи, Wang Weide 王维德, 1740

外科证治全书 [wài kē zhèng zhì quán shū]

Complete Book of Diagnosis and Treatment of External Diseases вай кэ чжэн чжи цюань шу, Xu Kechang 许克昌, 1831

外台秘要 [wài tái mì yào]

Arcane Essentials from the Imperial Library вай тай ми яо, Wang Tao 王焘, 752

万病回春 [wàn bìng huí chūn]

Restoration of Health from the Myriad Diseases вань бин хуэй чунь, Gong Tingxian 龚廷贤, 1587

万密斋医学全书 [wàn mì zhāi yī xué quán shū]

Complete Medical Book from Wan Mizhai's Studio вань ми чжай и сюэ цюань шу, Wan Quan 万全, 1549

伪药条辨 [wěi yào tiáo biàn]

Catalogued Differentiation of Fake Medicines вэй яо тяо бянь, Zheng Fenyang 郑奋扬, 1901

卫生易简方 [wēi shēng yì jiǎn fāng]

Simple Prescriptions for Health вэй шэн и цзянь фан, Zhou Jing 周憬, 1905

卫生宝鉴 [wèi shēng bǎo jiàn]

Precious Mirror of Health вэй шэн бао цзянь, Luo Tianyi 罗天益, 1281

卫生家宝方 [wèi shēng jiā bǎo fāng]

Treasured Household Prescriptions for Health вэй шэн цзя бао фан, Zhu Duanzhang 朱端章, 1184

温病条辨 [wēn bìng tiáo biàn]

Detailed Analysis of Warm Diseases вэнь бин тяо бянь, Wu Jutong 吴鞠通, 1798

温热病指南集 [wēn rè bìng zhǐ nán jí]

Collected Guides for Warm-Heat Diseases вэнь жэ бин чжи нань цзи, Chen Ping Bo 陈平伯, 1809

温热逢源 [wēn rè féng yuán]

Encounter with the Sources of Warm-Heat Diseases вэнь жэ фэн юань, Liu Baoyi 柳宝诒, 1900

温热经纬 [wēn rè jīng wěi]

Warp and Woof of Warm-Heat Diseases вэнь жэ цзин вэй, Wang Shixiong 王士

雄, 1852

温热论 [wēn rè lùn]

Treatise on Warm-Heat Diseases вэнь жэ лунь, Ye Gui 叶桂, 1746

温热暑疫全书 [wēn rè shǔ yì quán shū]

Summer-heat Disease and Epidemic Disease вэнь жэ шу и цюань шу, Zhou Yangjun 周杨俊, 1679

温疫论 [wēn yì lùn]

Treatise on Pestilence вэнь и лунь, Wu Youxing 吴有性, 1642

吴医汇讲 [wú yī huì jiǎng]

Collection of Papers of Physicians from Wu у и хуэй цзян, Tang Dalie 唐大烈, 1792–1801

五十二病方 [wǔ shí èr bìng fāng]

Prescriptions for Fifty-two Diseases у ши эр бин фан, Anonymous in Warring States Period (475BC – 221BC)

洗冤录 [xǐ yuān lù]

Records for Washing Away of Wrong Cases си юань лу, Song Ci 宋慈, 1247

先醒斋医学广笔记 [xiān xǐng zhāi yī xué guǎng bǐ jì]

Extensive Notes on Medicine from Xian Xing Studio сянь син чжай и сюэ гуан би цзи, Miao Xiyong 缪希雍, 1613

小儿药证直诀 [xiǎo ér yào zhèng zhí jué]

Key to Medicines and Patterns of Children's Diseases сяо эр яо чжэн чжи цзюэ, Qian Yi 钱乙, 1119

新修本草 [xīn xiū běn cǎo]

Newly Revised Materia Medica синь сю бэнь цао, Su Jing 苏敬, 659

袖珍方 [xiù zhēn fāng]

Pocket Prescriptions сю чжэнь фан, Li Heng 李恒, 1390

徐灵胎医学全书 [xú líng tāi yī xué quán shū]

Xu Lingtai's Complete Medical Book сю лин тай и сюэ цюань шу, Xu Dachun 徐大椿, 1764

续名医类案 [xù míng yī lèi àn]

Supplement to Classified Case Records of Famous Physicians сюй мин и лэй ань, Wei Zhixiu 魏之秀, 1770

宣明论方 [xuān míng lùn fāng]

Prescriptions and Exposition of the Yellow Emperor's Plain Questions сюань мин лунь фан, Liu Wansu 刘完素, 1172

血证论 [xuè zhèng lùn]

Treatise on Blood Syndromes сюэ чжэн лунь, Tang Zonghai 唐宗海, 1884

验方新编 [yàn fāng xīn biān]

New Compilation of Proved Prescriptions янь фан синь бянь, Bao Xiang'ao 鲍相璈, 1846

疡科心得集 [yáng kē xīn dé jí]

Experience Gained in Treating External Sores ян кэ синь дэ цзи, Gao Bingjun 高秉钧, 1805

药对 [yào duì]

Medicinal Combining яо дуй, Xu Zhicai 徐之才, 6th century

药鉴 [yào jiàn]

Mirror of Medicines яо цзянь, Du Wenxie 杜文燮, 1598

药品化义 [yào pǐn huà yì]

Transforming the Significance of Medicinal Substances яо пинь хуа и, Jia Jiuru 贾九如, 1644

药谱 [yào pǔ]

Medicinal Bynames яо ny, Hou Ningji 侯宁极, Tang Dynasty

药性本草 [yào xìng běn cǎo]

Medicinal Properties of Materia Medica яо син бэнь цао, Zhen Quan 甄权, 600

药性歌诀四百味 [yào xìng gē jué sì bǎi wèi]

Verse of Medicinal Properties for Four Hundred Herbs яо син гэ цзюэ сы бай вэй, Gong Tingxian 龚廷贤, 16th century

医方集解 [yī fāng jí jiě]

Collected Exegesis of Prescriptions и фан цзи цзе, Wang Ang 汪昂, 1682

医方考 [yī fāng kǎo]

Investigations of Medical Prescriptions и фан као, Wu Kun 吴昆, 1584

医方论 [yī fāng lùn]

Treatise on Medical Prescriptions и фан лунь, Fei Boxiong 费伯雄, 1865

医贯 [yī guàn]

Key Link of Medicine и гуань, Zhao Xianke 赵献可, 1617

医级宝鉴 [yī jí bǎo jiàn]

Precious Mirror for Advancement of Medicine и цзи бао цзянь, Dong Xiyuan 董西园, 1777

医经溯回集 [yī jīng sù huí jí]

Discourse on Tracing Back to the Medical Classics и цзин су хуэй цзи, Wang Lü 王履, 1368

医林改错 [yī lín gǎi cuò]

Correction on Errors in Medical Works и линь гай цо, Wang Qingren 王清任, 1830

医林纂要探源 [yī lín zuǎn yào tàn yuán]

Collection of Investigations from Medical Works и линь чжуань яо тань юань, Wang Fu 汪绂, 1758

医门棒喝 [yī mén bàng hè]

Stick to Awaken Physicians и мэнь бан хэ, Zhang Nan 章楠, 1825

医门法律 [yī mén fǎ lǜ]

Precepts for Physicians и мэнь фа люй, Yu Chang 喻昌, 1658

医学启源 [yī xué qǐ yuán]

Revelation of Medicine и сюэ ци юань, Zhang Yuansu 张元素, 1186

医学入门 [yī xué rù mén]

Introduction to Medicine и сюэ жу мэнь, Li Chan 李恔, 1575

医学心悟 [yī xué xīn wù]

Comprehension of Medicine и сюэ синь у, Cheng Guopeng 程国彭, 1732

医学正宗 [yī xué zhèng zōng]

Orthodox Lineage of Medicine и сюэ чжэн цзун, Fang Zhaoquan 方肇权, 1749

医原 [yī yuán]

Bases of Medicine и юань, Shi Shoutang 石寿棠, 1861

医宗必读 [yī zōng bì dú]

Required Readings from the Medical Ancestors и цзун би ду, Li Zhongzi 李中梓, 1637

医宗金鉴 [yī zōng jīn jiàn]

Golden Mirror of the Medical Ancestors и цзун цзинь цзянь, Wu Qian 吴谦, 1742

疫疹一得 [yì zhěn yī dé]

Achievements Regarding Epidemic Rashes и чжэнь и дэ, Yu Lin 余霖, 1794

银海精微 [yín hǎi jīng wēi]

Essentials of Ophthalmology инь хай цзин вэй, Anonymous 13th century

饮膳正要 [yǐn shàn zhèng yào]

Principles of Correct Diet инь шань чжэн яо, Hu Sihui 忽思慧, 1330

幼幼集成 [yòu yòu jí chéng]

Complete Work on Children's Diseases ю ю цзи чэн, Chen Fuzheng 陈复正, 1750

幼幼新书 [yòu yòu xīn shū]

New Book of Pediatrics ю ю синь шу, Liu Fang 刘昉, 1132

杂病源流犀烛 [zá bìng yuán liú xī zhú]

Wondrous Lantern for Peering into the Origin and Development of Miscellaneous Diseases цза бин юань лю си чжу, Shen Jin'ao 沈金鳌, 1773

增补评注温病条辨 [zēng bǔ píng zhù wēn bìng tiáo biàn]

Supplemental Critical Annotations to the Systematic Discussion of Warm Disease цзэн бу пин чжу вэнь бин тяо бянь, Wang Shixiong 王士雄, Qing Dynasty

增订伤暑全书 [zēng dìng shāng shǔ quán shū]

Revised and Expanded Complete Treatise on Summer-heat Damage цзэн дин шан шу цюань шу, Zhang Heteng 张鹤腾, 1623

张氏医通 [zhāng shì yī tōng]

Comprehensive Medicine According to Master Zhang чжан ши и тун, Zhang Lu 张璐, 1695

针方六集 [zhēn fāng liù jí]

Acupuncture Principles in Six Volumes чжэнь фан лю цзи, Wu Kun 吴崑, 1618

针灸大成 [zhēn jiǔ dà chéng]

Great Compendium of Acupuncture and Moxibustion чжэнь цзю да чэн, Yang Jizhou 杨继洲, 1601

针灸大全 [zhēn jiǔ dà quán]

Great Complete Collection of Acupuncture and Moxibustion чжэнь цзю да цюань, Xu Feng 徐凤, 1439

针灸甲乙经 [zhēn jiǔ jiǎ yǐ jīng]

A-B Classic of Acupuncture and Moxibustion чжэнь цзю цзя и цзи цзин, Hungfu Mi 皇甫谧, 259

针灸聚英 [zhēn jiǔ jù yīng]

A Collection of Gems in Acupuncture and Moxibustion чжэнь цзю цзюй ин, Gao Wu 高武, 1529

针灸问对 [zhēn jiǔ wèn duì]

Catechism of Acupuncture and Moxibustion чжэнь цзю вэнь дуй, Wang Ji 汪机, 1530

针灸资生经 [zhēn jiǔ zī shēng jīng]

Classic of Nourishing Life with Acupuncture and Moxibustion чжэнь цзю цзы шэнь цзин, Wang Zhizhong 王执中, 1220

珍珠囊 [zhēn zhú náng]

Pouch of Pearls чжэнь чжу нан Zhang Yuansu 张元素 1186

证类本草 [zhèng lèi běn cǎo]

Materia Medica Arranged According to Pattern чжэн лэй бэн цао, Tang Shenwei 唐慎微, 1082

证治准绳 [zhèng zhì zhǔn shéng]

Criterion for Pattern Identification and Treatment чжэн чжи чжунь шэн, Wang Kentang 王肯堂, 1602

政和本草 [zhèng hé běn cǎo]

Materia Medica of the Zhenghe Reign чжэн хэ бэнь цао, North Song imperial government 北宋政府, 1116

政和圣济总录 [zhèng hé shèng jì zǒng lù]

Comprehensive Recording of Sage-like Benefit from the Zhenghe Reign чжэн хэ шэн цзи цзун лу, North Song imperial government 北宋政府, 1117

症因脉治 [zhèng yīn mài zhì]

Symptom, Cause, Pulse, and Treatment чжэн инь май чжи, Qin Jingming 秦景明, 1706

植物名实图考 [zhí wù míng shí tú kǎo]

Illustrated Reference of Botanical Nomenclature чжи у мин ши ту као, Wu Qijun 吴其浚, 1848

重楼玉钥 [zhòng lóu yù yào]

Jade Key to the Secluded Chamber чжун лоу юй яо, Zheng Han 郑翰, 1838

肘后备急方 [zhǒu hòu bèi jí fāng]

Handbook of Prescriptions for Emergency чжоу хоу бэй цзи фан, Ge Hong 葛洪, 4th century

诸病源候论 [zhū bìng yuán hóu lùn]

Treatise on Causes and Manifestations of Various Diseases чжу бин юань хоу лунь, Chao Yuanfang 巢元方, 610

竹林寺女科秘书 [zhú lín sì nǚ kē mì shū]

Bamboo Forest Temple's Secret Book on Women's Diseases чжу линь сы нюй кэ ми шу, Buddhist monks of Bamboo Forest Temple, 1785

注解伤寒论 [zhù jiě shāng hán lùn]

Annotation and Explanation of the Discussion of Cold Damage чжу цзе шан хань лунь, Cheng Wuji 成无己, 1144

索 引

Индекс

汉语词条拼音索引 | **Индекс по пиньину слов китайского языка**

干漆　12-462

干陷　10-143

干支　21-032

肛裂　15-125

肛漏　15-127

肛门　20-456

肛痈　15-126

杠板归　12-185

杠杆支撑　11-743

高风内障　18-104

高风雀目　18-106

高风雀目内障　18-105

高风障症　18-107

高骨　04-024

高良姜　12-331

高者抑之　11-332

睾　04-161

膏肓　04-042，20-087

膏剂　13-043

膏淋　14-239

膏摩　11-778

膏药　11-499，13-065

膏药风　15-097

藁本　12-099

咯血　09-104

割治　11-483

蛤蚧　12-606

蛤壳　12-494

革脉　09-509

格阳　08-093

格阴　08-100

隔山消　12-384

隔物灸　11-665

膈　04-043

膈关　20-088

膈下逐瘀汤　13-477

膈俞　20-089

葛根　12-111

葛根黄芩黄连汤　13-214

葛根汤　13-134

葛花　12-118

根结　06-045

跟　20-469

跟骨骨折　19-041

跟骨牵引　11-770

跟痛症　19-130

更衣丸　13-253

公孙　20-090

功劳叶　12-146

功能复位　11-741

攻补兼施　11-160，11-179

攻里剂　13-245

攻下剂　13-244

攻下药　12-218

攻下逐水　11-176

攻逐水饮　11-177

肱骨干骨折　19-012

肱骨髁间骨折　19-014

肱骨髁上骨折　19-013

肱骨内上髁骨折　19-016

肱骨内上髁炎　19-115

肱骨外科颈骨折　19-011

肱骨外髁骨折　19-015

肱骨外上髁炎　19-116

钩割法　11-727

钩藤　12-540

狗脊　12-278

枸骨叶　12-632

枸杞子　12-614

垢胎　16-009

孤阳不生，独阴不长　02-016

孤阳上出　08-082

箍围疗法　11-487

箍围药　12-685

眇目 18-113

明党参 12-631

明灸 11-657

明目剂 13-631

明堂 04-148

命关 09-116

命门 03-103，20-158

命门之火 03-110

缪刺 11-575

膜 04-038

膜原 04-037

摩法 11-785

墨旱莲 12-628

母病及子 08-437

母气 02-092

牡丹皮 12-206

牡荆叶 12-490

牡蛎 12-534

牡蛎散 13-407

𧿹外翻 19-081

拇指同身寸 11-626

拇指腕掌关节脱位 19-060

拇指掌指关节脱位 19-062

𧿹趾跖趾关节脱位 19-069

木 02-041

木鳖子 12-180

木防己汤 13-599

木芙蓉叶 12-186

木瓜 12-248

木蝴蝶 12-352

木火刑金 08-423

木克土 02-056

木舌 17-137

木生火 02-049

木为金之所胜 02-072

木为土之所不胜 02-077

木侮金 02-064

木喜条达 02-084

木香 12-344

木香槟榔丸 13-451

木香分气汤 13-448

木香化滞散 13-452

木香流气饮 13-450

木香顺气散 13-449

木郁化风 08-332

木郁化火 08-324

木曰曲直 02-083

木贼 12-115

目 04-057

目胞 04-079

目本 04-061

目赤 09-060

目窗 20-159

目劄 18-011

目飞血 09-063

目缝 04-082

目纲 04-121

目裹 04-081

目昏 09-363

目睑重缓 18-009

目窠 04-077

目窠上微肿 09-065

目眶 04-118

目眶骨 04-119

目盲 18-079

目眜 09-366

目内眦 04-071

目偏视 18-114

目锐眦 04-076

目涩 09-365

目上纲 04-122

目上网 04-120

目痛 09-357

目外眦 04-073

O

S

蛇丹　15-076

蛇毒内攻证　10-145

蛇腹疗　15-013

蛇头疗　15-015

蛇蜕　12-095

蛇眼疗　15-014

舍脉从症　09-460

舍症从脉　09-461

射干　12-199

射干麻黄汤　13-575

摄领疮　15-105

麝香　12-547

申脉　20-216

伸筋草　12-262

身热不扬　09-244

身热夜甚　09-248

身瞤动　09-058

身体尪羸　09-050

身痛逐瘀汤　13-479

身痒　09-341

身重　09-340

身柱　20-217

神　05-043

神不守舍　08-252

神藏　20-218

神道　20-219

神封　20-220

神膏　04-111

神昏　09-019

神机气立　05-045

神机受迫　08-257

神经性关节炎　19-093

神乱　09-015

神门　20-221，20-486

神明　03-023

神明被蒙　08-256

神疲　09-345

神曲丸　13-423

神阙　20-222

神识昏愦　09-022

神水　04-107

神堂　20-223

神庭　20-224

神犀丹　13-172

神志昏愦　09-021

审苗窍　09-069

肾　03-102，20-515

肾痹　14-335

肾不纳气　08-338

肾藏精　03-112

肾藏志　03-128

肾恶燥　03-130

肾风　14-229

肾疳　17-024

肾合膀胱　03-205

肾火偏亢　08-343

肾间动气　03-111

肾经寒湿证　10-324

肾精　03-106

肾精不足　08-346

肾精不足证　10-317

肾咳　14-098

肾膀胱病辨证　10-316

肾气　03-107

肾气不固　08-339

肾气不固证　10-319

肾气盛　08-350

肾气实　08-349

肾气丸　13-384

肾气虚　08-337

肾气虚证　10-318

肾热　08-351

肾上腺　20-493

肾实　08-348

心常有余　03-026

心恶热　03-027

心烦喜呕　09-328

心肺气虚　08-396

心肺气虚证　10-347

心肝火旺　08-399

心肝血虚　08-398

心肝血虚证　10-349

心疳　17-020

心汗　09-276

心合小肠　03-200

心慌　09-324

心火亢盛　08-247

心火亢盛证　10-220

心火内炽　08-249

心火内焚　08-248

心火上炎　08-250

心火上炎证　10-221

心悸　09-322

心咳　14-094

心孔　03-015

心愦愦　09-327

心脉痹阻证　10-222

心脾两虚　08-397

心脾两虚证　10-348

心气　03-016

心气不固　08-239

心气不宁　08-241

心气不收　08-242

心气不足　08-240

心气盛　08-246

心气虚证　10-217

心气血两虚证　10-219

心肾不交　08-400

心肾不交证　10-351

心肾相交　03-209

心肾阳虚证　10-350

心为阳中之太阳　03-028

心胃火燔　08-405

心下急　09-332

心下逆满　09-331

心下痞　09-335

心下支结　09-330

心虚胆怯　08-404

心悬痛　09-286

心血　03-017

心血不足　08-245

心血虚证　10-218

心血瘀阻　08-254

心阳　03-018

心阳不足　08-244

心阳虚脱证　10-216

心阳虚证　10-215

心移热小肠证　10-231

心移热于小肠　08-406

心阴　03-019

心阴不足　08-243

心阴虚证　10-214

心营过耗　08-450

心有所忆谓之意　05-048

心俞　20-302

心者生之本　03-025

心中懊恼　09-326

心中澹澹大动　09-325

心中结痛　09-290

心主惊　08-251

心主身之血脉　03-020

心主血脉　03-021

心主言　03-024

辛而不烈　12-062

辛甘发散为阳　02-037

辛甘化阳　11-214

Z

汉语词条笔画索引　Индекс по чертам китайского языка

三画

十一画

中药拼音名索引　Индекс по пиньину китайских лекарственных средств

方剂拼音名索引　Индекс по пиньину названия рецептур

穴位拼音名索引　Индекс по пиньину названия акупунктурных точек

拉丁药名索引　Индекс по латинскому названию лекарственных средств

S

俄文索引 Алфавитный индекс русского языка

В

Г

детское истощение с вовлечением глаз 17-029

детское истощение с симптомати застоя жара в легких 17-018

детское истощение с участием кости 17-025

детское истощение с участием крови 17-019

детское истощение с участием легких 17-021

детское истощение с участием печени 17-023

детское истощение с участием почек 17-024

детское истощение с участием селезенки 17-022

детское истощение с участием сердца 17-020

детское истощение с участием сухожилий 17-026

детское истощение, связанное с питанием 17-028

детское истощение, сопровождающееся аскаридозом 17-030

детское истощение, сопровождающееся язвами в ротовой полости 17-017

детское недоедание, детская дистрофия 17-007

детское недоедание, слабая форма дистрофии 17-008

детское слюнотечение 17-105

джи му 12-125

ди гу пи 12-213

ди дан тан 13-489

ди дань вань 13-488

ди лун 12-541

ди тань тан 13-590

ди у хуэй 20-061

ди фу цзы 12-322

ди хуан инь цзы 13-396

ди цан 20-059

ди цзи 20-060

ди цзинь цао 12-177

ди юй 12-400

диабет верхнего цзяо 14-276

диабет нижнего цзяо (почечный) 14-274

диабет среднего цзяо (желудочный) 14-275

диагностика (пальпация) области сюй-ли, зоны верхушечного сердечного толчка под левой грудью 09-536

диагностика духа Шэнь 09-010

диагностика заболеваний по пяти основным цветам лица 09-038

диагностика лохий, осмотр лохий 09-085

диагностика менструаций, осмотр менструаций 09-086

диагностика органов чувств, осмотр органов чувств 09-069

диагностика по картине пульса и пренебрежение симптоматикой 09-461

диагностика по линиям руки, осмотр по отпечаткам пальца 09-113

диагностика по отпечаткам пальца 09-114

диагностика по симптоматике и пренебрежение картиной пульса 09-460

диагностика по цвету лица 09-028

диагностика по языку 09-121

диагностика ТКМ 01-003

диагностика чифу (пальпация кожи предплечья) 09-535

диагностическая дифференциация для определения причины болезни: опрос, сбор жалоб на основе дифференциации симптомов и признаков 07-013

Е

З

И

К

Л

Н

О

согревания и рассеивания поверхностного 13-604

отвар «Небожительница», состоящий из гипса, корня наперстянки, анемаррены асфоделовидной, лириопе злаковидной, соломоцвета двузубого   13-215

отвар «Нефритовая жидкость»   13-347

отвар «Падение вниз»   13-539

отвар «Стойкость и выдержка» для регуляции крови   13-489

отвар «Четыре благородны» (женьшень, солодка уральская, гриб фулин, корневище атрактилодеса крупноголового)   13-312

отвар «Шесть государей Вода-Металл» 13-593

отвар «Юэ би» из веточек эфедры, гипса, свежего имбиря, солодки и финика для выведения сырости   13-143

отвар вяжущего действия одновременно укрепляющий Ци и сдерживающий Инь 13-355

отвар для восполнения жидкостей организма 13-369

отвар для восполнения жидкостей организма, обладает слабительным действием   13-260

отвар для восполнения крови и Ци   13-343

отвар для гармонизации Ян   13-305

отвар для избавления от приступов одышки 13-466

отвар для избавления от шести типов застоя 13-444

отвар для интенсивного восполнения изначальной Ци   13-345

отвар для лечения ран и ушибов   13-503

отвар для лечения резкого восхождения Ци к

груди, характеризующееся острой болью в животе, перемежающейся лихорадкой 13-232

отвар для лечения синдромов Тай Ян 13-289

отвар для оздоровления селезенки и нормализации выделений   13-578

отвар для открытия пилоруса (суженная часть желудка в месте ее перехода в двенадцатиперстную кишку)   13-259

отвар для очищения жара и растворения мокроты   13-595

отвар для очищения желудка   13-218

отвар для очищения легких   13-207

отвар для очищения летнего жара и укрепления Ци   13-236

отвар для очищения матки   13-160

отвар для очищения огня и питания Инь 13-372

отвар для очищения печени   13-203

отвар для питания Инь и опускания печени 13-370

отвар для питания Инь и очищения жара 13-368

отвар для питания Инь и очищения легких 13-361

отвар для питания крови и увлажнения Инь 13-335

отвар для питания поджелудочной железы 13-227

отвар для продления жизни   13-517

отвар для рассеивания ветра и заживления повреждений   13-334

отвар для растворения застоя   13-494

отвар для растворения мокроты, размягчения твердого   13-616

отвар для регуляции гинекологических

669

П

С

токсический зоб   15-059

толкающее движение   11-787

толкающее движения ладонью   11-788

толоберцовая кость   04-023

толстый и увеличенный язык   09-135

толстый кишечник   03-150, 20-511

толстый кишечник контролирует перенос   03-151

толстый налет   09-159

толчково-вращательный метод лечения шейного отдела позвоночника   11-747

только что закипевшая вода   13-118

томить   12-053

томить на огне   13-107

тонзиллит   18-170, 18-171, 18-172

тонзиллит астенического жара   18-174, 18-175

тонзиллит ветра и жара   18-173

тонизирование Инь и стабилизация поверхностного   11-082

тонизирование Ци и стабилизация поверхностного   11-081

тонизирующее лекарственное средство   12-556

тонизирующий метод лечения нарывов и язв   11-711

тонизирующий отвар «Восемь сокровищ»   13-338

тонизирующий отвар интенсивного действия   13-339

тонизирующий, восполняющий метод   11-216

тонкий кишечник   03-147, 20-510

тонкий маленький язык, тонкий и худой язык   09-138

тонкий налет   09-160

тонкий пульс Си Май   09-497

тонущий   12-005

топить на пару, растапливать на водяной бане   13-109

тоска повреждает легкие   07-083

тоу вэй   20-273

тоу линь ци   20-271

тоу нун сань   13-181

тоу цяо инь   20-272

точечный кератит   18-056

точка биения пульса ци   09-464

точка биения пульса цунь   09-463

точка вань-гу   04-024

точка иглоукалывания и прижигания   06-011

точка представляет собой болевую точку   06-039

точка-источник   06-032

точки верхних конечностей   20-018

точки на голове и шеи   20-015

точки на груди и пояснице   20-016

точки на спине   20-017

точки нижних конечностей   20-019

точки четырнадцати меридианов   06-025

тошнота   09-347

тошнота во время беременности   16-060, 16-061

тошнота или рвота после приема пищи в первой половине дня   09-218

трава вербейника   12-326

трава водоросли саргассум   12-496

трава водяного перца   12-185

трава волчеца   12-402

трава гвоздики   12-314

трава гуттуинии   12-158

трава или корень бодяка японского   12-403

Ч

Ш

Ю

图书在版编目（CIP）数据

中医基本名词术语中俄对照国际标准 / 李振吉，桑滨生主编 . —北京：人民卫生出版社，2022.1

ISBN 978-7-117-31693-4

Ⅰ.①中… Ⅱ.①李… ②桑… Ⅲ.①中国医药学–名词术语–汉、俄 Ⅳ.①R2-61

中国版本图书馆 CIP 数据核字（2021）第 104951 号

人卫智网	www.ipmph.com	医学教育、学术、考试、健康，购书智慧智能综合服务平台
人卫官网	www.pmph.com	人卫官方资讯发布平台

中医基本名词术语中俄对照国际标准

Zhongyi Jiben Mingcishuyu Zhong-E Duizhao Guojibiaozhun

主　　编：李振吉　桑滨生
出版发行：人民卫生出版社（中继线 010-59780011）
地　　址：北京市朝阳区潘家园南里 19 号
邮　　编：100021
E - mail：pmph @ pmph.com
购书热线：010-59787592　010-59787584　010-65264830
印　　刷：北京虎彩文化传播有限公司
经　　销：新华书店
开　　本：710 × 1000　1/16　印张：48
字　　数：862 千字
版　　次：2022 年 1 月第 1 版
印　　次：2022 年 2 月第 1 次印刷
标准书号：ISBN 978-7-117-31693-4
定　　价：458.00 元

打击盗版举报电话：010-59787491　E-mail：WQ @ pmph.com
质量问题联系电话：010-59787234　E-mail：zhiliang @ pmph.com